Depressionen überwinden

Depressionen überwinden

Niemals aufgeben!

Günter Niklewski

Rose Riecke-Niklewski

5., aktualisierte Auflage

Die Zitate sind entnommen aus:
Kuiper, Piet. C. (1996): Seelenfinsternis. Die Depression eines Psychiaters. Fischer Taschenbuch Verlag, Frankfurt am Main. (Seiten: 85, 87, 98, 90, 136, 137, 156, 168, 169, 177)
Kulitza, Karl (1997): Ich hatte Depressionen. Aus der Einsamkeit zu neuer Lebensfreude. Ein Betroffener berichtet und gibt Rat. Ullstein Verlag, Berlin. (Seiten: 25, 64, 103)
Plath, Sylvia (1997): Die Tagebücher. Frankfurter Verlagsanstalt, Frankfurt am Main. (Seiten: 244, 345)
Styron, William (1991): Sturz in die Nacht. Kiepenheuer & Witsch, Köln. (Seiten: 18, 44, 45, 46, 48, 50, 52, 56, 57, 59, 62, 63)

ISBN: 978-3-868511-13-0

Zu diesem Buch

Manche Menschen haben Glück! Alles, was in diesem Buch steht, ist für sie ohne Belang, da weder sie selbst noch irgend jemand aus ihrem Verwandten-, Freundes- und Bekanntenkreis unter Symptomen einer Depression leiden.

Aber dies ist eher die Ausnahme. Denn Untersuchungen haben ergeben, dass Depressionen zu den häufigsten psychischen Störungen im Erwachsenenalter gehören. Rund 15 Prozent der Gesamtbevölkerung erkranken während ihres Lebens mindestens einmal an einer Depression. Das heißt, fast jede/r Fünfte ist irgendwann einmal davon betroffen – und mit ihnen viele andere Menschen: Angehörige, Freunde, Bekannte und Kollegen, Lehrer, Schüler, Arbeitnehmer und Arbeitgeber.

Dieser Ratgeber ist an all diese direkt oder indirekt Betroffenen gerichtet. Nicht jeder von ihnen hat dasselbe Interesse, dieselben Möglichkeiten, nicht jedem ist jede Information wichtig. Deshalb blättern Sie – suchen Sie heraus, was für Sie von Bedeutung ist.

Auch dann, wenn es Ihnen schwer fällt, lange Texte zu lesen, weil die Depression es Ihnen unmöglich macht, sich dauerhaft zu konzentrieren, sollten Sie das Buch nicht aus der Hand legen. Denn auf Seite 10 finden Sie einen Kurzratgeber, in dem die wichtigsten Informationen ganz knapp zusammengefasst sind. Diesen Teil können Leser, denen größere Textmengen keine Schwierigkeiten bereiten, überspringen. Die ausführlichen Kapitel zu den Symptomen, den Ursachen und den Behandlungsmöglichkeiten der Depression beginnen auf Seite 19.

Mit diesem Buch möchten wir drei Hauptbotschaften weitergeben: Depressionen sind häufig, wahrscheinlich die häufigste seelische Erkrankung überhaupt. Depressionen sind keine „Geisteskrankheit", Betroffene müssen sich nicht verstecken, jeden von uns kann es treffen. Und schließlich, eine Vielzahl von Behandlungsverfahren geben der Krankheit Depression eine gute Prognose: Hilfe ist möglich, fast jede Depression geht vorbei.

Wenn Sie derzeit unter einer Depression leiden, ist dies für Sie sicher die wichtigste Information: Ihnen kann geholfen werden! Doch diese Hilfe erfordert Ihr Zutun: Auch für die Depression gilt, dass der gut informierte Patient die besten Behandlungsaussichten hat. Und so hoffen wir, dass die Lektüre dieses Buches zur Selbsthilfe im besten Sinne dieses Wortes beitragen möge.

Ein einleitender Kurzratgeber für Betroffene und Angehörige – 21 Punkte, die Sie lesen sollten

Dieses Eingangskapitel ist vor allem für augenblicklich Betroffene geschrieben, denen die Lektüre eines ganzen Buches zurzeit noch nicht möglich ist. Denn wir wissen, dass eine Depression es einem Menschen unmöglich machen kann, längere Texte zu lesen. Die Unfähigkeit, sich zu konzentrieren, das vorübergehende Nachlassen der Merkfähigkeit und vor allem auch das Fehlen der Energie gehören ja gerade zu wesentlichen Symptomen seiner Krankheit.

Werfen Sie es sich also nicht vor, wenn Ihre Konzentration, Ihre Möglichkeit, einen Zusammenhang herzustellen, und Ihre Energie durchzuhalten, derzeit nicht ausreichen. Es ist durchaus normal, dass Sie das momentan nicht können, aber auch sicher zu erwarten, dass mit dem Abklingen Ihrer Depression diese Fähigkeiten zurückkehren. Vielleicht hilft Ihnen im Augenblick eine Zusammenfassung der wichtigsten Fakten und Zusammenhänge, damit Sie Ihre Depression besser verstehen und überwinden können.

1.

Ob Sie vielleicht unter einer Depression leiden, sollten Sie anhand der folgenden Fragen selbst einmal prüfen:

[ ] Fühle ich mich seit einiger Zeit durchgängig traurig, niedergeschlagen oder hoffnungslos?
[ ] Empfinde ich keine Freude, kein Vergnügen mehr, habe ich an vielem oder gar allem, was mich früher interessiert hat, das Interesse verloren?
[ ] Bin ich ständig müde, erschöpft oder fühle ich mich wie ausgebrannt?
[ ] Habe ich keinen Appetit mehr? Habe ich abgenommen, ohne es zu wollen?
[ ] Kann ich seit längerer Zeit schlecht schlafen? Leide ich unter Ein- und Durchschlafstörungen, oder wache ich jeden Morgen sehr früh auf?
[ ] Fühle, bewege ich mich und denke ich wie mit angezogener Handbremse oder umgekehrt wie unter Strom?
[ ] Habe ich mein sexuelles Verlangen verloren?
[ ] Fühle ich mich wertlos, unfähig, als Versager und an allem schuld?
[ ] Habe ich in letzter Zeit auffällige Konzentrationsschwierigkeiten, kann ich mir nichts mehr merken?
[ ] Denke ich manchmal über den Tod nach oder darüber, mir etwas anzutun?

Wenn Sie mehr als vier Fragen mit Ja beantwortet haben, leiden Sie mit großer Wahrscheinlichkeit an einer typischen Depression. Weitere Informationen zu den Symptomen einer Depression finden Sie ab Seite 29.

2.

Depressionen sind Krankheiten mit psychischen und körperlichen Symptomen. Sie sind keine vorübergehende schlechte Laune, keine einfache Niedergeschlagenheit, keine Traurigkeit, kein kurzer „Durchhänger", weil man eben einmal nicht „gut drauf" ist. Depressionen sind umfassender, beeinträchtigen den gesamten Alltag, dauern nicht nur Stunden oder einige Tage. Und vor allem: Sie sind durch den Willen und gute Vorsätze, durch „positives Denken", das Ihnen manche empfehlen werden, nicht zu beeinflussen.

3.

Es gibt heute verschiedene Modelle, die versuchen, das Entstehen von Depressionen zu beschreiben. Man nennt Depressionen eine psychobiologische Krankheit, weil an ihrer Entstehung sowohl psychische als auch biologische Faktoren beteiligt sind. Das heißt, Depressionen haben nicht nur *eine* Ursache. Wenn Sie mehr dazu wissen möchten, können Sie auf der Seite 45 weiterlesen.

4.

Depressionen können gut behandelt werden! Umso beunruhigender ist es, dass weniger als die Hälfte aller erkrankten und behandlungsbedürftigen Menschen professionelle Hilfe bekommt. Beunruhigend deshalb, weil auf diese Weise viele Menschen mit einem Risiko leben, das vermeidbar wäre. Bei allen Formen der Depression gilt: Je früher die Behandlung einsetzt, desto wirksamer ist sie.

Die Risiken der Depression

- Unbehandelte typische Depressionen dauern durchschnittlich sechs bis zwölf Monate. Eine lange Zeit des Leidens und genügend Zeit, um das private und soziale, das familiäre und berufliche Leben eines Menschen zu zerstören.
- Eine lang andauernde, weniger schwere Depression (Dysthymie) dauert ohne Behandlung Jahre.
- Das Risiko von immer wiederkehrenden depressiven Episoden ist ohne Behandlung weit höher.
- Die Sterblichkeitsrate durch Selbsttötung bei einer unbehandelten schweren Depression beträgt etwa 10 bis 15 Prozent!

5.

Der erste Schritt, professionelle Hilfe in Anspruch zu nehmen – die Voraussetzung jeder Behandlung –, ist der schwerste. Es gehört zu Ihrer Krankheit, dass Sie vielleicht gerade für diesen ersten Schritt Unterstützung brauchen.

6.

Erste Anlaufstellen sind:
- ein Mensch, dem Sie vertrauen
- Ihr Hausarzt (→ Seite 64)
- ein Psychiater oder Nervenarzt (→ Seite 65)
- ein Psychotherapeut (→ Seite 66)
- Kriseninterventionseinrichtungen oder die Ambulanz einer psychiatrischen Abteilung oder eines psychiatrischen Krankenhauses
- Beratungsstellen freier Träger, die Sie bei der Suche nach einem geeigneten Arzt oder Psychotherapeuten unterstützen.
- Wenn Sie dringend einen einfühlsamen Ansprechpartner brauchen: Die Telefonseelsorge ist auch eine Einrichtung für Menschen in Ihrer Situation! Sie ist bundesweit unter den Telefonnummern 08 00 / 1 11 01 11 und 08 00 / 1 11 02 22 zu erreichen.

Wann Sie unbedingt Hilfe brauchen

Gehen Sie auf jeden Fall zum Arzt oder Psychotherapeuten, wenn Sie

- schon mehrere Wochen ununterbrochen deprimiert sind,
- Ihren Alltag nicht mehr oder nur mit größter Anstrengung meistern,
- häufig über den Tod nachdenken, keinen Sinn mehr darin sehen, zu leben, oder so verzweifelt sind, dass Ihnen das Schlussmachen als einziger Ausweg erscheint. Diese Gedanken sind ein Symptom einer behandelbaren Krankheit!

7.

Eine genaue Diagnose ist notwendig, um die für Sie beste Behandlungsmöglichkeit zu finden. Hausärzte, besser noch Psychiater, Nervenärzte, Psychotherapeuten und klinische Psychologen sind für diese Diagnose zuständig. Eine Übersicht über die unterschiedlichen Formen der Depression finden Sie ab Seite 68.

8.

Ihre Mitarbeit ist wichtig. Deshalb:

- Sprechen Sie offen über Ihre körperlichen und seelischen Beschwerden und Probleme. Stimmungen, Gefühle, unabweisbare Gedanken sind ebenso wichtig wie körperliche Beschwerden.
- Bereiten Sie sich auf das Gespräch vor! Versuchen Sie sich im Vorfeld des ersten Gesprächs einige Fragen zu beantworten!

Was Sie sich vor dem ersten Gespräch fragen sollten

Zu psychischen Beschwerden

- Welche Gedanken gehen mir durch den Kopf?
- Wie fühle ich mich?
- Vergesse ich schneller als früher, und kann ich mich kaum mehr konzentrieren?
- Ist mir alles egal, kann mich nichts aufmuntern oder auch ärgern?
- Habe ich Angst, und was ängstigt mich?
- Könnte ich immer nur im Bett liegen?
- Kommen mir manchmal oder häufig Gedanken, wie schön es jetzt wäre, nur noch zu schlafen, alles hinter mich gebracht zu haben, weil mir alles gleichgültig ist oder so schrecklich, dass ich es nicht mehr ertragen kann?

Zu körperlichen Beschwerden

- Fühle ich mich verspannt, neige ich zu mehr Kopf- und Bauchschmerzen?

- Schlafe ich schlecht? Kann ich nicht einschlafen, wache ich morgens früh auf?
- Habe ich keinen Appetit mehr? Habe ich abgenommen? Oder habe ich ständig Hunger, vor allem Heißhunger auf Süßes und nehme zu? Macht die Verdauung Probleme?
- Wie steht es mit meiner Lust, mit meinem Partner zu schlafen?

Zu Schweregrad und Verlauf

- Stehe ich morgens auf und erledige meinen Alltag einigermaßen oder habe ich schon aufgegeben?
- Wie lange dauert dieser Zustand, in dem ich mich gerade befinde, schon an? (Versuchen Sie, sich zu erinnern.)
- Habe ich schon einmal so etwas erlebt?
- Worunter leide ich am meisten?
- Gibt es ein Ereignis, eine Situation, einen Auslöser, der mir meinen jetzigen Zustand verständlich macht? Oder war das schon lange ähnlich und wurde eigentlich nur immer schlimmer?

9.

Eine körperliche Untersuchung muss jeder weiteren Behandlung vorausgehen. Dies aus zwei Gründen: Es gibt Depressionen, die das Symptom einer anderen Erkrankung sind. In diesem Fall muss die Grunderkrankung behandelt werden und nicht die Depression. Und: Vor einer Behandlung mit Medikamenten müssen wegen möglicher Unverträglichkeiten bestimmte körperliche Abklärungen stattfinden.

10.

Lassen Sie sich genau aufklären über Ihre Krankheit und darüber, wie die Krankheit voraussichtlich verläuft. Denn wesentlich für die Behandlung Ihrer Depression ist, dass Sie und Ihre Angehörigen ausreichend informiert sind. Auch für Depressionen gilt: Nur ein informierter Patient ist in der Lage, selbst den Behandlungsfortschritt der Erkrankung mitzugestalten.

11.

Auf der Grundlage der Diagnose muss der Behandlungsplan erstellt werden. (Dazu mehr → Seite 84.) Zu diesem Behandlungsplan gehört die Entscheidung, ob Ihre Behandlung ambulant (Sie besuchen Ihren niedergelassenen Arzt regelmäßig in seiner Praxis) oder stationär (Sie lassen sich in eine psychiatrische Klinik, psychiatrische Abteilung oder auf eine Depressionsstation einweisen) durchgeführt werden soll.

12.

Zur Erstellung des Behandlungsplans gehört auch die Entscheidung, ob und welche Psychotherapie Ihnen helfen kann und ob und welche Medikamente Sie brauchen. Über die unterschiedlichen Formen der Psychotherapie können Sie sich ab Seite 90 informieren, über die Behandlung mit Medikamenten ab Seite 109.

13.

Wenn Sie Medikamente verordnet bekommen, vergessen Sie nicht, Ihrem Arzt alle Medikamente zu nennen, die Sie sonst im Augenblick einnehmen.

14.

Auch Medikamente helfen nicht von heute auf morgen. Haben Sie Geduld!

15.

Auch wenn Sie Medikamente verordnet bekommen, schließt Ihre Behandlung regelmäßige Gespräche mit dem Arzt (anfangs zweimal die Woche etwa 20 Minuten, später in größeren Abständen) oder eine längere Psychotherapie ein.

16.

Es gibt viele psychotherapeutische Verfahren, die bei der Behandlung von Depressionen hilfreich sind. Die letzte Entscheidung liegt jedoch bei Ihnen. Scheuen Sie sich nicht, mehrere Erstgespräche, auch bei verschiedenen Psychotherapeuten, zu führen. Fragen Sie nach dem Behandlungskonzept und Behandlungsziel.

Welche Psychotherapie?

Diese Entscheidung ist nicht leicht. Aber vielleicht hilft Ihnen die Beantwortung folgender Fragen:

- Leuchten mir das Behandlungskonzept und die Behandlungsziele des Psychotherapeuten ein? Kann ich sie für mich akzeptieren?
- Habe ich den Eindruck, der Psychotherapeut ist an mir, meiner Geschichte interessiert, oder behandelt er mich als „Objekt" seines Verfahrens?
- Habe ich Vertrauen?
- Fühle ich mich wohl, angenommen, verstanden?
- Stimmt die persönliche „Chemie"?
- Kann ich mir vorstellen, über Wochen, Monate, bei einer Langzeitbehandlung auch über Jahre, hierher zu kommen? Und vor allem:
- Bin ich nach diesem ersten Gespräch, zumindest für den Augenblick, zuversichtlicher?

17.

Für manche Unterformen der Depression sind andere Verfahren möglich und manchmal auch notwendig: Lichttherapie (→ Seite 148) für Winterdepressionen; Schlafentzug (→ Seite 150), hilfreich für

Patienten mit starken Tagesschwankungen. Magnetstimulation (→ Seite 156) kann eine sinnvolle Unterstützung sein. Elektrokrampftherapie (→ Seite 153) kann helfen, wenn andere Therapiemethoden versagt haben. Informieren Sie sich!

18.

Das Ziel jeder Behandlung ist Ihre Gesundung. Sprechen Sie mit Ihrem Arzt, Ihrem Therapeuten, wenn

- Ihnen Zweifel an der augenblicklich eingeschlagenen Behandlung kommen.
- Sie nach einigen Wochen (längstens sechs bis acht Wochen) keine Besserung oder gar eine Verschlechterung verspüren. Der aktuelle Behandlungsplan muss dann überprüft und wenn nötig geändert werden.

19.

Scheuen Sie sich nicht, auch andere Ärzte und Psychotherapeuten zu Rate zu ziehen und gegebenenfalls auch zu wechseln. Es geht um Ihre Gesundheit und Ihr Leben. Aber brechen Sie keine Behandlung ohne Rücksprache mit Ihrem Arzt oder Ihrem Psychotherapeuten ab. Sprechen Sie, wenn möglich, noch mit einem weiteren Experten über Ihren Entschluss, bevor Sie ihn in die Tat umsetzen.

20.

Viele Menschen, die an einer Depression leiden, wollen wissen, was sie selbst dazu beitragen können, dass es ihnen wieder besser geht. Über die Rolle von Ernährung und Bewegung können Sie ab Seite 272 nachlesen.

21.

Und wenn es Ihnen besser geht: Denken Sie daran, vielen Einflüssen, die uns ins Stimmungstief stürzen können, sind wir nicht einfach ausgeliefert. Und nicht alle sind unabänderlich. Versuchen Sie herauszufinden, auf welche Sie in Ihrem Sinne Einfluss nehmen können. Und tun Sie es!

Was Ihnen gut tut, wenn es Ihnen besser geht

- Bleiben Sie fit durch regelmäßige – am besten tägliche – körperliche Aktivität.
- Üben Sie sich in Entspannungsverfahren (zum Beispiel Autogenes Training, Yoga und andere).
- Achten Sie auf gesunde, vollwertige Ernährung (vor allem auf eine kohlenhydratreiche Mischkost).
- Gestalten Sie Ihren Tagesablauf vernünftig (ausreichend Schlaf, keine Genussgifte, Rücksicht auf Ihre innere biologische Uhr).

(Diese Tipps können Sie auch im ersten Kapitel als Tipps gegen ganz „normale“ Stimmungstiefs lesen → Seite 24.)

Hinweise für Angehörige – betroffen ist nicht nur der Kranke selbst

Dieser einleitende Kurzratgeber wurde vornehmlich für Betroffene geschrieben – Betroffene sind dabei nicht nur Menschen, die selbst unter den Symptomen einer Depression leiden. Gemeint sind auch ihre Angehörigen, engen Freunde und Kollegen. Denn eine Depression verwickelt, „steckt an“. Das heißt aber nicht, dass jeder Angehörige eines Depressiven dieselben Symptome entwickelt wie dieser. Viele Menschen, die Depressiven nahe stehen, werden überfürsorglich, kontrollierend, aber auch ärgerlich, ungehalten, wütend, manche ängstlich, hoffnungslos und hilflos oder einfach nur müde und leer – und dies weit mehr als im Kontakt mit Angehörigen, die unter einer anderen Krankheit leiden. Die Depression prägt den Umgang zwischen dem Depressiven und seiner engeren Umgebung.

Wenn Sie den Verdacht haben, dass ein Mensch, der Ihnen nahe steht, an einer Depression erkrankt ist, sollten Sie sich folgende Fragen beantworten:

- Fühlen Sie sich in letzter Zeit von Ihrem Angehörigen abgelehnt, zurückgewiesen, weniger geliebt?
- Haben Sie in letzter Zeit weniger Lust, weniger Interesse, mit Ihrem Angehörigen zusammen zu sein?
- Sind Sie in letzter Zeit mehr und mehr enttäuscht, frustriert, weil Ihre Angebote, Ihren Angehörigen zu unterstützen, ihm zu helfen, zurückgewiesen werden?
- Verbringen Sie weit mehr Zeit mit Ihrem Angehörigen als früher, sodass Ihnen für andere Familienangehörige, Freunde und eigene Aktivitäten wenig Zeit bleibt?
- Fühlen Sie sich selbst „ausgepowert“, niedergeschlagen, leer?
- Gibt es häufiger Streit zwischen Ihnen?
- Fühlen Sie sich angespannt, ängstlich – mehr als früher?
- Fühlen Sie sich allein gelassen, einsam?
- Trinken Sie mehr Alkohol als früher oder nehmen Sie beruhigende Medikamente?
- Bleibt Ihre Arbeit, Ihre Freizeit auf der Strecke?

Wenn Sie auf viele dieser Fragen mit einem Ja antworten müssen, ist die Wahrscheinlichkeit groß, dass Ihre Vermutung richtig ist und Ihr Angehöriger an einer Depression erkrankt ist. Und dann?

Acht Ratschläge, wie Sie mit der Depression eines Menschen, der Ihnen nahe steht, besser umgehen können

1. Versuchen Sie, sich so gut wie möglich über die Krankheit zu informieren.

- Was ist eine Depression? (→ Seite 19)
- Wie erklärt man sich ihre Entstehung? (→ Seite 45)
- Welches sind die ersten Schritte, was ist für eine richtige Diagnose notwendig? (→ Seite 62)
- Welche Behandlungsmöglichkeiten gibt es? (→ Seite 84)

2. Seien Sie realistisch! Depressionen brauchen professionelle Behandlung – und Zeit. Sie können die Kranke oder den Kranken in dieser Zeit der Gesundung unterstützen, aber Sie können sie oder ihn nicht heilen!

3. Dennoch braucht Ihr Angehöriger Sie mehr denn je. Seien Sie für ihn da – trotz der Krankheit, die den Umgang mit ihm so schwierig machen kann. Bedrängen Sie ihn jedoch nicht, und vor allem: Vermeiden Sie Appelle an den guten Willen und Vorwürfe, aber auch Aufmunterungen, vermeintlich gute Ratschläge und Beschönigungen.

4. Versuchen Sie – soweit es geht –, Ihr gewohntes Leben weiterzuführen. Opfern Sie sich, Ihre Beziehung zu anderen, Ihre Arbeit, Ihre Freizeit nicht der Krankheit!

5. Sprechen Sie mit Ihrem Angehörigen offen und ehrlich. Lassen Sie ihn an Ihren Gefühlen teilhaben, auch wenn sie nicht nur positiv sind. Selbst negative Gefühle wie Ärger, Niedergeschlagenheit, Angst, Sorge und das Gefühl, zurückgewiesen, allein gelassen zu sein, gehören zu Ihnen und Ihrer Beziehung zu Ihrem Angehörigen. Aber machen Sie ihm deswegen keinen Vorwurf.

6. Nehmen Sie die Depression Ihres Angehörigen nicht persönlich. Er zieht sich nicht zurück, weil *Sie* nicht attraktiv, nett, geliebt ... sind.

7. Nehmen Sie Hilfe in Anspruch – sei es bei Freunden, anderen Familienmitgliedern, Kollegen oder bei professionellen Beratern in Beratungsstellen. Immer mehr Einrichtungen und Ärzte, die sich mit der Behandlung depressiv Erkrankter befassen, bieten Gruppen- und Einzelgespräche für Angehörige an. Sprechen Sie mit dem Arzt oder Psychotherapeuten Ihres Angehörigen. Er kann Ihnen weiterhelfen.

8. Sie sind beide betroffen – werden Sie auch gemeinsam zu Verbündeten bei der Behandlung der Depression!

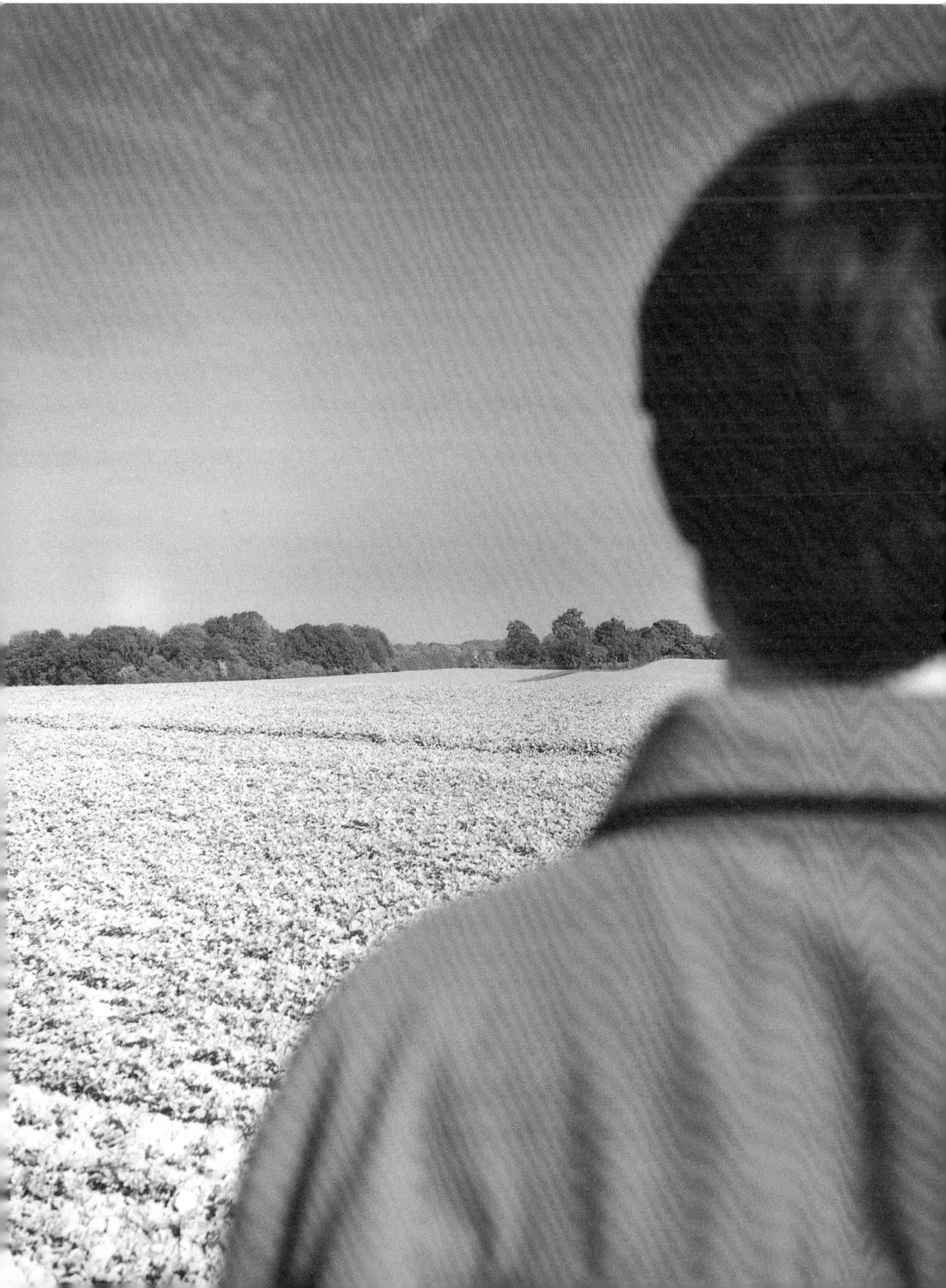

Depressionen gehören zu den häufigsten Krankheiten. Im Lauf ihres Lebens erkranken daran bis zu 15 Prozent der Männer und 24 Prozent der Frauen. Fast jeder Fünfte – Frauen sogar noch häufiger – muss also damit rechnen, mindestens einmal im Leben davon betroffen zu sein. Und jede unbehandelte Depression bedeutet ein hohes Risiko. Man schätzt, dass 10 bis 15 Prozent der Patienten, die an einer schweren Depression leiden und nicht behandelt werden, ihrem Leben selbst ein Ende setzen. Nach einer Bewertung der Weltgesundheitsorganisation (WHO) belasten Depressionen das Leben der Betroffenen wesentlich stärker als andere Erkrankungen – auch als körperliche Erkrankungen wie Diabetes und Herz-Kreislauf-Erkrankungen. Doch auch weniger schwere Krankheitsverläufe bedeuten Leid für Betroffene und Angehörige.

Wie viele „Fälle" dies weltweit und bei uns sind, hat uns die Epidemiologie gezeigt (→ Kasten). Eine bekannte Feldstudie hat beispielsweise die Einwohner dreier Ortschaften in Oberbayern untersucht. Sie kam zu dem Ergebnis, dass knapp 10 Prozent der zufällig ausgesuchten Einwohner dieser Ortschaften zum Untersuchungszeitpunkt an einer behandlungsbedürftigen Depression litten beziehungsweise angaben, unter „depressiven Verstimmungen" zu leiden. Daneben ergaben andere Befragungen, dass viele Menschen unter Beschwerden leiden, die auch bei depressiven Störungen auftreten können, ohne dass sich die Befragten als depressiv bezeichnen. Dies lässt den Schluss zu, dass leichtere und nicht als Depression erkannte Erkrankungsverläufe noch sehr viel verbreiteter sind.

Den Zahlen auf der Spur

Die Epidemiologie, die Wissenschaft, die sich mit der Ausbreitung und Verteilung von Krankheiten befasst, arbeitet wie die Marktforschung. Statistische Erhebungen in Krankenhäusern und Arztpraxen, aber auch Befragungen von Einzelpersonen, die nach rein statistischen Prinzipien ausgewählt werden, sind ihre Methoden. Es ist einleuchtend, dass je nach ausgewählter Methode unterschiedliche Zahlen zustande kommen. Bei einer Befragung beispielsweise werden nur die Patienten erfasst, die sich schon in Behandlung begeben haben. Mit einer Feldstudie hingegen soll herausgefunden werden, wie viele Personen einer Bevölkerungsgruppe an einer Störung oder Erkrankung leiden, und zwar unabhängig davon, ob sie sich in ärztlicher Behandlung befinden oder nicht.

Depressionen: Eine moderne Krankheit?

Die öffentliche Diskussion legt den Verdacht nahe: Depressionen in dieser Häufigkeit sind eine Erscheinung des 20. und 21. Jahrhunderts, eine Folge unseres modernen hektischen, industrialisierten und städtischen Lebensstils.

Einiges spricht dafür: Viele Belastungsfaktoren (die Wissenschaft spricht von „Stressoren") wie Arbeitslosigkeit, beruflicher Druck, ein verändertes Bindungsverhalten – sichtbar an steigenden Trennungs- und Scheidungsraten –, aber auch die Anforderungen der modernen Freizeitgesellschaft lassen die Befürchtung zu, dass die Menschen diesen Belastungen nicht mehr gewachsen sind.

Für eine Zunahme sorgt auch der steigende Konsum und Missbrauch bestimmter Medikamente und Genussgifte. Nikotin, Alkohol, viele Drogen, aber auch manche oft lebensrettende moderne Medikamente sind längst für ihre depressionsauslösende (Neben-) Wirkung bekannt.

Eine Belastung, die zu Depressionen führen kann, ist auch die zunehmende Missachtung unserer inneren biologischen Rhythmen, die die moderne Technik – etwa durch die Verbreitung des elektrischen Lichts – erst möglich gemacht hat. Schichtdienst und unsere Freizeit- und Urlaubsgestaltung fordern eine weitgehende Unabhängigkeit von Tag und Nacht, Sommer und Winter, die oft nicht unserer inneren Uhr entspricht. Fachleute sprechen hier von einer Urbanisierung („Verstädterung"), die auch als Risikofaktor für das Entstehen von Depressionen gilt. Es kommen wohl viele kleine Stressfaktoren zusammen, die in ihrer Summe depressionsauslösend wirken.

Dennoch: Depressionen sind keine moderne Erscheinung. Sie sind eine Erkrankung, die es in allen Kulturen und Gesellschaftsformen zu allen Zeiten gab und gibt. Die erste schriftliche Nennung eines Krankheitsbildes, das unserem heutigen Verständnis der Depression entspricht, findet sich schon im 5. Jahrhundert vor Christus. Die damals so benannte „Melancholie" wird dann im 1. Jahrhundert schon mit allen wesentlichen auch heute als spezifisch für die Erkrankung erkannten Symptomen beschrieben. Und nicht nur Ärzte, auch Philosophen und Dichter thematisieren seit der Antike über Mittelalter und Renaissance bis in die Neuzeit solche Phasen niedergedrückter Stimmung als Melancholie, die sich auf das gesamte seelische und körperliche Erleben eines Menschen auswirkt.

Im Gegensatz zu früher verfügen wir heute jedoch über sichere Behandlungsmöglichkeiten für die Depression. Bei wenigen ernsten seelischen Störungen sind die Therapiechancen so gut. Leider werden Depressionen aber viel zu selten richtig behandelt!

Einen Teufelskreis ...

Die Einsicht, an einer seelischen Störung zu leiden, ängstigt. Sie widerspricht unserer Vorstellung eines freien Willens, den wir für uns in Anspruch nehmen wollen. Keiner möchte als „verrückt“ gelten. Dies hindert viele Menschen, sich bei einer psychischen Störung so zu verhalten wie beispielsweise bei starken Bauchschmerzen oder hohem Fieber: Sie scheuen oder schämen sich, fachgerechte Hilfe in Anspruch zu nehmen. Viele Menschen können ihre Depression auch aus Unkenntnis nicht als Krankheit erkennen. Dazu kommt: Es ist nicht zuletzt die Depression selbst, die Betroffene hindert, Hilfe in Anspruch zu nehmen. Zum einen machen depressive Teilnahmslosigkeit und Müdigkeit den Gang zu „Helfern“ zu einer nahezu unlösbaren Aufgabe. Hoffnungslosigkeit lässt ihn zudem sinnlos erscheinen. Zum anderen empfinden gerade depressive Menschen ihre Krankheit als eigenes Versagen: Krankheitsbedingte, also depressive Schuldgefühle „verbieten“ dem Kranken, sich selbst als krank, also „unschuldig“ zu erkennen.

Auch die Haltung vieler Angehöriger, Freunde, Kollegen und Nachbarn ist immer noch von massiven Vorurteilen geprägt. „Häng nicht herum“ oder „reiß dich zusammen“, aber auch „mach einfach Urlaub“ oder „morgen sieht alles schon ganz anders aus“ und die Aufforderung, einfach „positiv zu denken“, sind immer noch häufige Reaktionen. Ebenso gehen gut gemeinte Versuche, einen depressiven Menschen aufzuheitern, am Problem vorbei und zeigen ein grundlegendes Missverständnis: Eine Depression ist kein momentaner „Durchhänger“, keine Willensschwäche und keine „schlechte Laune“. Dieses Missverständnis verhindert in vielen Fällen die rechtzeitige fachgerechte Hilfe durch einen Psychiater oder Psychotherapeuten.

Ein Teufelskreis beginnt: Denn die Symptome werden immer stärker, auch jene, die den Kranken hindern, Hilfe in Anspruch zu nehmen. Eine Behandlung kann oft erst dann beginnen, wenn die Symptome sich vor der Umwelt nicht mehr verbergen lassen, also die Organisation des privaten und beruflichen Lebens nicht mehr möglich ist. Viel zu häufig führen erst nicht mehr zu verdrängende Gedanken, sich selbst, das eigene Leben wertlos zu finden und „Schluss machen“ zu wollen, Betroffene in die Behandlung. Oft haben dann die privaten und beruflichen Folgen der Krankheit schon soziale Rahmenbedingungen geschaffen, welche die Hoffnungslosigkeit verstärken und eine Gesundung erschweren. Manche depressive Störungen neigen auch dazu, chronisch zu werden, was ihre Behandlungsmöglichkeit beeinträchtigt – dies umso mehr, je später eine Behandlung eingeleitet wird.

... beenden!

Dabei ist bei depressiven Erkrankungen heute Hilfe gut möglich, vor allem, wenn die medizinische Therapie frühzeitig beginnt. Leider herrscht immer noch, oft auch bei Hausärzten der Betroffenen, Unkenntnis oder Ratlosigkeit. Selbst unter professionellen Helfern haben sich die verschiedenen und sehr erfolgreichen therapeutischen Möglichkeiten in der Behandlung depressiver Störungen noch viel zu wenig herumgesprochen.

Depression ist kein unausweichliches Schicksal. Die modernen Behandlungsverfahren stellen die Depression in eine Reihe mit „ganz normalen" Erkrankungen, die überwunden oder ins Leben integriert werden können.

Der erste und wichtigste Schritt aus der Depression ist dabei immer, sie zu erkennen und Hilfe zu akzeptieren. Dieser erste Schritt ist der schwierigste. Deshalb brauchen die Betroffenen andere Menschen: Familie, Freunde, Kollegen, die ihre Symptome erkennen und ihnen genau diesen ersten Schritt erleichtern. Sie brauchen Hilfe, um Hilfe in Anspruch nehmen zu können.

Ich bin so depressiv!

Das Wort „depressiv" ist in Mode gekommen. Jeder kennt und verwendet es, und dennoch wissen die wenigsten genau, wovon sie oder die anderen sprechen. Die Ursache für diese Verwirrung liegt im Wort selbst.

Auf der einen Seite wird es für ganz normale Gefühle und Stimmungen der Traurigkeit, Enttäuschung, Niedergeschlagenheit verwendet. Man sagt: „Ich bin heute wieder so depressiv" und meint damit eher: „Mir geht es heute mies, ich bin schlechter Laune, niedergeschlagen, habe zu nichts Lust. Lasst mich einfach in Ruhe!" In diesem Sinne hin und wieder „depressiv" zu sein, ist fast schon chic. Man hat seinen depressiven Tag und darf sich hängen lassen. Wenn Mediziner und Psychologen, Psychiater und Psychotherapeuten von Depression sprechen, meinen sie jedoch etwas anderes. Sie sprechen dann von einem Leiden, das Behandlung nötig macht. Eine solche Depression ist eine Krankheit, und zwar eine mit ganz verschiedenen Gesichtern, Ausprägungen und Verläufen.

Der Fachbegriff „depressives Spektrum" wiederum umfasst alles: vom Stimmungstief über die Fantasie, sich umzubringen, bis hin zur tatsächlichen Selbsttötung (Suizid).

Was eine typische Depression nicht ist

Stimmungstief

„Depressiv“ im Sinne von traurig, niedergeschlagen, hoffnungslos, verzagt, pessimistisch ist jeder einmal. Jeder kennt auch solche Tage, an denen wir uns über nichts freuen können, an denen wir verstimmt sind, ohne Energie, uns schlecht, schuldig, unfähig, unruhig oder ängstlich fühlen.

Diese Gefühle sind wie andere Gefühle Teil unserer emotionalen Grundausstattung. Sie gehören zu unserem Gemütsleben wie Freude, Zufriedenheit, Heiterkeit, Zuversicht, Beschwingtheit, Stolz, Triumph oder Zorn, Wut, Ärger und Hass. Wir haben eine ganze Bandbreite von Gefühlen zur Verfügung. Jeder kennt die Niedergeschlagenheit nach einem Streit, die Freude und Heiterkeit nach der Versöhnung, den Stolz nach einer erfolgreich abgeschlossenen Arbeit, die Wut, den Ärger und die Enttäuschung, wenn wir hintergangen wurden. Wir kennen unsere Gereiztheit, wenn das Mittagessen ausfallen musste und der Magen knurrt, und das „Gesicht wie drei Tage Regenwetter“ als Ausdruck schlechter Laune, wenn wieder einmal nichts klappen will.

Unsere Stimmung ist abhängig von äußeren Einflüssen. Dazu gehören Erfahrungen im zwischenmenschlichen Bereich, also mit der Partnerin/dem Partner, der Familie, den Arbeitskollegen, Freunden, Nachbarn ebenso wie beruflicher und privater Stress, dem wir unterworfen sind oder den wir uns selbst antun. Sie ist auch abhängig vom Geräuschpegel um uns herum, von der Raumtemperatur, in der wir uns bewegen, aber ebenso vom Klima und der Jahreszeit.

Und: Unsere Stimmung hängt auch von inneren Faktoren ab, zum Beispiel davon, ob wir hungrig oder satt, ausgeschlafen oder übermüdet, ob wir gesund und fit sind oder uns körperlich angeschlagen und unwohl fühlen.

Dies gilt für gute und schlechte Stimmung, und negative Gefühle haben erst einmal nichts mit der Erkrankung „Depression“ zu tun. Denn meistens sind wir in der Lage, mit negativen Gefühlen angemessen umzugehen, sie anzunehmen oder zu bewältigen. Wir wissen in aller Regel, „welche Laus uns über die Leber gelaufen“ ist, welche äußeren und inneren Ereignisse unsere Stimmung beeinträchtigen.

Haben wir wirklich schlechte Laune, einen Durchhänger oder einfach „unseren depressiven Tag“, vertrauen wir, ohne darüber nachzudenken, auf die Selbstreinigungskräfte unserer Psyche und wissen, dass morgen oder übermorgen schon wieder alles ganz anders aussieht. Das Stimmungstief braucht keine Behandlung. Denn Stimmungsschwankungen sind notwendig und normal. Erst die Möglichkeit, zwischen positiven und negativen Stimmungen und Gefühlszuständen zu „schwingen" – unsere Schwingungsfähigkeit, wie Fachleute dies nennen –, macht unsere emotionale Gesundheit aus. Und: Ab und zu ein weniger guter Tag verstärkt das Glück eines wirklich schönen Tages.

Zum Umgang mit dem Stimmungstief

Die meisten guten Ratschläge, die depressive Menschen häufig zu hören bekommen, die sie aber in ihrer Depression überfordern, sind bei einem Stimmungstief durchaus sinnvoll. Dazu gehört zum Beispiel die Aufforderung, „positiv zu denken", nicht alles so schwer zu nehmen, sich etwas Gutes zu gönnen oder auszuspannen. Hilfreich sind Entspannungstechniken wie zum Beispiel das Autogene Training oder Yoga, die beide jedoch schon im Vorfeld unter professioneller Anleitung erlernt werden müssen. Wichtig ist körperliche Aktivität, zum Beispiel Gartenarbeit oder Sport, und zwar regelmäßig, ja möglichst täglich (→ Seite 140). Gut tun auch kräftigende Maßnahmen: zum Beispiel morgens kalt duschen, sodass Sie Ihre Haut, Ihren Kreislauf wieder einmal spüren, oder auch Kneipp'sche Anwendungen, bei denen Wasser, Bewegung und gesunde Ernährung gezielt eingesetzt werden. Häufige schlechte Laune und Abgespanntheit lassen sich auch „behandeln" durch genügend Schlaf, vernünftigen, also eingeschränkten Umgang mit Alkohol und Koffein und den Verzicht auf Nikotin.

Ebenfalls erprobt ist eine Ernährung, die besonders kohlenhydratreich ist, also bevorzugt Kartoffeln, Nudeln, Brot, Cornflakes und Müsli. Eiweißdiäten dagegen – so weiß man inzwischen – können regelrechte depressive Stimmungen auslösen.

Außerdem sollten Sie immer auf die Signale Ihrer inneren Uhr achten, dem eigenen Biorhythmus entsprechend leben, also zum Beispiel nicht die Nacht zum Tag machen, wenn Sie eigentlich ein Morgenmensch sind, oder akzeptieren, dass Sie im Winter vielleicht mehr Schlaf brauchen.

Zu diesen auf den Körper konzentrierten Mitteln gegen schlechte Stimmungen kommen psychische Hilfen hinzu. Es gibt eine Vielzahl von Techniken und Verfahren. Ohne ein spezielles Verfahren hier ausführlicher darzustellen, nur ein Rat in dieser Richtung: Versuchen Sie immer, sich Klarheit darüber zu verschaffen, was Ihnen die Stimmung verdorben hat! Belassen Sie es nicht beim Grübeln, lernen Sie, mit anderen über sich und Ihre Probleme zu sprechen! Das ist oft nicht einfach. Aber Übung macht auch hier den Meister!

Manchmal brauchen wir aber auch solche Durchhänger, und wer dann seinen depressiven Tag „nimmt", erlaubt sich durch diese Selbstbeschreibung, einmal aus der im Berufs- und Privatleben verordneten Stimmung auszubrechen, die von guter Laune, Aktivität, Energie und Optimismus gekennzeichnet sein soll. Ist dies nicht durchaus legitim?

Tipps gegen das Stimmungstief

- Denken Sie daran: Vielen Einflüssen, die uns ins Stimmungstief stürzen können, sind wir nicht einfach ausgeliefert. Und nicht alle sind unabänderlich. Versuchen Sie herauszufinden, auf welche Sie in Ihrem Sinne Einfluss nehmen können. Und tun Sie es!

Bleiben Sie fit durch

- regelmäßige körperliche Aktivität, zum Beispiel Ausdauersport oder lange Spaziergänge
- körperliche Abhärtung (zum Beispiel Kneipp'sche Anwendungen)
- Entspannungsverfahren (zum Beispiel Autogenes Training, Yoga)
- gesunde (vor allem vitamin- und kohlenhydratreiche) Ernährung
- vernünftige Lebensführung (ausreichend Schlaf, keine Genussgifte, Rücksicht auf die innere Uhr).

Trauer

Wir trauern nach dem Verlust eines geliebten Menschen, nach einem Trennungserlebnis oder nach einem schweren Schicksalsschlag. Diese Trauer ist eine natürliche Gefühlsreaktion. Sie ist in ihrer Ausprägung individuell unterschiedlich, auch kann sie bei älteren und jüngeren Menschen sehr verschieden sein, in den Grundzügen ist sie jedoch bei allen Menschen ähnlich.

Trauernde sind niedergeschlagen, können kaum Interesse an ihrer Umwelt zeigen, sind verletzlich, energie- und kraftlos. Trauer beeinträchtigt die Konzentrationsfähigkeit und kann zu Gedächtnisstörungen führen. Trauernde Menschen leiden auch körperlich. Typische Beschwerden sind zum Beispiel Magen- und Darmstörungen, meist Durchfall, leichte Erschöpfbarkeit, Schlafstörungen und Appetitlosigkeit.

Trauer und Depression können also einander sehr ähnlich sein. Der entscheidende Unterschied jedoch sind der Trauerprozess und die Trauerarbeit. Durch die Trauerarbeit gelingt es dem Trauernden, sich vom Alten zu lösen und Neuem zuzuwenden. Sie zeigt sich in einem ganz typischen zeitlichen Ablauf, dem Trauerprozess. Beides ist dem Depressiven in seiner spezifischen Niedergeschlagenheit und Trauer verwehrt.

Der Trauerprozess

- Erste Phase: Verleugnung und Protest

Der Trauernde will den Verlust nicht wahrhaben; er verhält sich so, als sei der Verlust nicht geschehen, als sei der Verstorbene weiter am Leben.

- Zweite Phase: Verzweiflung

Der Trauernde reagiert mit ausgeprägter Trennungsangst und Niedergeschlagenheit auf den Verlust. Er fällt in ein „emotionales Chaos" aus Schmerz, Schuldgefühlen, Angst, Wut und Sehnsucht.

- Dritte Phase: Abschiednehmen – Trennung

Der Verlust wird langsam akzeptiert. Der Trauernde entwickelt eine neue innere Beziehung zum verlorenen Menschen: Eine große innere Nähe zum Verstorbenen erlaubt ihm, seine Fantasie und Aktivitäten wieder vermehrt der Außenwelt zuzuwenden.

- Vierte Phase: Wieder-Hinwenden zur Umwelt

Dem Trauernden werden neue Beziehungen möglich.

Die Trauerreaktion ist ein universelles menschliches Reaktionsmuster, mit dem es uns gelingt, Verlust und Trennung zu bewältigen und nicht vom Schmerz überwältigt zu werden. Zwar zeigen einzelne Kulturen recht unterschiedliche Ausdrucksweisen für Trauer – denken Sie nur an die „Klageweiber" mediterraner Kulturen – und viele verschiedene Praktiken und Rituale, um mit der Trauer fertig zu werden. Alle diese Rituale haben eine wesentliche Funktion: die Hinterbliebenen in ihrem Trauern zu unterstützen, ihnen die notwendige „Trauerarbeit" zu ermöglichen. Der Schmerz muss verarbeitet werden, ein lebendiges Bild der oder des Verlorenen muss erst in eine Erinnerung überführt, verinnerlicht – erinnert – werden, bevor Neues am seelischen Horizont erscheinen kann. Und nicht zu Unrecht betrachten wir es mit Argwohn, wenn ein Mensch unmittelbar nach einem elementaren Verlusterlebnis wieder neue Beziehungen eingeht. Haben wir dann nicht den Verdacht, dass entweder etwas offen geblieben ist, als Hypothek in die neue Beziehung mitgenommen wird, oder dass es der vorangegangenen Beziehung an seelischer Tiefe fehlte?

Dieser für das menschliche Leben unverzichtbare seelische Prozess passt für viele nicht in unser hektisches Alltagsleben. Sie verstehen nicht, weshalb ein Trauernder nicht rasch wieder zur Tagesordnung zurückkehren kann (und will). Nicht selten wird normale/gesunde

Trauer mit Krankheit, der Depression, verwechselt. Trauer stört. Auch die Betroffenen selbst sind manchmal nicht bereit, ihre Trauer zuzulassen. Der Arzt oder Psychotherapeut soll sie möglichst schnell – sei es durch Medikamente oder Psychotherapie – „therapieren", damit sie wieder zu ihrer Alltagsgeschäftigkeit zurückkehren können. Aber: Trauer gehört ins menschliche Erleben, ist keine Krankheit, keine seelische Störung, sondern ein notwendiger, schmerzvoller und manchmal langwieriger Vorgang des Erinnerns, des Abschiednehmens und der Neuorientierung. Sie ist ein unverzichtbares Durchgangsstadium, an dessen Ende das Erleben eines Menschen um wesentliche Qualitäten bereichert sein kann.

Zum Umgang mit Trauernden

- Sparen Sie sich gute Ratschläge oder Aufmunterungen!
- Spielen Sie auf keinen Fall den Verlust, den der Trauernde erlitten hat, herunter.
- Gestehen Sie den Trauernden ihre Gefühle zu.
- Zeigen Sie Verständnis und leiden Sie mit. Denn geteiltes Leid ist halbes Leid.
- Haben Sie Geduld! Ein Trauerprozess braucht seine Zeit.

Depression und die Angst, „verrückt" zu sein

Die Depression ist keine Geisteskrankheit. Sicher: Eine Depression kann die geistige Leistungsfähigkeit beeinträchtigen. Dazu gehören zum Beispiel mangelnde Konzentrationsfähigkeit und Gedächtnisstörungen. Depressionen können das Denken verlangsamen. Immer wieder kommen die gleichen Gedanken. Ein ständiges Grübeln setzt ein, ein Grübeln über sich, die anderen, die Welt, dessen Inhalt oft gar nichts oder nur sehr wenig mit der Realität zu tun hat. Depressive sprechen oft langsamer, und viele haben Schwierigkeiten, sich auszudrücken, wie sie es gewohnt waren. Und manchmal wird auch die falsche Eigenwahrnehmung, nichts zu wissen, sich nicht zu erinnern und geistig unfähig zu sein, tatsächlich während der depressiven Phase allein aufgrund dieser falschen Selbsteinschätzung „wahr". Dennoch: Der Verstand ist nicht betroffen, auch wenn seine Leistung während der Depression reduziert erscheinen mag. Depressionen verändern die Stimmung. Sie sind also „Gemütskrankheiten" oder – wie sie heute genannt werden – affektive Störungen, Störungen der Stimmungsregulation.

Symptome der Depression

Schlaflos

Aus Träumen in Ängsten bin ich erwacht;
was singt doch die Lerche so tief in der Nacht!
Der Tag ist gegangen, der Morgen ist fern,
aufs Kissen hernieder scheinen die Stern'.
Und immer hör ich den Lerchengesang;
o Stimme des Tages, mein Herz ist bang.

THEODOR STORM

Depressives Erleben

Ich sehe alles schwarz

Die depressive – niedergedrückte – Stimmung ist das wesentliche Symptom der depressiven Störung. Der Begriff Depression bezieht sich auf dieses Niedergedrücktsein (lateinisch: deprimere = niederdrücken). Spricht der Arzt von einer niedergedrückten Stimmung, bezeichnet er einen länger dauernden, alles umfassenden Zustand. Dieser ist nicht zu verwechseln mit kurz anhaltenden Gemütsbewegungen (Affekten) wie Zorn und Ärger, die durch äußere Ereignisse ausgelöst werden. Diese affektive Reaktionsbereitschaft wird durch die depressive Stimmung verändert. Depressive Menschen sehen, erleben, fühlen und empfinden alles wie durch eine dunkle Brille. Durch sie erscheint alles grau in grau. Kontraste zwischen einzelnen Gefühlen werden nicht mehr wahrgenommen. Alles verschwimmt zu einem einzigen Einerlei.

Manchmal tritt diese niedergedrückte Stimmung wie aus heiterem Himmel auf. Menschen, die solches mitmachen, schildern Gefühle, als sei „in ihrem Kopf ein Schalter umgelegt" worden. Bei anderen wiederum verschlechtert sich eine leichte traurige Verstimmtheit, die durch ein äußeres Ereignis ausgelöst wurde, trotz Abklingens der Belastung immer mehr, nimmt einen unerklärlich schleichenden Verlauf. Manche Menschen beschreiben eine niedergedrückt-depressive Stimmungslage als Grundbefindlichkeit ihres Lebens. Sie können sich nicht erinnern, dass es jemals anders war.

FRANK *(45 Jahre)*

Ich bin immer müde, kann mich zu nichts aufraffen. Ich bin traurig, weiß nicht warum, fange ohne Grund an zu weinen.

Am liebsten würde ich morgens im Bett liegen bleiben und mir die Decke über den Kopf ziehen. Das Aufstehen am Morgen ist das Schlimmste. Es hat doch sowieso alles keinen Sinn. Wozu soll ich duschen, Zähne putzen, mich anziehen? Manchmal ertappe ich mich, wie ich einfach nur dasitze. Jede Bewegung wird mir zu viel. Wenn Freunde mich ins Kino abholen wollen, täusche ich Kopfweh oder Arbeit vor. Was soll ich denn da?

PIET C. KUIPER

Was Spazierengehen für gesunde Menschen zum Vergnügen macht, verkehrte sich für mich ins Gegenteil. Die motorische Befriedigung fehlte völlig. Ich schlurfte mit müden Muskeln vor mich hin. Alles, was früher aufheiternde Fantasien und kleine Geschichten mit vergnüglichen Aspekten ausgelöst hatte, wurde nun zum Anlass trübsinniger Überlegungen. Elend fiel mir auf.

Ich kann nichts, ich bin nichts

In der Depression ist nicht nur die Welt grau. Depressive Menschen können auch sich selbst nur durch eine dunkle Brille betrachten. Selbstvertrauen und ein realistisches Abschätzen der eigenen Möglichkeiten und Fähigkeiten sind verloren gegangen. Eine grundlegende Veränderung des Selbsterlebens ist eingetreten: Ich bin mir sicher, dass mir nichts mehr gelingen wird, dass ich meine Anforderungen nicht erfülle, dass ich versage und deswegen nicht geliebt werde, wertlos bin.

Ein Mensch in der Depression hat keine Vorstellung davon, dass er sich jemals wieder anders sehen kann. Selbst vergangene Leistungen und Fähigkeiten werden umgedeutet und entwertet. Dieses nihilistische (lateinisch: nihil = nichts) Grundgefühl führt dann oft in einen allgemeinen Lebensüberdruss. Ich bin nichts wert, warum sollte ich leben?

SYLVIA PLATH

Mit mir zusammenzuleben muss schrecklich sein. Unfähigkeit widert mich an, ekelt mich bis zur Verachtung, und ich bin eine Pfuscherin, die kein Glück mehr hat ...

SYLVIA PLATH

Ich konnte nicht schlafen, obwohl ich müde war, ich lag da und spürte, wie meine Nerven schmerzhaft attackiert wurden & die innere Stimme stöhnte: Ach, du kannst nicht unterrichten, du kannst gar nichts. Nicht schreiben, nicht denken. Unter dieser negativen, eisigen Flut der Selbstverachtung lag ich, dachte, diese Stimme sei ganz und gar meine eigene, sei ein Teil von mir und würde mich besiegen ... Ich hatte die Chance gehabt, gegen sie zu kämpfen & zu gewinnen, Tag für Tag, und hatte versagt.

Ich kriege keine Luft mehr, ich habe Angst!

Viele depressive Menschen haben Angst. Da ist die Angst zu versagen, schon immer versagt zu haben und auch in Zukunft zu versagen. Dies betrifft meist ganz konkrete Lebenssituationen. Aufgaben, die bis zum Einsetzen der Depression mühelos bewältigt wurden, türmen sich zu unüberwindlichen Bergen. Die Mutter und Hausfrau sieht sich plötzlich ihrer Hausarbeit nicht mehr gewachsen, ängstigt sich vor jedem Tag, an dem die bislang vertraute Routine wieder ansteht. Oder: Sie befürchtet, ihren Kindern keine gute Mutter zu sein, in den alltäglichen Entscheidungen alles falsch zu machen, ihren Kindern eine unbeschwerte Kindheit vorzuenthalten und dadurch auch ihre Zukunft zu verderben. Diese Angst „überstrahlt" jede Erinnerung an die Zeit vor der Depression. Das emotionale Wissen um frühere Fähigkeiten und Kompetenzen ist ausgelöscht.

Viele quält die Angst, schwerwiegende und unkorrigierbare Fehler gemacht oder schlimmer: eine Schuld auf sich geladen zu haben. Die Betroffenen schildern dies dann als Angst vor den Folgen oder vor der ihnen – nur in ihrer gestörten Selbstwahrnehmung – zustehenden Bestrafung.

Die meisten depressiven Menschen leiden unter Trennungs- und Verlustängsten. Sie befürchten, verlassen zu werden, Angehörige, Partner/in und Freunde – sei es durch Tod oder Trennung – zu verlieren. Sie haben Angst vor der Einsamkeit und entwickeln eine allgemeine diffuse Zukunftsangst.

Manchmal erleben depressive Menschen auch Angstanfälle. Diese Angstgefühle werden oft von körperlichen Beschwerden begleitet: Häufig sind Engegefühle im Brustkorb, als „sei der Brustkorb durch einen eisernen Ring eingeschnürt", bis hin zu Schmerzen in der Herzgegend. Auch Engegefühle im Hals, das Gefühl, nicht schlucken, nicht atmen zu können, sind häufig.

Ines *(42 Jahre)*

Immer früh morgens, meist zwischen vier und fünf Uhr, kommt sie – die Angst. Ich liege im Bett und spüre, wie sie mir den Atem abschnürt. Wovor ich Angst habe? Ich weiß es nicht. In meinem Kopf ist nur der eine Satz: Ich habe Angst, ich habe Angst. Meine Versuche, an etwas anderes zu denken, scheitern. Nichts fällt mir ein, was mir nicht Angst einflößt. Ich kann kaum atmen, bin so angespannt, dass ich schreien könnte. Wenn ich nie mehr diesen Satz: „Ich habe Angst" aus meinem Kopf, aus meinem Körper loswerde, kann und will ich nicht mehr leben. Ich kann nicht mehr, ich habe Angst!

Ich kann mich über nichts freuen

Es gibt Tage, da kann uns nichts aufmuntern, nichts freuen. Wir haben einfach schlechte Laune. Wahrscheinlich – und so verhalten sich auch die meisten – ist es am besten, früh ins Bett zu gehen und darauf zu hoffen, dass am Morgen wieder alles ganz anders aussieht. Diese Anhedonie jedoch – wie Psychiater die depressive Freudlosigkeit nennen – hält an. Sie dauert Wochen und Monate und nimmt von allem Besitz: vom Essen, Trinken, von der Sexualität, vertrauten Alltagsvergnügen, dem Umgang mit Kindern oder Enkeln, Hobbys, erprobten Abwechslungen. Über nichts und niemanden können die Betroffenen sich freuen, nichts können sie genießen, nichts kann sie aufheitern.

Menschen, die unter dieser Freudlosigkeit leiden, versuchen oft – zumindest zu Beginn –, das Gefühl der Freude zu erzwingen. Besondere Aufgedrehtheit, Umtriebigkeit, verschiedenste Aktivitäten, manchmal auch Alkohol oder bestimmte Medikamente und Drogen sollen Spaß bringen. Ein solcher „Selbstheilungsversuch" kann vielleicht über eine begrenzte Zeit gelingen, um dann einen noch ausgeprägteren Lebensüberdruss zu erzeugen.

Mehr und mehr entsteht ein negatives Selbstgefühl und vor allem Lebensüberdruss.

Willi *(53 Jahre)*

Nicht einmal mehr freuen kann ich mich. Nicht einmal der Besuch meiner Kinder interessiert mich mehr. Nie wieder werde ich beim Anblick meiner Enkeltochter etwas empfinden können. Was soll so ein Leben eigentlich?

Ich fühle nichts mehr, bin wie erstarrt

Ein bekannter Psychiater hat einmal sehr treffend die Depression als Krankheit der „-losigkeit" beschrieben. Menschen mit einer schweren Depression sind freudlos, lustlos, hoffnungslos, energielos, mutlos und – dies erleben die meisten als das Schlimmste – überhaupt gefühllos. In der psychiatrischen Fachsprache hat sich dafür der Begriff vom „Gefühl der Gefühllosigkeit" eingebürgert, und viele depressive Menschen erkennen sich in dieser Formulierung wieder.

Das Gefühl der Gefühllosigkeit bedeutet: Ich bin wie abgestorben und erstarrt. Alle Gefühle, nicht nur Freude, Heiterkeit, Zuversicht und Hoffnung sind mir abhanden gekommen – zu keiner Gefühlsregung fühle ich mich mehr in der Lage. Besonders schlimm ist: Mir ist die Hoffnung, jemals wieder fühlen zu können, genommen. Ich bin auch nicht mehr in der Lage, mich an früher erlebte Gefühle im wahrsten Sinn des Wortes zu „erinnern": Ich weiß zwar, dass ich mich früher freuen und auch richtig traurig sein konnte. Dieses Wissen ist aber rein intellektuell, bleibt äußerlich. Mein Gedächtnis der Gefühle ist wie ausgelöscht. Erinnerungen sind für mich auseinander gefallen wie ein Puzzle, das kein richtiges Bild ergibt. Letztlich fehlt mir zu jedem erinnerten Erlebnis die Begleitmusik der Gefühle.

Piet C. Kuiper

Nicht imstande sein, etwas zu wollen, zu wünschen oder zu ersehnen ist ein Symptom der Depression. Die Angst, die Panik, die in meiner Krankheit so im Vordergrund gestanden hatten, hatten mich die Interesselosigkeit, die Tatsache, dass ich keine Freude an irgend etwas hatte, kaum als zusätzliche Quelle des Elends wahrnehmen lassen. Als mein Interesse und Wünsche wiederkehrten, merkte ich erst, wie schrecklich es ohne sie gewesen war.

Jede Bewegung ist mir zu viel

Mit „Antrieb" bezeichnen Psychiater die dem zielgerichteten Verhalten eines Menschen zugrundeliegende Kraft, unsere „Lebensenergie". Ein wesentliches Symptom fast jeder Depression ist eine Verminderung dieses Antriebs, der Verlust der Lebensenergie. In der Depression fällt jede Bewegung schwer. Die Kraft für die einfachsten Alltagsaktivitäten bis hin zur Körperpflege ist abhanden gekommen. Die Antriebsminderung wirkt wie eine Handbremse, die nicht zu lösen ist, oder wie ein bleiernes Gewicht, das jede Bewegung hemmt.

Psychiater sprechen von Hemmungsphänomenen, die sowohl die körperliche als auch die geistige Aktivität beeinträchtigen.

Robert *(56 Jahre)*

Ich erkenne meine Frau nicht wieder. Früher sprang sie fast die Treppe hinunter. Von weitem konnten Nachbarn hören, dass sie im Treppenhaus war ... Auch jetzt ist ihr Schritt eigentlich unverkennbar. Die Tritte sind langsam, fast ein Schlurfen. Ich weiß, sie ist krank. Aber manchmal halte ich ihre Art, sich zu bewegen, fast nicht mehr aus. Ich könnte sie schütteln ...

Ich fühle mich wie unter Strom

Aber Depressionen hemmen nicht nur. Manchmal erleben depressive Menschen auch das Gegenteil. Man spricht dann von einer „agitierten Depression". Eine quälende Unruhe macht gerichtete Aktivität unmöglich. Ihre Anspannung lässt die Betroffenen schreckhaft und übererregt werden. Die Getriebenheit zeigt sich auch in einer ausdrucksstarken, übertriebenen Mimik und Gestik. Angehörige und leider auch Ärzte verkennen diese oft als absichtlich und bewusst. Sie werfen den Kranken vor, zu jammern ohne Grund, zu übertreiben, um Mitleid zu erregen. Dass sie den Betroffenen unrecht tun, erkennen sie zunächst nicht.

Manche depressive Menschen erleben dieses Gefühl der Unruhe jedoch nur in ihrem Inneren als unerträglichen Spannungszustand, so als würden sie jeden Moment „platzen".

VERENA (*47 Jahre)*

Am schlimmsten war die innere Anspannung. Ich fühlte mich wie eine Violinsaite kurz vor dem Reißen oder wie ein Dampfkochtopf, aus dem der Dampf nicht entweichen darf. Durch zielloses Auf- und Abgehen versuchte ich, diese Unruhe loszuwerden. Keiner hat das je verstanden. Ich konnte einfach nicht anders, sonst wäre ich geplatzt!

Die Zeit will nicht vergehen

In der Depression dehnt sich die Zeit ins Endlose. Auch die Dauer der Depression wird endlos. Depressive Menschen denken: So wie es mir jetzt geht, wird es immer sein – bis ans Ende meines Lebens. Was hilft die Versicherung, in drei bis sechs Wochen – bei regelmäßiger Einnahme des Medikaments – sei das Schlimmste überstanden. In der Depression ist das innere Bild einer Zeitspanne von drei Wochen verloren gegangen.

PIET C. KUIPER

Noch viereinhalb Stunden, bis wir zu Bett gehen durften. Ich saß in einer Ecke und schaute auf die Uhr, nach einiger Zeit noch einmal. Zweieinhalb Minuten waren vergangen, während es nach meiner Schätzung eine Stunde hätte sein müssen ... Den Stillstand der Zeit habe ich als eines der quälendsten Symptome meiner Krankheit erfahren. Man hat öfter zu mir gesagt: „Du hast dich sicher gelangweilt." Nein, ich habe mich absolut nicht gelangweilt. Wenn die Angst nur groß genug ist, dann langweilt man sich nicht.

Depressives Denken

Ich verdumme immer mehr

Angehörigen, Freunden, Kollegen und vor allem den Betroffenen selbst fällt auf: In einer depressiven Phase funktioniert das Denken nicht mehr wie früher. Die depressive Hemmung macht es langsamer, zäher, einfallslos. Aufmerksamkeit, Konzentrationsfähigkeit und Gedächtnis lassen nach. Die Gedanken beginnen, sich um immer dieselben Probleme zu drehen. Viele depressive Menschen klagen auch über eine „zunehmende Leere im Kopf". Störungen im Denken machen Angst. Betroffene erleben ihre Depression als zunehmende „Verdummung". Sie befürchten eine Erkrankung des Gehirns, einen Hirntumor, eine Alzheimersche Erkrankung. Oder sie glauben, verrückt zu werden.

Julie (*44 Jahre*)
Ich lese eine Seite, und wenn ich versuche, den roten Faden zu finden, fällt mir auf, dass ich eigentlich nur Wörter und Buchstaben gelesen und vom Inhalt nichts mitgekriegt habe. Ich kann mir im Fernsehen die blödeste Serie ansehen, nicht einmal diese einfachen Geschichten vermag ich zu erfassen, ich könnte Ihnen die Handlung nicht nacherzählen.

Ich kann mich nicht entscheiden

In der Depression werden Entscheidungen oft zu einer Anforderung, die nicht zu erfüllen ist. Selbst Kleinigkeiten, zum Beispiel die Entscheidung, ob der Gang zum Supermarkt vor oder nach dem Abholtermin im Kindergarten sinnvoller ist, können langes Grübeln, Abwägen und Hin- und Hergerissensein auslösen. Das Ausdiskutieren von Wenn und Aber, das Mitbedenken aller Folgen und Folgeschäden einer möglicherweise falschen Entscheidung können sich endlos ausweiten. Einfach ja oder nein zu sagen, auch mit dem Risiko, vielleicht nicht optimal entschieden zu haben, ist depressiven Menschen nicht möglich. Die Angst vor dem Fehler, vor einem Versagen, vor Schuld, aber auch ihr eigener Perfektionismus hindern sie daran.

Karl Kulitza
Mit einem erheblichen Kraftakt und Selbstüberwindung zog ich mich an und verließ die Wohnung. Fünf Minuten später lag ich wieder ausgezogen unter meiner Decke. Ich war nämlich nicht mehr sicher, ob meine Entscheidung, die Wohnung zu verlassen, richtig war. Etwas Zeit verging, und ich war wieder auf der Straße. Aber auch hier lief ich zunächst einige Schritte vor und dann wieder mehrere Schritte zurück. Was sollte ich tun? Ich wusste nicht, was richtig war. Ich fühlte mich unfähig, eine klare Entscheidung zu treffen, etwas zu unternehmen oder nicht.

Ich bin schuld, ich tauge nichts, ich verliere alles, was ich habe

Depressionen zeigen sich oft an ganz bestimmten Denkinhalten. Häufig erleben Betroffene eine Einengung des Denkens, und zwar auf für die Depression typische Themen: Schuld, Sünde, Schmutz und Armut.

Die Angst beziehungsweise die vermeintliche Gewissheit, schuldig geworden zu sein, belastet viele depressive Menschen. Sie neigen dazu, sich selbst Fehler und Versäumnisse vorzuwerfen und sich immer als den Schuldigen zu sehen – und dies auch in Situationen, in denen sich die Frage einer Schuld nicht stellt. Selten wird ein depressiver Mensch andere Menschen im Verdacht haben, Fehler oder Unterlassungen begangen zu haben. Der berühmte Depressionsforscher Pöldinger formulierte dies bildhaft: In der Depression zeigt der „Zeiger der Schuld“ immer auf den Betroffenen selbst. Religiös gebundene Menschen erleben ihre (vermeintliche) Schuld häufig als Sünde.

Ein anderer quälender Denkinhalt ist die Angst, arm zu werden. Depressive Menschen befürchten, dass ihre finanziellen Mittel nicht ausreichen. Sie drehen jeden Cent zweimal um und scheinen – dies wird in vielen alten Beschreibungen der Melancholie thematisiert – unendlich geizig zu werden. Diese Angst, mittellos zu werden, geht manchmal so weit, dass notwendige Behandlungen abgelehnt werden, da diese die Familie vermeintlich finanziell ruinierte. Kaufverträge oder sonstige finanzielle Transaktionen werden rückgängig gemacht, auch wenn die Folgen denkbar ungünstig sind.

Ein weiterer häufiger Inhalt des depressiven Denkens ist die Angst, schmutzig zu sein oder unsauber zu riechen. Waschzwänge können die Folge sein.

Schuld, Sünde, Armut, Unsauberkeit: Diese Themen des depressiven Denkens fügen sich nahtlos in das negative Selbstbild des Depressiven ein. Wie wenig realitätsgerecht – wie symptomatisch für die Depression – sie sind, wird daran deutlich, wie sehr sich die Selbstvorwürfe und Ängste bei unterschiedlichen Menschen gleichen und wie wenig sie oft mit dem Alltag der Betroffenen zu tun haben.

PIET C. KUIPER

Die Jugend war lange vorbei, „die Zeit, sie ist vergangen", und was hatte ich mit dieser Zeit getan? Wie viele Möglichkeiten hatte ich verstreichen lassen, und wenn ich Chancen ergriffen hatte, war dann das Ergebnis nicht oft Leid für andere und Schuldgefühl für mich selbst gewesen?

PIET C. KUIPER

Ich sah meine Mitmenschen nicht. Onkel Dirk ist hier gestorben, und ich habe ihn nicht besucht, darum bin ich nun hier. Ich habe mit Farben geschmiert, als ich hätte studieren sollen. Ich habe das Bußkleid angezogen, aber was nützt das schon! Mein Schuldgefühl ändert die Vergangenheit nicht. Ich kann nicht wieder gutmachen, was die Menschen gefühlt haben, die ich habe durchfallen lassen, weil sie sich gegen meine Autorität aufgelehnt haben. Nun fühle ich, dass wahr ist, was in einem Psalm geschrieben steht: „Denn der Herr ist hoch und sieht auf das Niedrige und kennt den Stolzen von fern."

Ich kann nicht fassen, was ich gedacht habe: Wahnhafte Ausprägung des depressiven Denkens

Bei schweren Depressionen können sich diese typischen depressiven Denkinhalte ins Wahnhafte steigern, zum „Wahn" werden. Unter Wahn im Sinne psychiatrischer Terminologie wird eine objektiv falsche Überzeugung verstanden, die von anderen Menschen nicht geteilt wird und deren Ursache eine Erkrankung ist. Auf dem

Höhepunkt dieser Erkrankung sind die Betroffenen vom Inhalt des Wahnes überzeugt und durch Argumente nicht zu erreichen. Auch eine Korrektur durch die Realität gelingt nicht.

Ein depressiver Wahn hat – so formulierte es der bekannte Psychiater K. Schneider – immer die Urängste des Menschen zum Inhalt: die Angst um das Seelenheil, die Gesundheit und den Besitz. Depressive Wahnideen treten also als Wahn auf, gesündigt und unermessliche, unverzeihliche Schuld auf sich geladen zu haben, gänzlich wertlos und nichtig zu sein, arm zu werden oder an einer unheilbaren Krankheit zu leiden.

Piet C. Kuiper

Jemand, der meiner Frau glich, ging neben mir, und meine Freunde besuchten mich ... Die Gestalt, die meine Frau darstellte, erinnerte mich ständig daran, wie ich ihr gegenüber versagt, sie lächerlich gemacht hatte, ihr die Musik genommen, ihren Glauben verspottet und ihr vergällt hatte, was ihr Freude machte. Was wie das normale Leben aussieht, das ist es nicht. Ich befand mich auf der anderen Seite ...
Das Grauen dieser Existenz, die mir auferlegt war, weil ich gesündigt hatte, wurde noch dadurch vertieft, dass ich mir noch Sorgen über Freunde machte, die meiner festen Überzeugung nach auch in die Hölle kommen würden ... Ich sah dies oft in einem Bild vor mir: In einer Gruppe von Menschen wurde ich, der ich das Gottesurteil verdiente, vom himmlischen Feuer getroffen, aber auch die Menschen verbrannten, die neben mir standen.

Alles ist sinnlos, warum bringe ich mich nicht um?

Wenn ein Mensch von Gedanken des Lebensüberdrusses, der Leere und der Sinnlosigkeit gequält wird, wenn er erlebt, dass diese Gedanken einen immer größeren Raum in seinem Leben einnehmen, und er sich davon nicht mehr lösen kann – Experten bezeichnen dieses Stadium als suizidale Einengung –, erscheint das Schlussmachen (meist nicht der Tod!) oft als letzter Ausweg. Irgendwann tauchen dann Gedanken und Fantasien an die konkrete Durchführung einer Selbsttötung auf, sind nicht zu verdrängen und führen zu ersten entsprechenden Aktivitäten, wie etwa dem Sammeln von Schlaftabletten oder dem „Prüfen" von Hochhäusern. Nach und nach entsteht ein inneres Bild, eine innere Abfolge des Suizidversuchs.

All das kann unterschiedlich lange dauern. Das heißt: Von den ersten Gedanken an Selbsttötung bis zum Versuch können im Einzelfall nur wenige Stunden vergehen. Häufig quälen sich Patienten jedoch wochen-, ja monatelang mit diesen Gedanken, kämpfen immer wieder dagegen an. Der Selbsttötungsversuch selbst geschieht oftmals aus einem Gefühl innerer Ruhe. Die Umgebung solcher

Menschen hat häufig kurz vor dem Versuch den Eindruck eines Umschwungs der Depression, einer plötzlichen Besserung.

Das Selbsttötungsrisiko bei depressiven Erkrankungen darf nicht verharmlost werden. Man schätzt, dass 10 bis 15 Prozent aller Menschen mit schweren Depressionen sich selbst töten, wenn die Krankheit nicht behandelt wird.

WILLIAM STYRON

Der Tod war jetzt, wie schon gesagt, eine alltägliche Gegenwart; er wehte in kalten Böen über mich hin. Noch hatte ich nicht genau begriffen, wie mein Ende kommen würde. Soll heißen: Noch konnte ich die Vorstellung des Selbstmords in Schach halten. Doch offenbar bestand die Möglichkeit, und ich würde mich ihr bald stellen müssen …

Er fragte mich, ob ich suizidgefährdet sei, und zögernd sagte ich ja. Ich ging nicht weiter ins Detail – dafür schien es keinen Anlass zu geben –, sagte ihm nichts davon, dass in meinem Haus viele Dinge bereits potentielle Hilfsmittel zu meiner Selbstzerstörung geworden waren: die Dachsparren auf dem Boden (und draußen ein oder zwei Ahornbäume), um mich aufzuhängen; die Garage ein Ort, um dort Kohlenmonoxyd einzuatmen … Die Küchenmesser in den verschiedenen Schubladen hatten für mich nur noch eine einzige Funktion …

Ich hatte mich noch nicht für die Form meines Abgangs entschieden, wusste jedoch, dass dieser Schritt der nächste und bald so unausweichlich sein würde wie der Einfall der Dämmerung. Ich beobachtete mich mit einer Mischung aus Schrecken und Faszination dabei, wie ich die notwendigen Vorbereitungen traf …

Körperliche Symptome

Eine Depression ist eine Erkrankung des ganzen Körpers, nicht nur niedergedrückte Stimmung. Die körperlichen Symptome der Depression stehen gelegentlich ganz im Vordergrund und lassen zunächst an eine schwere Organerkrankung denken.

Ich bekomme keinen Bissen mehr hinunter

Depressive Menschen haben keinen Appetit. Nicht nur die Unfähigkeit, Freude zu empfinden, und nicht nur das seelische Erleben der Sinn- und Wertlosigkeit der eigenen Existenz stehen dahinter. Auch die Regulationskreise des Körpers, die unabhängig von unserem Willen und unserer Stimmung funktionieren, sind gestört. Manche Forscher haben die Depression mit dem Winterschlaf verglichen: Die vegetativen, das heißt, die vom Willen unabhängigen Funktionen, die das innere Gleichgewicht regeln, sind dann heruntergeschaltet.

Bei schweren depressiven Zuständen sind Gewichtsverluste bis zu zehn Kilogramm keine Seltenheit. Die reduzierte Ernährung lässt die Betroffenen krank aussehen: Sie wirken apathisch, die Gesichtszüge sind schlaff, das Haar ist glanzlos, die Haut stumpf.

Das Symptom „Gewichtsverlust" führt viele zuerst zum Internisten, und nicht selten konzentrieren sich beide – Arzt und Patient – auf dieses Symptom. Aufwendige apparative Diagnostik wird eingesetzt, um etwa eine Tumorerkrankung, die hinter einem solchen Verlust stehen könnte, auszuschließen. Dabei geht oft wertvolle Zeit verloren. Erst spät, wenn überhaupt – denn Experten gehen davon aus, dass immer noch rund 50 Prozent der depressiven Erkrankungen unerkannt bleiben – wird endlich die Depression selbst behandelt.

Wenn ich wenigstens schlafen könnte!

Die Schlaflosigkeit des Melancholikers ist in Literatur und bildender Kunst vielfach als typisches Wesensmerkmal der Depression überliefert. So komponierte beispielsweise Johann Sebastian Bach die berühmten Goldberg-Variationen zur nächtlichen Ablenkung eines melancholischen Auftraggebers.

Nicht ein- oder durchschlafen zu können gehört zu den ersten und häufigsten depressiven Symptomen. In der Depression funktionieren die biologischen Rhythmen, denen wir unterliegen, nicht mehr. Die innere Uhr ist verstellt. Dazu gehört auch die Regulation des Schlaf-Wach-Rhythmus. Schlafstörungen können den gesamten Verlauf der depressiven Phase begleiten.

Heike *(39 Jahre)*

Jeden Morgen so zwischen vier und fünf wache ich auf. Und dann kommt schon die Angst gekrochen! In meinem Kopf herrscht Chaos. Was muss ich heute alles erledigen? Ich schaffe das nicht! Gestern habe ich vergessen ... Und was wird erst morgen sein? Ich wälze mich im Bett. Habe ich nicht seit zwei Uhr immer wieder auf den Wecker gesehen? Wie mein Mann nur so ruhig schlafen kann! Vielleicht sollte ich aufstehen und fernsehen ... Aber ich muss doch schlafen!

Morgens ist es am schlimmsten – Tagesschwankungen

Nicht nur der gestörte Schlaf ist ein Hinweis auf eine Störung der inneren Rhythmen. Viele depressive Menschen schildern, dass ihre Stimmung, ihr Antrieb, aber auch ihre Gedanken deutlichen Schwankungen unterworfen sind, die typischerweise an die Tageszeit gebunden sind. Sie berichten, dass sie in den späten Nachmittagsstunden eine Erleichterung verspüren und sich oft am Abend richtig wohl fühlen. Die Depression scheint wie verflogen, die Betroffenen haben den Eindruck einer Besserung und sind optimistisch. Leider ist dies nicht von Dauer. Am nächsten Morgen erwachen sie in derselben verzweifelten Stimmung des Vortags, und die Besserung des vorangegangenen Abends ist nicht einmal mehr in der Erinnerung lebendig. Wieder ist alles ohne Zukunft und grau.

Manche – ein kleinerer Teil der Betroffenen – leiden unter genau umgekehrten Tagesschwankungen: Bei ihnen ist der Morgen noch hell und optimistisch, während sich gegen Abend alles wieder allmählich zu verdüstern beginnt.

William Styron

Die meisten Menschen, die an der Krankheit zu leiden beginnen, fühlen sich am Morgen so schlecht, dass sie nicht aufstehen können. Erst im Lauf des Tages geht es ihnen allmählich besser. Bei mir war es genau umgekehrt. Zwar konnte ich morgens aufstehen und in den ersten Stunden des Tages fast normal arbeiten, merkte dann allerdings, wie die Symptome am Nachmittag oder gegen Abend auftraten – Schwermut umgab mich, ein Gefühl von Furcht und Entfremdung und vor allem von erstickender Angst. Vermutlich ist es einerlei, ob man am Vormittag oder am Abend am meisten leidet: wenn die Zustände fürchterlicher Beinah-Lähmung, wie anzunehmen, annähernd gleich sind, wird die Frage des Zeitpunkts akademisch.

Mir schlägt alles auf den Magen

Vielen schlägt die Depression auch regelrecht auf den Magen: Sie leiden unter Beschwerden des Magen- und Darmtrakts. Neben ganz typischen Schmerzen in der Magengrube und häufigem Aufstoßen klagen die Betroffenen oft über wechselnde Schmerzen im Oberbauch oder über Druck- und Ringgefühle, die sich über den gesamten Bauch erstrecken. Oftmals kommt es zu Übelkeit, Brechreiz und Verstopfung und – allerdings selten – zu Durchfall. Häufig werden diese Symptome auch von Ärzten ausschließlich als Nebenwirkung von antidepressiven Medikamenten angesehen. Doch schon in den alten Beschreibungen der Melancholie gehören Verdauungsstörungen zum Bild der Depression.

Mein Mund brennt wie Feuer

Depressive Menschen klagen häufig über Mundtrockenheit, Trockenheit und Brennen der Zunge und der Nasenschleimhaut. Die Tränensekretion kann ebenfalls vermindert sein. Dies erklärt den oft glanzlosen und verschleierten Blick, wie er auf vielen Abbildungen des Depressiven oder Melancholikers wiedergegeben ist. Manche leiden auch unter Hitzewallungen und starkem Schwitzen, aber auch das Gegenteil, eine Minderung der Schweißsekretion, ist möglich. All diese Beschwerden werden häufig als unerwünschte Wirkung mancher Antidepressiva bewertet (→ Seite 108). Doch auch sie können zum Beschwerdebild der Depression selbst gehören.

Sex? Das ist lange vorbei!

Bei fast allen depressiv Erkrankten führt die Depression zu einem Nachlassen des Interesses an Sexualität (der Libido) und zu einer Beeinträchtigung sexueller Funktionen. Dazu gehören Trockenheit der Schleimhäute, Schmerzen beim Geschlechtsverkehr, Erektionsschwierigkeiten, aber auch die mangelnde Fähigkeit, überhaupt noch Lust zu empfinden oder einen Orgasmus zu erleben. Sexuelle Fantasien sind ebenfalls nicht mehr möglich. Die Unfähigkeit, Sexualität genießen zu können, bedeutet für viele depressive Menschen einen weiteren „Beweis", nie mehr Freude und Lust empfinden zu können, der Partnerin/dem Partner nicht mehr zu genügen. Dies nagt an ihrem ohnehin beeinträchtigten Selbstwertgefühl.

Das Gegenteil, nämlich eine gesteigerte sexuelle Lust, ist auch, aber selten zu beobachten. Gelegentlich tritt dies zu Beginn einer depressiven Störung auf. Die gesteigerte sexuelle Aktivität ist dann als Versuch einer Selbstbestätigung zu verstehen, um dem Gefühl der Gefühllosigkeit gegenzusteuern.

William Styron

Mit unbewegtem Gesicht teilte mir Dr. Gold außerdem mit, dass das Medikament bei optimaler Dosierung als Nebenwirkung zu Impotenz führen könne ... Ich versetzte mich in Dr. Golds Position und fragte mich, ob er sich allen Ernstes vorstellen konnte, dass dieser saftlose, von seiner Krankheit schwer gezeichnete Halbinvalide, dieser Schlurfer mit der Greisenstimme tatsächlich jeden Morgen aus seinem Halcion-Schlaf (ein Schlafmittel, Anmerkung der Autoren) erwachte und auf fleischliche Vergnügungen aus war.

Ich kann nicht mehr!

Das Gefühl, ausgebrannt, unendlich müde und erschöpft zu sein, ist vielen depressiv Erkrankten bekannt. Oft sind reale Überforderungen sogar mitverantwortlich für den Ausbruch einer depressiven Episode. Der Begriff Erschöpfungsdepression meint solche Zustände. Die Gründe hierfür sind vielfältig: Stress und ständige tatsächliche oder vermeintliche Überforderung am Arbeitsplatz können zu einer solchen Erschöpfung führen, nicht zuletzt deswegen, weil Depressive sich häufig schlecht wehren können und von Kollegen und Vorgesetzten gern mit Arbeit eingedeckt werden. Viele meinen, alles perfekt machen zu müssen, um ihrem gestörten Selbstwertgefühl entgegensteuern zu können. Auch die Doppelbelastung von Frauen in Haushalt und Beruf ist Grund genug, erschöpft und ausgelaugt zu sein. Zudem können lang andauernde familiäre Konflikte, die unlösbar erscheinen, so erschöpfen, dass sich aus dem Gefühl, keine Kraft mehr zu haben, eine depressive Störung entwickelt.

Erschöpfung ist aber zugleich auch ein Symptom der Depression. Viele Depressive leiden darunter. Die Spannkraft ist verloren, jede Tätigkeit strengt übermäßig an und führt zu vorschneller Ermüdung. Der Versuch, gegen die „Handbremse" der Antriebshemmung aktiv zu werden, erschöpft. Dieses Gefühl kann so weit gehen, dass depressive Menschen das Bett nicht mehr verlassen oder sich in abgedunkelte Räume zurückziehen, ohne aber – aufgrund der depressiven Schlafstörung – Erholung durch einen gesunden Schlaf zu finden.

Karl Kulitza

Mit schleichendem Schritt erreichte ich mein Krankenzimmer. Mir fehlte jeder Schwung. „Wenn mich jemand aus meinem Bekanntenkreis sehen würde, wie ich mit meinem Bademantel über den Flur wanke..." Erschöpft ließ ich mich in mein Bett fallen ... Ein paar Meter über den Krankenhausflur dürfen mich einfach nicht so belasten. Ich bin fertig. Ich sehe keinen Weg, der in das alte, gewohnte Leben zurückführt.

Mein Körper kann nicht mehr

Depressive Menschen konzentrieren sich häufig sehr stark auf die Signale und Funktionen ihres Körpers. Sie spüren zum Beispiel ihr Herz immer „deutlicher", haben das Gefühl, es schlage nicht mehr gleichmäßig oder „schlage ihnen bis zum Hals". Sie leiden unter einem Engegefühl in der Brust. Auch Stiche, Brennen und ziehende Schmerzen in der Herzgegend werden genannt. Ärzte und Betroffene befürchten einen drohenden Herzinfarkt, sodass eine kardiologische Abklärung notwendig wird.

Das Engegefühl im Brustbereich kann so stark sein, dass die Betroffenen sich beim Atmen behindert fühlen. Sie meinen, nicht mehr tief einatmen zu können, nicht mehr genügend Sauerstoff zur Verfügung zu haben, klagen über „Lufthunger". Die Atmung beschleunigt sich, wird flach. Körperliche Aktivität wird anstrengend.

Häufig sind Spannungs- und Druckgefühle im Kopf. Hier gleicht der Schmerz einem Engegefühl, als sei ein Ring um den Kopf gelegt, dessen Druck immer spürbar ist. Besonders Frauen beklagen ein Spannungsgefühl der Kopfhaut oder starken Juckreiz am Kopf. Daneben kommt es zu schmerzhaften Verspannungen der Muskulatur der Halswirbelsäule und der Schultern.

Nicht selten ist ein „Globusgefühl": Die Betroffenen haben das Gefühl, etwas im Hals mache das Schlucken unmöglich.

Viele depressive Menschen klagen über nicht genau zu lokalisierende oder auch wandernde Schmerzen und Störungen des Befindens.

William Styron

Ich hatte erkannt, dass auf geheimnisvolle Weise, weit entfernt von der Alltagserfahrung, das graue Nieseln des Schreckens, das die Depression hervorruft, die Form körperlicher Schmerzen annehmen kann. Doch handelt es sich nicht um einen unmittelbar identifizierbaren Schmerz wie etwa bei einem Knochenbruch.

Ich habe Angst, unheilbar krank zu sein

Es ist verständlich, dass bei einer Erkrankung, die den gesamten Organismus betrifft, von Betroffenen und Angehörigen erst einmal diese körperlichen Symptome erlebt werden und im Vordergrund stehen. Viele Menschen werden ja von einer depressiven Störung „überrascht" und waren es bislang gewohnt, Krankheit ausschließlich als Störung von Körperfunktionen zu erleben. Sie haben also kein inneres Modell für die aufgetretene seelische Störung und konzentrieren sich demzufolge auf die körperlichen Begleitsymptome. Dies kann so weit gehen, dass sie die Beschäftigung damit ins Zentrum ihres Denkens stellen. Sie verknüpfen das nihilistische, hoffnungslose Gefühl mit den wahrgenommenen Störungen ihres Befindens und kommen dann zu der Überzeugung, an einer schweren, unheilbaren Krankheit zu leiden.

Die Ärzte haben für diese Veränderung des Erlebens des eigenen Körpers den Begriff „Hypochondrie" geprägt. Er besagt, dass eine sachlich nicht begründete, aber beharrlich existierende Sorge um den eigenen Körper besteht. Eine solche Hypochondrie darf nicht mit Simulation, also dem bewussten Vortäuschen körperlicher Erkrankungen, verwechselt werden. Sie ist nicht wie diese eine gespielte Krankheit, sondern ein ernst zu nehmendes Symptom. Die Betroffenen leiden wirklich und müssen in ihrem Leiden von den Menschen ihrer Umgebung akzeptiert werden.

Die hypochondrischen Befürchtungen des depressiven Menschen können sich bis zum depressiven Wahn steigern: Die Befürchtung wird dabei zur festen und nicht korrigierbaren Überzeugung, an einer schweren Krankheit, etwa Krebs, zu leiden und keinerlei Aussicht auf Heilung mehr zu haben.

William Styron

Ich fühlte mich benommen, überstrapaziert, vor allem merkwürdig gebrechlich ... Und bald war ich in den Kampf mit einer alles durchdringenden Hypochondrie verstrickt. Nichts schien bei meinem körperlichen Ich in Ordnung zu sein; ich litt unter Zuckungen und Schmerzen, die manchmal nachließen, oft aber auch anzuhalten und damit alle möglichen schlimmen Beschwerden anzukündigen schienen ..., dass ich schon am nächsten Tag zu einem Internisten in Manhattan eilte, der eine umfangreiche Testreihe begann. Normalerweise hätte es mich zufriedengestellt, sogar erleichtert, als mich der Arzt nach drei Wochen sündhaft teurer High-Tech-Untersuchungen für vollkommen gesund erklärte; und ich war glücklich, ein oder zwei Tage lang, bis wieder die rhythmische, tagtägliche Erosion meines Gemüts begann – Angst, Erregung, grundlose Furcht.

Da aber Depressionen auch häufig mit tatsächlichen körperlichen Erkrankungen einhergehen (→ Seite 181), muss immer eine entsprechende ärztliche Abklärung erfolgen.

Die Depression – mehr als eine Störung des Gefühlslebens

Nicht jeder depressive Mensch leidet an allen diesen Symptomen des depressiven Spektrums. Vielmehr sind sehr unterschiedliche Konstellationen der einzelnen Symptome möglich. Auch ihre Intensität ist unterschiedlich. Die Symptome sind nicht immer ständig vorhanden. Sie treten episodisch, also in bestimmten Zeitabschnitten auf. Doch die Vielzahl der möglichen Symptome zeigt: Depressionen sind zwar Gemütskrankheiten, affektive Störungen; doch sie betreffen nicht nur die Stimmung und „stören" nicht nur die Affekte. Eine Depression ist eine Erkrankung, die den ganzen Menschen in Mitleidenschaft zieht. Depressive Menschen leiden an Seele und Körper.

Übersicht über die depressiven Einzelsymptome in Begriffen der Medizin (nach ICD 10 → Seite 69)

Hauptsymptome

- gedrückte Stimmung
- Interessen-/Freudlosigkeit
- Antriebsstörung

Andere häufige Symptome

- Konzentrationsstörung
- Abnahme des Selbstwertgefühls
- Schuldgefühl
- Hemmung/Unruhe
- Selbstschädigung
- Schlafstörung, Appetitverminderung

Somatisches (den Körper betreffendes) Syndrom

- Interessenverlust
- mangelnde Gefühlsbeteiligung
- frühmorgendliches Erwachen
- Morgentief
- Psychomotorische Hemmung oder Agitation (objektiv)
- Appetitverlust
- Gewichtsverlust (5 Prozent des Körpergewichts des vergangenen Monats)
- Libidoverlust

Die Ursachen der Depression – Erklärungsversuche

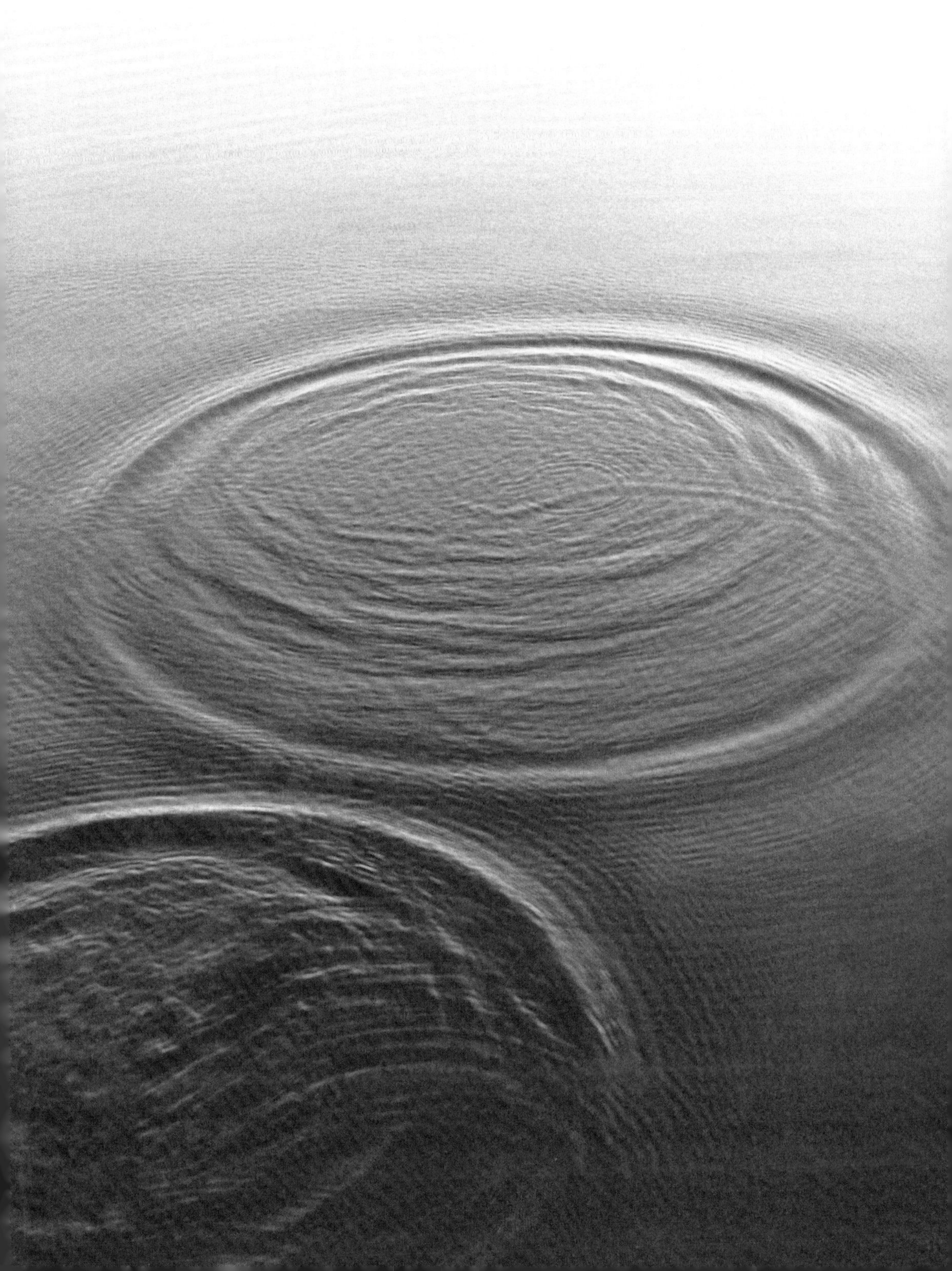

Die ärztliche Diagnose beruht üblicherweise zum einen auf den Symptomen, zum anderen auf der Ursache der Erkrankung. Bei Kinderkrankheiten zum Beispiel sind es ganz bestimmte Viren oder Bakterien, die als „Verursacher“ identifiziert werden können. Im Fall des „depressiven Syndroms“ ist dies jedoch nicht so einfach. Bis heute gibt es keine umschriebene „Ätiologie“ (= Lehre von den Ursachen) der Erkrankung. Zwar wurden einzelne depressive Symptome seit der Antike mit erstaunlicher Genauigkeit beschrieben, aber erst seit etwa 200 Jahren gibt es eine wissenschaftliche Erforschung der Depression, die sie als psychische Krankheit begreift und als solche zu erklären versucht. Seitdem verwarf – und verwirft! – der rasche Erkenntnisfortschritt vieles von dem, was eben noch galt, als überholt und eröffnet ständig neue Perspektiven.

Der enorme Zuwachs an Wissen und Erkenntnis über die Depression, den wir insbesondere in den letzten Jahrzehnten beobachten können, kommt aus den verschiedensten Wissensgebieten: aus der Biologie, der Pharmakologie, der Verhaltenswissenschaft, der Psychologie, der Psychoanalyse, der neurologischen und psychiatrischen Grundlagenforschung. Jede dieser Forschungsrichtungen verfolgt einen anderen Ansatz, stellt andere Fragen und erhält andere Antworten. Oft scheinen sich diese Antworten auch innerhalb einzelner Teilgebiete nicht nur zu ergänzen, sondern erst einmal zu widersprechen. Tatsächlich verfolgt die Depressionsforschung vor allem zwei große Ziele, die auf den ersten Blick unvereinbar erscheinen: biologische Erklärung und psychologisches Verständnis der Depression. Die neurobiologischen und die psychologischen Erklärungsmodelle der Depression bilden daher die Grundlage der vielen unterschiedlichen Therapieansätze, mit und an denen heute gearbeitet wird.

Depression und Nervensystem – die Neurobiologie der Depression

Die wichtigsten Disziplinen, die sich mit dem Zusammenhang und der gegenseitigen Abhängigkeit und Beeinflussung von Seele und Körper beschäftigen, sind Biochemie, Neurophysiologie, Humangenetik, Psychologie, Neurologie und Psychiatrie. Ihre Ergebnisse bilden die Grundlage des neurobiologischen Erklärungsansatzes für depressive Störungen. Gerade auf diesem Gebiet haben sich in den letzten Jahrzehnten die Kenntnisse erheblich vermehrt. Dabei wird zunehmend deutlich, dass bestimmte Störungen des Hirnstoffwechsels biologische Faktoren für die grundsätzliche Erkrankungsbereitschaft und ein eventuelles Rückfallrisiko sind. Eine definitive „Biologie der Depression“, die alle depressiven Erscheinungsformen erklären könnte, gibt es jedoch bis heute nicht.

Die moderne Technik macht es möglich

Wesentliche Fortschritte bei der Erforschung des Gehirns sind den modernen bildgebenden Untersuchungsmethoden wie Computertomographie und Kernspintomographie zu verdanken, die mehr Wissen über die Bedeutung einzelner Hirnareale bei bestimmten Erkrankungen vermittelt haben. Andere Methoden wie die Positronenemissionstomographie (PET) gestatten es sogar, sich das Funktionieren einzelner neuronaler Systeme „anzusehen“. Man sieht zum Beispiel, welche Hirnareale aktiviert werden, wenn ein Mensch eine Rechenaufgabe löst, wenn er Sätze nachspricht oder versucht, sich an einen Namen zu erinnern. Darüber hinaus vermitteln moderne biochemische Untersuchungstechniken Einsichten in die Stoffwechselvorgänge des Gehirns.

Zur Funktionsweise des Gehirns

In unserem Gehirn sind zirka 100 Milliarden Nervenzellen miteinander verbunden. Jede dieser Nervenzellen besteht, vereinfacht dargestellt, aus einem Zellkörper und einem so genannten Axon, einer Art Leitung, die zu anderen Zellen führt und sich in aller Regel mehrfach verzweigt. Diese Verzweigungen kommen nun in Kontakt mit vielen anderen Zellen. Auf diese Weise entsteht ein undurchsichtig gesponnenes Netz von 10^{15} Bindungsstellen.

Das komplexe Gewebe unserer Nervenzellen

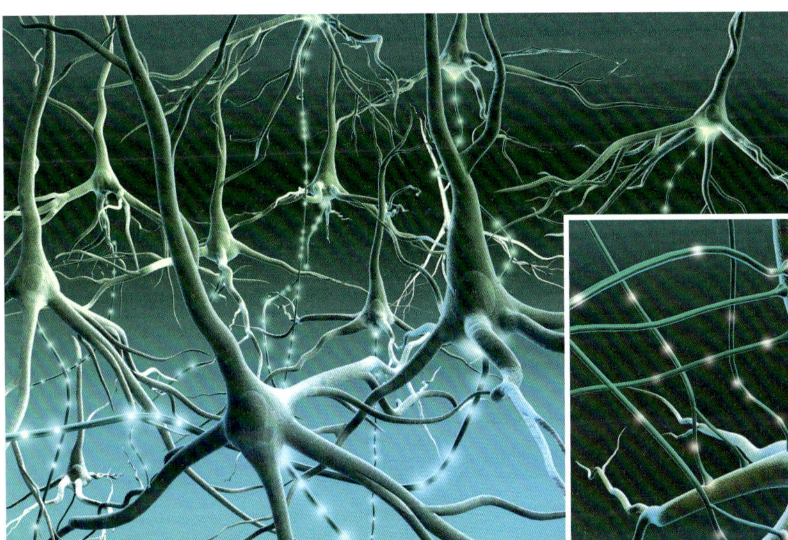

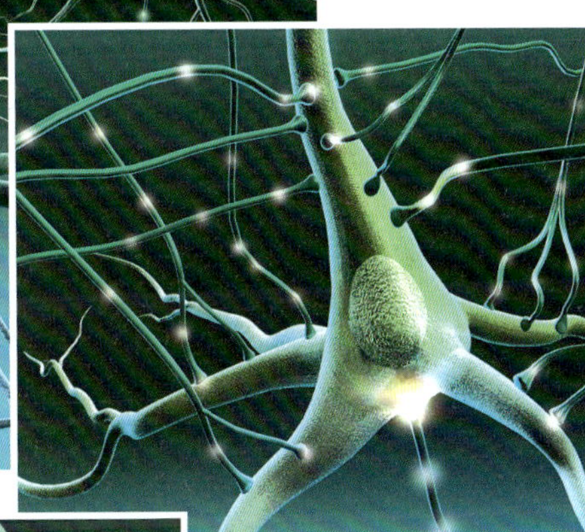

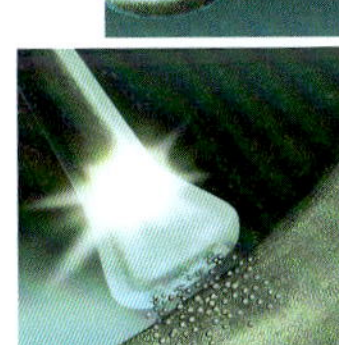

Die Nervenzellen bilden eine komplexe Verknüpfung und kommunizieren über Synapsen, an denen Botenstoffe (Neurotransmitter) ausgeschüttet werden.

Dieser Verbund der Neuronen bildet in sich Funktionskreise aus, die verschiedene Aufgaben haben: Wahrnehmen, Denken, Handeln, Empfinden, Fühlen, Urteilen und so weiter. Bei den meisten Hirnfunktionen stehen mehrere Untersysteme miteinander in Verbindung, damit eine bestimmte Leistung des Gehirns erbracht werden kann.

Botschaften und ihre Überbringer

Innerhalb dieser Funktionskreise kommt eine ganz bestimmte Eigenschaft der Nervenzellen zum Tragen, die auch bei der Depression eine entscheidende Rolle spielt: Jede Nervenzelle tritt mit ihrer Nachbarzelle über Botenstoffe, die Neurotransmitter, in Kontakt. Das sind Eiweißverbindungen, die auch als biogene Amine bezeichnet werden. Das heißt: In einer Zelle entsteht ein elektrischer Impuls (die bioelektrische Aktivität, wie wir sie zum Beispiel im EEG untersuchen können), der von den Neurotransmittern auf die nächste Zelle übertragen wird. Was in der einen Zelle als elektrischer Impuls begann, wird über einen chemischen Vorgang in die Nachbarzelle geleitet und dort wieder in einen elektrischen Impuls verwandelt. Dieser fließt vom Axon zum Zellkörper. All dies passiert milliardenfach gleichzeitig – eine Leistung, die der eines Computers haushoch überlegen ist.

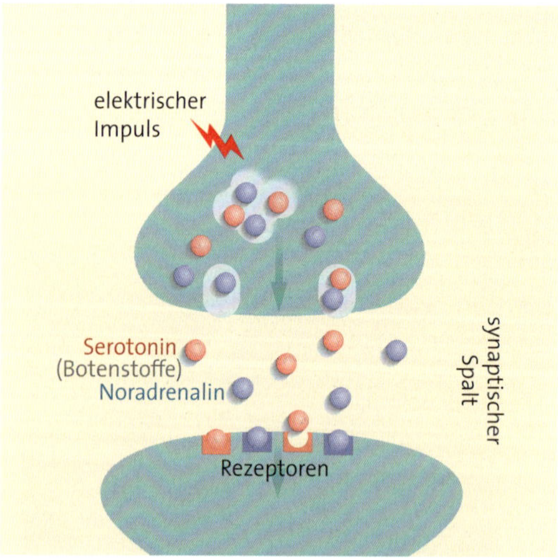

Funktion einer Synapse: *Die Übertragung eines elektrischen Impulses von einer Nervenzelle zur nächsten erfolgt über die Synapse durch chemische Botenstoffe.*

Und was passiert in der Nervenzelle?

Das Modell in der Grafik (→ links) ist einfach und griffig, aber eine sehr starke Vereinfachung, bei der viele Fragen offen bleiben müssen. Inzwischen wissen wir, dass der Transport des Botenstoffs Serotonin in die Nervenzelle nicht bei allen Menschen gleich abläuft, sondern dass es genetisch bedingt verschiedene Varianten gibt. Bei bestimmten Transportvarianten erhöht sich die Gefahr an einer Depression zu erkranken, sobald eine belastende Lebenssituation eintritt. Experten nehmen an, dass auf diese Weise etwa 40 bis 50 Prozent des Risikos für eine Depression genetisch bedingt sind – ein gutes Beispiel für die Wechselbeziehung zwischen unseren Genen und Umgebungsfaktoren.

Diese Umwandlung der elektrischen Impulse in einen chemischen Vorgang geschieht an der Kontaktstelle, der Synapse. Die Zusammenarbeit der verschiedenen Nervenzellen ist nur über diese Kontaktstellen möglich.

Wichtig ist, dass an einer Stelle eines Axons ein Neurotransmitter abgegeben und an einer anderen Stelle der benachbarten Nervenzelle gebunden wird. Damit dies geschehen kann, muss eine Bindungsstelle vorhanden sein: ein „Rezeptor". Diese Rezeptoren treten jeweils nur für einen Botenstoff in Aktion. Jeder Neurotransmitter benötigt also seine ganz besondere, nur auf ihn passende Bindungsstelle, wie ein Schlüssel, der nur in ein bestimmtes Schloss passt. Die Bindung des Rezeptors setzt in der Zelle komplizierte Vorgänge frei und wirkt sich auf die Aktivität der Gene im Zellkern aus.

Die Chemie unserer Gefühle

Auch Gefühle haben auf diese Weise ihre Chemie oder besser ihre „Neurochemie". Es gibt wesentliche Hinweise darauf, dass die Depression mit einer Störung des Neurotransmitter-Stoffwechsels zu tun hat. Vor allem den beiden Botenstoffen (Nor)Adrenalin und Serotonin, aber auch anderen wie Dopamin, wird bei der Entstehung depressiver Zustände eine wichtige Rolle zugeschrieben. Serotonin und Noradrenalin stehen bei einer Depression nicht in ausreichendem Maße zur Verfügung. Es kann entweder einer dieser Botenstoffe fehlen oder beide. Das Gleichgewicht dieser biologischen Funktionen ist gestört. Mit gezielt wirkenden Medikamenten wird ein Ausgleich geschaffen, bis sich die natürliche Balance wieder herstellt (→ Seite 109).

Gibt es Depressionsgene?

Die Erforschung des menschlichen Genoms verfolgt auch das Ziel, genetische Risikofaktoren für Erkrankungen zu ermitteln. Dabei wird in aller Regel das genetische Material von gesunden Menschen mit der Erbinformation aus Zellen erkrankter Patienten verglichen, um veränderte Abschnitte der DNA auf einzelnen der 46 Chromosomen zu finden, die wir in jeder unserer Körperzellen tragen. Auch die Depression kommt zunehmend ins Visier solcher Forschungen. Erste Ergebnisse werden publiziert – allerdings ergibt sich bislang kein eindeutiges Bild, das es erlauben würde, von einem oder mehreren „Depressionsgenen" zu sprechen.

Depression und die Psyche

Psychologische Ansätze, die Depression zu erklären und zu verstehen, befassen sich mit ihren seelischen Vorgängen, genauer mit den depressiven Gefühlen, Gedanken und daraus folgend dem depressiven Verhalten und den möglichen körperlichen Symptomen. Dabei geht es sowohl um die grundsätzliche Erkrankungsbereitschaft als auch um die Auslöser der jeweils aktuellen Erkrankung.

Von besonderer Bedeutung sind zwei Richtungen, die ausgearbeitete Theorien als Grundlage ihres therapeutischen Vorgehens entwickelt haben.

Tiefenpsychologie – Freud und andere

Der Begriff „Tiefen"psychologie weist auf eine grundlegende Annahme hin: Theorie und Therapie bleiben nicht an der „Oberfläche" der Psyche. Ziel der Tiefenpsychologie ist es, die Motive eines Menschen in der Tiefe unterhalb des bewussten Erlebens, Denkens, Fühlens und Verhaltens zu erkennen und zu verstehen. Zu diesen Motiven gehören Wünsche, Fantasien und schwelende Konflikte, die schon früh aus den verschiedensten Gründen aus dem bewussten Erleben verschwinden mussten oder heute nicht ins Bewusstsein gelangen dürfen.

Zu ihnen gehören auch Erinnerungsspuren von Erfahrungen, die sich tief in die Seele eines Menschen eingeprägt haben. Diese Prägung bestimmt unser Bild von uns selbst und von der Welt um uns herum. Nicht selten erleben wir gegenwärtige Situationen und Ereignisse als Wiederauflagen alter Geschichten und mit ihr auch die alten dazugehörigen Gefühle, Fantasien, Wünsche und Ängste. Unsere Vergangenheit bestimmt also unsere Gegenwart. Diese Erkenntnis hilft uns, Depressionen zu verstehen. Denn: Aktuelle Belastungen, die vielleicht zum Ausbruch einer Depression geführt haben, sind selten allein die Ursache der Erkrankung. Der Erkrankte erlebt sie auch als Wiederholung früherer Erlebnisse und Erfahrungen, und nur in dieser Bedeutung werden sie zum Auslöser der Depression.

Wurzeln in der Kindheit

Vor allem der frühe Verlust einer wichtigen Bezugsperson, meist der Mutter, ist als eine solche Störung erkannt worden. Verlust kann dabei den tatsächlichen Verlust zum Beispiel durch Tod oder Scheidung der Eltern ebenso wie den „Verlust" der Zuwendung durch die Geburt eines Geschwisterchens bedeuten. Häufig findet sich in der

Lebensgeschichte Depressiver aber auch ein innerlicher Rückzug der Mutter, sei es, weil diese vielleicht mit ihrer Rolle als Mutter nicht mehr zurecht kam, von Streitigkeiten in der Ehe oder Sorgen um die finanzielle Existenz zermürbt war, sei es, weil sie selbst an einer Depression erkrankte. Diesen Rückzug aus der Beziehung musste das kleine Kind damals wie einen realen Verlust erleben.

Solche krank machenden Erfahrungen und ihre psychische Verarbeitung haben innerhalb der tiefenpsychologischen Forschung die unterschiedlichsten Interpretationen gefunden. Auf die früheste Zeit der Psychoanalyse Freuds geht die Annahme zurück, das kleine Kind habe auf den Verlust der Mutter zum Beispiel mit Wut und Hass reagiert. Mit dieser Wut geriet es natürlich in Widerspruch zu seiner Liebe zur Mutter. Als Lösungsmöglichkeit des Konflikts bot sich ihm offenbar nur, eben diese Wut gegen sich selbst zu richten, sich selbst zu hassen. Der Konflikt selbst lähmt in seiner Unlösbarkeit jede Aktivität. Der Hass ist Grund der depressiven Schuldgefühle. Auch das mangelnde Selbstbewusstsein, wie es für viele depressiv Erkrankte typisch ist, ist Folge des Verlusts. „Mutter ist weggegangen, weil sie mich nicht liebt. Ich bin nicht liebenswert."

Diese frühe Verarbeitung ist vielleicht lange erfolgreich aus dem bewussten Erleben, Fühlen und Denken verbannt worden. Aktuelle Verlusterfahrungen oder auch der befürchtete oder fantasierte Verlust einer geliebten Person erscheinen dann dem Betroffenen als Wiederholung der alten Geschichte und „lösen" die Depression „aus", da er alle Gefühle, die das damalige Ereignis in ihm hervorgerufen hat, heute noch einmal erlebt. Dass diese Gefühle nicht zu ihm, dem jetzt Erwachsenen, und auch nicht zu dem gegenwärtigen Ereignis „passen", machen sie so bedrohlich.

MICHAEL *(40 Jahre)*

Michael erkrankte im Alter von etwa 40 Jahren, kurz nachdem sich seine langjährige Lebenspartnerin von ihm getrennt hatte, an einer Depression, die vor allem durch große Angst bis hin zu Panik gekennzeichnet war. Schon im Erstgespräch beim Psychotherapeuten kam er auf seine Kindheit zurück: Seine Mutter war wenige Monate nach seiner Geburt an einer Lungentuberkulose erkrankt und verbrachte mehrere Jahre in verschiedenen Lungenheilanstalten. Er selbst wurde bis zum fünften Lebensjahr recht liebevoll von der Großfamilie seiner Mutter versorgt. Allerdings musste er etwa alle sechs Monate die jeweilige Pflegefamilie verlassen, um bei einer anderen Schwester oder Cousine der Mutter untergebracht zu werden. So konnte er als Kind niemals über längere Zeit eine vertrauensvolle Beziehung zu konstanten Bezugspersonen aufbauen. Nach einer langen Zeit der Stabilität und des beruflichen Erfolgs war es dann die Trennung von der Freundin, die bei dem Patienten unerträgliche Angst auslöste. Er fantasierte in diesen Ängsten, auf Dauer allein zu sein, nie wieder eine Partnerin oder Freunde zu finden, zu vereinsamen, was das kleine Kind in ihm als absolut lebensbedrohlich erleben musste …

Fast alle tiefenpsychologischen Schulen betonen diesen möglichen entwicklungsgeschichtlichen Hintergrund.

Wir wissen heute sehr viel mehr als Freud über die Entwicklung und möglichen Fehlentwicklungen eines Kindes. Diese Erkenntnisse haben auch das Verständnis psychischer Störungen – der Neurosen – erheblich erweitert. Einige Beispiele: Ob Menschen depressiv werden, hängt auch davon ab, welche Rolle sie als Kind im Leben und in den Gefühlen ihrer Eltern gespielt haben oder spielen mussten. Ein kleines Kind, das nur als Belastung erlebt wird, kann wohl wenig Selbstachtung oder gar Selbstliebe entwickeln. Es wird dann vielleicht als Erwachsener durch eine Kritik, die andere wegstecken, so verletzt sein, dass sein schon immer schwaches Selbstwertgefühl zusammenbricht.

Ein anderes Kind, dem nie erlaubt wurde, ein eigenes Selbst zu entwickeln, weil seine Eltern es zur Festigung ihres eigenen brüchigen seelischen Gleichgewichts missbrauchen mussten, wird als erwachsene Frau, als erwachsener Mann vielleicht ebenfalls immer einen anderen zur eigenen Stabilisierung benötigen, und allein die Befürchtung, verlassen zu werden, wird sie oder ihn dann in den Grundfesten ihrer/seiner Person erschüttern.

Ein letztes Beispiel: Ein Kind, das nur deshalb „liebenswert" war, weil es schöner, klüger, besser, schneller, stärker war als die anderen, das seine Eltern nur durch immer neue Leistung und Besonderheit beeindrucken konnte, wird dann im Erwachsenenalter immer die Bewunderung, die Bestätigung brauchen, schöner, besser, klüger, schneller … zu sein, um sich selbst annehmen zu können. Aber was, wenn diese Bestätigung dann irgendwann einmal ausbleibt?

Tiefenpsychologen verstehen also die Depression immer als Folge einer früheren negativen Erfahrung, die unser Erleben, unsere Gefühls- und Gedankenwelt geprägt hat. Eine aktuelle Krise, ein Verlust, eine Kränkung oder vielleicht auch nur die Angst davor „passt" in diese Prägung in der Tiefe und löst deshalb die Depression in uns aus.

Wozu dient die Depression?

Psychoanalytiker betonen zudem eine wichtige Funktion der Depression: Sie wird als Notbremse verstanden. Der Betroffene zieht sie unbewusst in der „auslösenden Situation", die er als Bedrohung erlebt. Diese Notbremse entspricht einer aus der Kindheit stammenden Überlebensstrategie: Einem Säugling dient der Zustand der Lähmung, das „Herunterfahren“ aller Lebensfunktionen als Schutz vor lebensbedrohender Gefahr. Als „depressive Abwehr“ verwendet dann der Erwachsene diese innere Lähmung als Schutz vor vielleicht überwältigenden Gefühlen der Wut, des Hasses, der Verzweiflung, der Verlassenheit, aber auch der Abhängigkeit, der Ohnmacht und der eigenen Wertlosigkeit.

Durch die tiefenpsychologische Betrachtungsweise erhält die Depression also einen Sinn. Sie ist ein „biosozialer Schutzmechanismus“, der gegenüber einer übergroßen Gefahr eingesetzt wird, wenn alle anderen Lösungsversuche versagt haben.

Noch einen Schritt weiter in diese Richtung gehen die Tiefenpsychologen, die sich auf C.G. Jung berufen. Sie betonen nicht nur das Krankhafte der Depression, sondern schreiben dem Unbewussten, aus dem die Depression kommt, eine eigene Weisheit zu, die die Betroffenen vor der Fortführung eines krank machenden Lebens bewahrt. Der Rückzug in die Depression wird dann als innere Suche nach einer Neuorientierung gesehen, die ihnen das Nachdenken über einen neuen Lebensentwurf erlaubt.

Verhaltenspsychologie

Auch innerhalb der Verhaltenspsychologie haben sich im Lauf der Jahre verschiedene Ansätze mit unterschiedlichen Schwerpunkten herausgebildet. Die wichtigsten „Modelle“, das Entstehen und Aufrechterhalten einer Depression zu erklären, sind

- das Verstärkerverlustmodell (Lewinsohn)
- das Modell der erlernten Hilflosigkeit (Seligman)
- das kognitive Modell (Beck).

In allen drei Ansätzen wird – wie in den tiefenpsychologischen Betrachtungsweisen – der individuellen lebensgeschichtlichen Vergangenheit eine wichtige Rolle bei der Entstehung der Depression zugeschrieben. Die Verhaltenspsychologie sieht dabei in den depressiven Störungen den Ausdruck fehlgeleiteter Lernprozesse. Durch diese werden Menschen verletzlich – vulnerabel – für das depressive Syndrom. Dabei ergänzen sich eine angeborene und eine durch Lernvorgänge erhöhte Verletzlichkeit für depressive Störungen.

Im Verstärkerverlustmodell wird eher die Ebene des Verhaltens betrachtet, die beiden anderen konzentrieren sich in ihrer Beschreibung auf Abläufe des Denkens, also auf kognitive Prozesse.

Das Verstärkerverlustmodell

Lernen geschieht vornehmlich über „Verstärkungen“: Jeder Mensch organisiert sein Verhalten so, dass es für ihn erfolgreich abläuft und von daher ein Anreiz entsteht, die schon einmal praktizierten Verhaltensmuster zu wiederholen.

Durch die Depression wird ein Mensch unfähig, sein Verhalten so zu steuern, dass positive Verstärkungen entstehen können. Oftmals ausgelöst durch äußere Ereignisse wie Verlusterlebnisse, Umzug, Pensionierung, Wechsel des beruflichen Umfeldes ändern sich die Lebenskonstellationen, in denen solche Verstärkungen im bisherigen Maß erfahrbar waren. Bisher erfolgreiche Verhaltensweisen werden nicht mehr verstärkt. Neue stehen (noch) nicht zur Verfügung.

Der Mangel an positiven Verstärkern macht depressiv. Wie geht es dann weiter? Depressive Menschen verhalten sich so, dass die Umwelt zwar zunächst verständnisvoll, jedoch langfristig immer ablehnender und gereizter reagiert. Zum Beispiel durch die krankheitsbedingte Selbstisolierung, den innerlichen Rückzug, das Jammern und die Energie- und Antriebslosigkeit lösen depressive Menschen immer weniger positive Reaktionen beim Gegenüber aus. Dies verstärkt die Depression. Aufgrund seiner Depression verfügt der Depressive über immer weniger Erfolg versprechende Verhaltensweisen, die ihm positive Verstärkungen ermöglichen, und er beginnt, immer mehr negativ getönte Erfahrungen zu machen. Das heißt: Positive Erfahrungen werden weniger, jede negative Erfahrung lässt ihn immer öfter negative Erfahrungen machen. Ein Teufelskreis!

Ein kleines Experiment

Studenten einer amerikanischen Universität machten mit einem ihrer Professoren, der bekannt war für seine durch witzige Anekdoten angereicherten Vorlesungen, ein Experiment: Sie vereinbarten, diese Anekdoten nur dann durch Lachen zu „verstärken“, wenn sich ihr Professor, der seine Vorlesungen vor dem Auditorium auf- und abgehend hielt, in der rechten Ecke des Vorlesungssaales aufhielt. Nach wenigen Tagen gab der Professor das Auf-und-ab-Gehen immer mehr auf. Schließlich hielt er seine Vorlesung aus der rechten Ecke des Saales, was ihm wieder durchgängigen Erfolg (Lachen) garantierte.
Das Lachen war für den Professor ein Verstärker, der ihn dazu brachte, sein Verhalten (in diesem Fall sein übliches Auf-und-ab-Gehen) zu ändern.

Das Modell der erlernten Hilflosigkeit

Auch in diesem Modell geht es um Lernen: Der heute depressive Mensch hat in seiner Lebensgeschichte gelernt – sei es durch eine schlimme Erfahrung oder mehr noch durch viele Ereignisse, die für ihn unkontrollierbar und undurchschaubar blieben –, Situationen, Menschen und Ereignissen hilflos ausgeliefert zu sein. Weil er die Erfahrung gemacht hat, dass, gleichgültig, was er auch unternimmt, die Konsequenzen seines Tuns außerhalb seiner Kontrolle liegen, verliert er jegliche Initiative und Motivation überhaupt. Er ist nicht mehr in der Lage, andersgeartete Situationen zu erkennen, in denen es sehr wohl auf seine Initiative ankäme.

Noch ein Experiment

Die Theorie der erlernten Hilflosigkeit wurde an einem Tiermodell entwickelt: Ratten und Hunde lernten, wenn man sie unangenehmen Reizen aussetzte, sehr schnell, diesen Reizen durch Fluchtverhalten zu entgehen. Begann man nun, diese Lernprozesse in der Weise zu stören, dass es für die Tiere nicht mehr durchsichtig war, welches Verhalten zum Ziel führte, dann wurden diese Tiere hilflos – sie stellten ihr Lernen ein, setzten sich den negativen Reizen aus, ohne zu versuchen, ihnen zu entgehen. Sie wurden apathisch und stumpf. Seligman interpretierte dieses Verhalten als Folge des Kontrollverlusts – also als Folge der Erfahrung, keinerlei Einfluss mehr auf das Geschehen zu haben.

In Abwandlung des Tiermodells schlussfolgerte Seligman: Die Symptome der Depression, die der Hilflosigkeit, Apathie und Resignation der Ratten und Hunde im Versuch entsprechen, gehen auf ähnliche Erfahrungen – fehlgeleitete Lernprozesse – zurück. Der Depressive hat gelernt, Situationen ausgeliefert zu sein, und hat die Erfahrung gemacht, dass es auf seine Initiative nicht ankommt. Insbesondere negative Ereignisse interpretiert er als allgemein, „ewig", unveränderlich und vor allem unbeeinflussbar. Aus dieser Haltung entstehen dann die spezifisch depressiven seelischen und körperlichen Symptome.

Das kognitive Modell

Wie die Bezeichnung kognitiv (lateinisch: cognoscere = denken) schon andeutet, geht die kognitive Verhaltenstherapie davon aus, dass negative Gedanken die Ursache negativer Gefühle sind. Also: Ich denke, ich bin unfähig und minderwertig, also fühle ich mich wertlos, unfähig, minderwertig. (Im Gegensatz dazu gehen zum Beispiel Psychoanalytiker davon aus, dass – sehr verkürzt ausgedrückt – negative Gefühle, Stimmungen die Ursache negativer Gedanken sind.)

Die typischen negativen Gedanken in einer Depression betreffen drei Bereiche und zeigen sich vor allem

- in einer Fehleinschätzung, insbesondere Unterschätzung der eigenen Person
- in einer falschen, stets negativen Einschätzung der gegenwärtigen Situation

- und in einer pessimistischen Sicht der Zukunft.

Das heißt, in meiner Depression denke ich: Ich bin ein Versager, alles mache ich falsch, alles ist mir zu viel, ich schaffe meine Arbeit nicht mehr, mache nur noch Fehler, deswegen verachten mich alle anderen, nie wird sich das ändern, alles ist für immer hoffnungslos. Was liegt näher, als sich wertlos zu fühlen, niedergeschlagen und hoffnungslos zu sein?

Diese Art zu denken, haben die Betroffenen „gelernt“. Wir alle haben als Kind gelernt, uns selbst, die anderen und die Welt mit bestimmten Augen zu sehen. Dieses Bild bestimmt auch unsere heutige Sichtweise. Die Erfahrungen depressiver Menschen waren offenbar nicht geeignet, sie selbstbewusst und optimistisch zu machen. Auch die kognitive Theorie geht davon aus, dass hauptsächlich Kränkungs- und Verlusterfahrungen verantwortlich sind für die negative Sichtweise depressiver Menschen. Gegenwärtige belastende Situationen lassen sie dann auf dieser Grundlage die für Depressive typischen Denkfehler machen.

Typische Denkfehler sind:

- Falsche Verallgemeinerungen: Depressive sind schnell bereit, einzelne (negative) Ereignisse und Erfahrungen zu verallgemeinern. Also: Ich mache immer Fehler, kein Mensch liebt mich, ich bin durch und durch wertlos. Anstatt: Eben ist mir ein Fehler unterlaufen. Die Nachbarin aus dem dritten Stock mag mich nicht. Aber beides hat überhaupt nichts mit mir als Person oder gar mit meinem Wert zu tun!
- Falsche Schlussfolgerungen: Depressive neigen dazu, Schlüsse zu ziehen, ohne sie an der Realität zu messen. Also: Mein Freund hat nicht angerufen, wahrscheinlich wird er Schluss machen. Anstatt zum Beispiel: Ich muss meinen Freund anrufen und fragen, warum er sich nicht gemeldet hat.
- Selektive Wahrnehmung: Die einzigen Ereignisse, die zählen, sind Misserfolge. Also: Dass ich gut kochen kann, „speichere“ ich nicht. Aber: Jeder nicht so geglückte Kuchen macht mich für immer zur schlechten Hausfrau.
- Personalisierung: Alles (vor allem natürlich alles Negative), was passiert, hat mit mir zu tun, habe ich verursacht. Also (ein sehr verbreitetes Denkmuster unter Müttern): Mein Kind ist schüchtern, weil ich eine schlechte Mutter bin.
- Maximierung/Minimierung: Depressive neigen dazu, aus einer Mücke einen Elefanten zu machen oder – umgekehrt – für sie erfreuliche Ereignisse herunterzuspielen. Also: Jetzt habe ich vergessen, den Brief einzuwerfen. Ich vergesse einfach alles. Langsam verblöde ich.

- Denken in Schwarz-Weiß-Mustern: Ereignisse, Personen, Gefühle sind entweder positiv oder negativ. Graduelle Unterschiede gibt es nicht. Also: Ich bin ein jämmerlicher Feigling. Anstatt: Ich bin vielleicht ängstlicher als andere in ähnlichen Situationen.

Der Zusammenhang zwischen Psyche und Nervensystem

Die meisten Experten stimmen heute überein, dass es wohl selten nur *eine* Ursache gibt, die zum Ausbruch einer Depression führt. Immer sind verschiedene Faktoren zusammengekommen, ehe ein Mensch erkrankt. Die Diskussion verschiedener Theorien und Modelle ist also notwendig und sinnvoll, um allen Aspekten depressiver Erkrankungen überhaupt gerecht zu werden. Psychologische und neurobiologische Theorien sind kein Gegensatz, sondern bilden eher verschiedene Facetten desselben Phänomens. Das heißt: Jeder, der heute über die psychischen Ursachen einer Depression spricht, muss vermeiden, diese isoliert von den sie begleitenden biologischen und neurobiologischen Prozessen im Gehirn zu betrachten. Und umgekehrt: Auch die biologische Psychiatrie darf psychologische Erklärungs- und Verstehensansätze in ihren Modellen nicht vernachlässigen.

Die psychische und biologische Erkrankungsbereitschaft

Bisher sprachen wir von den Wirkungen spezifischer Belastungen, die als Auslöser einer Depression erkannt werden können. Aber nicht alle, die denselben Belastungen ausgesetzt sind, erkranken an einer Depression. Das heißt: Ob bestimmte aktuelle Lebensereignisse – seien sie nun körperlich oder seelisch belastend – eine Depression auslösen können, hängt ab von dem ganz spezifischen Paket aus

- biologischer, vor allem neurobiologischer, Grundausstattung
- durch Vererbung oder Erfahrung erworbener familiärer Anfälligkeit und Verletzlichkeit
- vergangenen körperlichen oder seelischen Belastungen, die jeder Mensch mit sich trägt.

Experten nennen dieses Paket die individuelle „psychobiologische Disposition“ und meinen damit eine psychische und biologische

Erkrankungsbereitschaft. Diese entscheidet, ob verschiedene Menschen in vergleichbaren Situationen erkranken oder nicht.

Psyche und Gehirn – zwei Seiten derselben Medaille

Stavros Mentzos, ein bekannter Psychoanalytiker, zitiert in seinem Buch „Depression und Manie – Psychodynamik und Therapie affektiver Störungen“ einen Patienten namens Stefan, der gegen Ende seiner Therapie zu einem Freund sagt: „Weißt du, ich glaube, Depressionen sind keine Hardware, sondern Software; die Frage ist nur, wie hart inzwischen die Software geworden ist.“

In diesem Buch führt Mentzos den Begriff einer somato-psychosomatischen Krankheit des Gehirns ein. Auch dieser Begriff betont die psychischen und die biologischen Aspekte der Depression, wie sie inzwischen überall beschrieben werden. Der Psychoanalytiker geht aber weiter, als nur beide Aspekte derselben Krankheit nebeneinander zu benennen. Er betont darüber hinaus, dass beide – Körper und Psyche – sich gegenseitig beeinflussen. Wer von einer somatopsychosomatischen Krankheit des Gehirns spricht, sagt auch, dass die Psyche in der Lage ist, das Gehirn zu verändern, oder – anders ausgedrückt –, dass Lebenserfahrungen, die sich in die Seele eines Menschen eingeprägt haben, auch auf das Organ Gehirn Auswirkungen haben und Eindrücke hinterlassen.

Eine Untersuchung aus einer ganz anderen Ecke der Depressionsforschung ist dieser Frage experimentell nachgegangen. Wieder geht es um „hilflose“ Ratten: Eine Arbeitsgruppe am Zentralinstitut für Seelische Gesundheit in Mannheim unter der Leitung von Fritz Henn hat das Modell Seligmans (→ Seite 54) nachgestellt: Zwei Rattengruppen wurden negativen Reizen ausgesetzt. Für die eine Gruppe gestaltete man diese Reize vorhersehbar, sodass sie bald in der Lage waren, die Situation zu kontrollieren. Den anderen Ratten ließ man diese Möglichkeit nicht, sie waren beliebigen, undurchschaubaren Reizen hilflos ausgeliefert. Letztere Ratten nun entwickelten die typischen Anzeichen der „erlernten Hilflosigkeit“ und zeigten unter diesen Stressbedingungen die schon beschriebenen Symptome: Antriebslosigkeit, Schlafstörungen, Konzentrationsschwäche und mangelnden Appetit. Das heißt: Sie wurden „depressiv“. Die Mannheimer Arbeitsgruppe ging in ihren Untersuchungen jedoch weiter als Seligman. Ihr in unserem Zusammenhang interessantes Ergebnis: Gleichzeitig konnte bei diesen Ratten eine vermehrte Rezeptorbildung für Noradrenalin etwa um 25 Prozent und eine Abnahme des Noradrenalingehalts um etwa 10 Prozent nachgewiesen werden (zu Noradrenalin → Seite 49). „Psychologische Ursachen" ihrer Depression zeigten also ganz eindeutig Folgen, die der neurobiologischen Theorie der Depression entsprechen.

Und auch umgekehrt liegen mittlerweile zahlreiche Befunde zur Wirksamkeit von Psychotherapie auf neurobiologischem Gebiet vor: So konnte gezeigt werden, dass sich bei bestimmten psychischen Störungen wie Zwangserkrankungen, Angststörungen und Depressionen neurobiologische Veränderungen unter alleiniger Psychotherapie zurückbilden können.

Für unsere Diskussion heißt das, der Gegensatz von biologischen und psychologischen Theorien über die Entstehung der Depression zeigt sich heute als ziemlich konstruiert. Wir wissen inzwischen, dass sowohl frühe Erfahrungen und Lernprozesse als auch aktuelle psychosoziale Auslöser, also reale und befürchtete und fantasierte Verlusterfahrungen, Selbstwertkrisen und Beziehungsprobleme, auch neurochemische und neurobiologische Veränderungen im Gehirn verursachen.

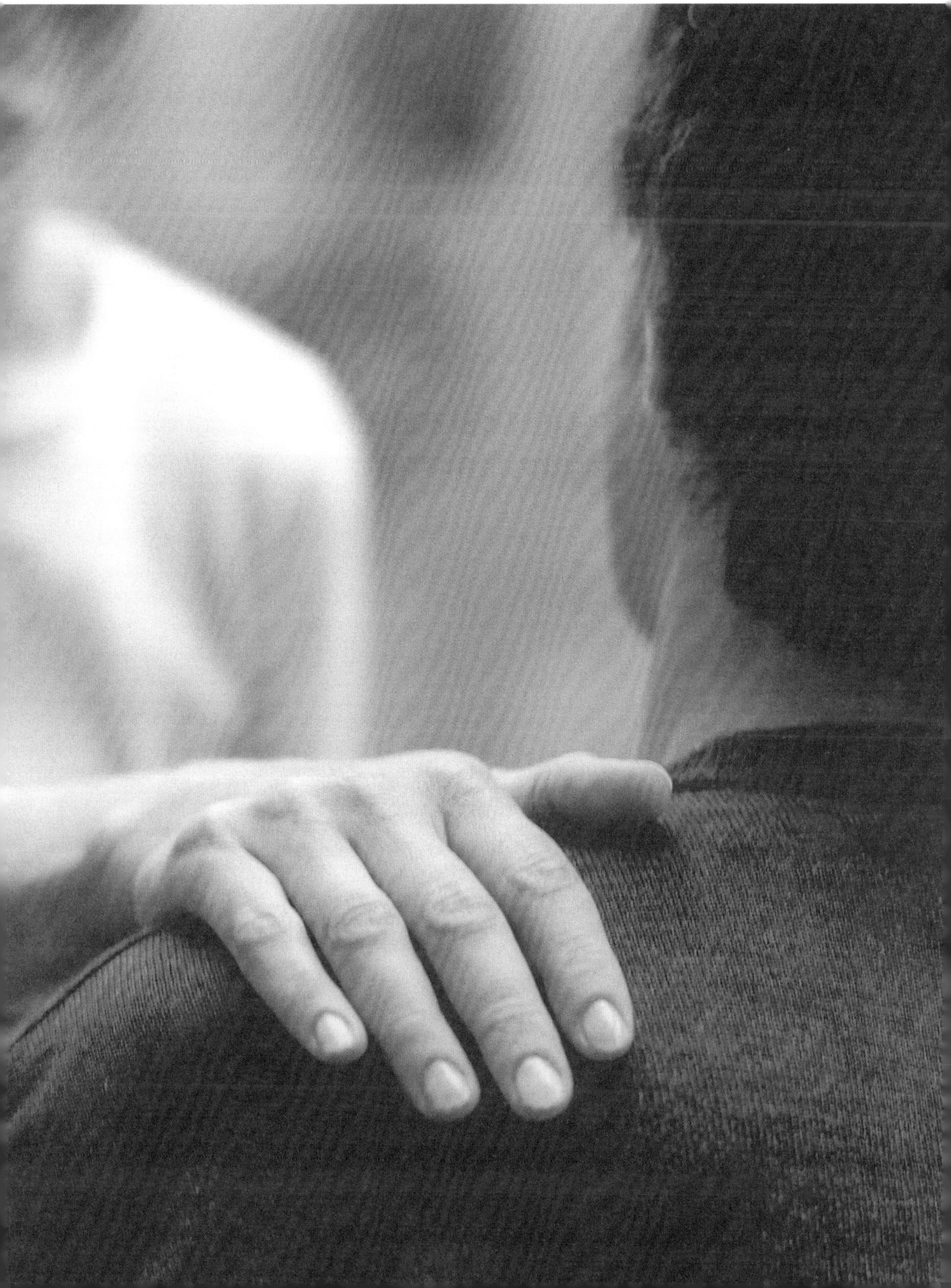

Sie kennen – wie jeder Mensch – Gefühle der Trauer, des Niedergedrücktseins. Sicher sind Sie auch manchmal müde, ohne Energie. Es gibt Tage, da würden Sie am liebsten morgens die Decke über den Kopf ziehen. Sie können sich dann kaum aufraffen, aufzustehen, obwohl – oder weil? – Sie eigentlich so viel zu erledigen haben. Vielleicht haben Sie auch öfter einen „Durchhänger" oder leiden hin und wieder unter Verstimmungen, die Ihnen alles trostlos erscheinen lassen.

Sie haben möglicherweise selbst schon manchmal darüber nachgedacht, ob diese „schlechte Laune", diese Müdigkeit und Energielosigkeit, die Schlaflosigkeit und das „keine Lust" noch mit rechten Dingen zugehen. Aber: Leiden Sie unter einer behandlungsbedürftigen Depression?

Diese Frage ist nicht leicht zu beantworten. Die meisten Fachleute sind sich zwar darüber einig, dass eine Depression spätestens dann behandlungsbedürftig ist, wenn sie die Betroffenen in ihren beruflichen und sozialen Alltagsaktivitäten beeinträchtigt. Aber dieses Kriterium ist sehr eng, eigentlich zu eng gefasst. Oftmals leiden die Betroffenen unter einzelnen Symptomen der Depression schon erheblich und „reißen" sich noch über lange Zeit zusammen. Deshalb halten viele Ärzte und Psychotherapeuten auch dann eine Behandlung für angebracht, wenn der Betroffene seinen Alltag zwar noch meistert, aber unter den Symptomen aus dem depressiven Spektrum tatsächlich leidet, der eigene Leidensdruck also eine Behandlung sinnvoll erscheinen lässt.

Den Leidensdruck messen

Eine „Messung" des Leidensdrucks ist nicht einfach. Die verschiedenen Selbstbeurteilungsbögen, die inzwischen entwickelt wurden – der international bekannteste ist das BDI (Beck'sches Depressions-Inventar) –, können jedoch erste Hinweise geben. Die Betroffenen kreuzen die für sie gegenwärtig passenden Antworten im Fragebogen an, aus denen Psychologen und Psychiater einen recht genauen Eindruck von ihrer Verfassung und damit dem Schweregrad der Depression gewinnen.

Solche psychiatrisch-psychologischen Fragebögen bedürfen natürlich der Auswertung durch Fachleute. Unser Kurzfragebogen (→ Seite 63) kann Ihnen jedoch auch ohne Expertenwissen zumindest erste Anhaltspunkte liefern.

Bin ich depressiv?

Versuchen Sie einmal selbst, diesen Kurzfragebogen zu beantworten!

[ ] Fühle ich mich seit einiger Zeit durchgängig traurig, niedergeschlagen oder hoffnungslos?

[ ] Empfinde ich keine Freude, kein Vergnügen mehr, habe ich an vielem oder gar allem, was mich früher interessiert hat, das Interesse verloren?

[ ] Bin ich ständig müde, erschöpft oder fühle ich mich wie ausgebrannt?

[ ] Habe ich keinen Appetit mehr? Habe ich abgenommen?

[ ] Kann ich seit längerer Zeit schlecht schlafen? Leide ich unter Ein- und Durchschlafstörungen oder wache ich jeden Morgen sehr früh auf?

[ ] Fühle, bewege ich mich und denke ich wie mit angezogener Handbremse oder umgekehrt wie unter Strom?

[ ] Habe ich mein sexuelles Verlangen verloren?

[ ] Fühle ich mich wertlos, unfähig, als Versager und an allem schuld?

[ ] Habe ich in letzter Zeit auffällige Konzentrationsschwierigkeiten, kann ich mir nichts mehr merken?

[ ] Erscheint mir das Leben so sinnlos, bin ich so verzweifelt, dass ich manchmal daran denke, „Schluss zu machen"?

Wenn Sie mehr als vier Fragen mit einem Ja beantworten mussten, ist die Wahrscheinlichkeit sehr hoch, dass Sie an einer typischen Depression leiden (→ Seite 72).

(Fragebogen nach: Wittchen, H. U. et al.)

Vielleicht haben Sie – auch mithilfe der Fragen – den Verdacht, eine Depression zu haben. Oder Angehörige, Ihre Partnerin, Ihr Partner, Ihre Kinder, vielleicht auch Freunde machen sich Sorgen, ob Ihr augenblickliches Unwohlsein nicht doch eine Behandlung nötig, aber auch möglich macht? Warum lassen Sie jetzt kostbare (Lebens-) Zeit verstreichen? Warum verhalten Sie sich anders als beispielsweise bei unklaren Bauchschmerzen?

An wen kann ich mich wenden? Wer kann was?

Beim Hausarzt

Viele depressive Menschen führt ihr Weg erst einmal zu ihrem Hausarzt. Und ein großer Teil der depressiven Störungen wird tatsächlich auch vom Hausarzt diagnostiziert, oft auch wenn die Betroffenen selbst an die Möglichkeit einer depressiven Erkrankung gar nicht denken. Dieser erste Schritt kann auch für Sie durchaus sinnvoll sein. Ihr Hausarzt ist derjenige, der Sie kennt, zu dem Sie Vertrauen haben und der Sie, Ihre körperliche und Ihre seelische Verfassung seit langem beobachtet. Sie oder er ist – hoffentlich – auch der Arzt, dem Sie sich im Gespräch anvertrauen können. Für die gründliche körperliche Untersuchung, die er durchführen muss, um mögliche körperliche Krankheiten als Ursache einer depressiven Störung auszuschließen, ist er in den meisten Fällen ebenfalls zuständig.

Ein ausführliches Gespräch, in dem Sie offen und vertrauensvoll über Ihre Beschwerden und Probleme sprechen können und müssen, ist dabei immer die Voraussetzung für die richtige Diagnose. Ist dies bei Ihrem Hausarzt zum Beispiel aus Zeitgründen nicht möglich, bestehen Sie auf eine Überweisung zum Psychiater oder Psychotherapeuten oder suchen Sie diesen direkt auf.

Bei leichteren oder diagnostisch eindeutigen Formen der depressiven Störung oder – dies ist leider nicht immer der Fall – wenn der Hausarzt über psychiatrische Grundkenntnisse verfügt, ist diese hausärztliche Diagnosestellung meist ausreichend. Die Behandlungsmöglichkeiten des Hausarztes sind aber auch bei leichteren depressiven Störungen eingeschränkt. Eine Ausnahme bilden die Ärzte, die eine Zusatzausbildung in Psychotherapie (dies steht auf dem Praxisschild) nachweisen können.

In vielen Fällen ist eine Überweisung zum Psychiater oder Nervenarzt (dies sind neurologisch und psychiatrisch ausgebildete Fachärzte) oder zum psychologischen Psychotherapeuten zur genauen Ab-

! Was nicht passieren sollte

Ihr Hausarzt konzentriert sich auf eines der vielen Symptome, auf eine der vielen Beschwerden, die Sie ihm vortragen – sagen wir Schlaflosigkeit – und verordnet Ihnen ein Beruhigungs- oder Schlafmittel ohne weitere diagnostische Abklärung. Oft ist dies ein Medikament aus der Gruppe der Benzodiazepine, der Beruhigungsmittel vom „Valium"-Typ. Was ist damit aber erreicht? Ein Symptom (Schlafstörung) wird für die Diagnose gehalten, und ein Medikament wird verordnet, das nach längerer Einnahme zusätzlich depressiv und abhängig machen kann. So besteht die Gefahr, dass sich die Depression durch das Beruhigungsmittel verschlimmert und zu einem Dauerzustand wird. (Zu den Benzodiazepinen und ihren Risiken → Seite 133.)

klärung oder zur weiterführenden Behandlung unerlässlich. Ihr Hausarzt kann Sie in diesem Fall gut beraten und Ihnen entsprechende Fachleute empfehlen.

Psychiater, Psychologen und Psychotherapeuten

Psychiater

Der Psychiater ist von seiner Grundausbildung her Arzt. Er hat ein Medizinstudium absolviert, an das sich eine Facharztausbildung in einer Einrichtung für psychisch kranke Patienten anschließt. Daneben muss er mindestens ein Jahr in einer neurologischen Abteilung oder Klinik gearbeitet haben. Dort werden Patienten mit organischen Erkrankungen des Nervensystems wie zum Beispiel Schlaganfällen, Hirntumoren, Epilepsie behandelt. Aufgrund seiner medizinischen Ausbildung ist der Psychiater in der Lage, auch organische Ursachen seelischer Störungen zu erkennen beziehungsweise auszuschließen. Er darf Medikamente verordnen, Laboruntersuchungen und eventuell nötige organische Zusatzuntersuchungen veranlassen oder selbst durchführen.

Viele Psychiater verfügen über eine psychotherapeutische Zusatzqualifikation, die meist parallel zur Facharztausbildung erworben wird. Sie erkennen dies an der Zusatzbezeichnung „Psychotherapie" auf dem Praxisschild oder dem Briefkopf. Mittlerweile ist die psychotherapeutische Ausbildung in die Facharztweiterbildung der Psychiater integriert. Fachärzte mit dieser Ausbildung dürfen sich als „Facharzt für Psychiatrie und Psychotherapie" ausweisen.

Psychologe

Der Psychologe hat ein Studium der Psychologie absolviert: Dieses Studium vermittelt Kenntnisse über die Psyche und darüber, wie etwa die Wahrnehmung, das Denken, der Willen (Motivation) und die Gefühle zusammenspielen und funktionieren. Viele Psychologen erwerben schon während ihres Studiums Grundkenntnisse in einzelnen Psychotherapieverfahren, die nach Abschluss des Studiums während der Weiterbildung zum psychologischen Psychotherapeuten praxisnah vertieft und ausgebaut werden können. Bei der diagnostischen Eingrenzung und Abklärung einzelner seelischer Störungen ist der Psychologe oftmals auf die Mitarbeit eines Nervenarztes oder Psychiaters angewiesen. Umgekehrt braucht ihn der Psychiater für die Durchführung bestimmter Untersuchungen wie etwa psychologische Tests oder für die Durchführung spezieller psychotherapeutischer Behandlungsverfahren.

Psychotherapeut – Psychotherapie

„Psychotherapeut" ist in Deutschland keine geschützte Bezeichnung. Sie wird derzeit aufgrund unterschiedlichster therapeutischer Schulen und Ausbildungsrichtungen erworben. Dagegen ist die Zusatzbezeichnung „Psychotherapie", die manche Ärzte und Psychotherapeuten auf ihrem Praxisschild führen, schon heute gesetzlich geschützt. Sie wird von den Ärztekammern nach dem Nachweis einer strikt reglementierten Weiterbildung verliehen.

Es lohnt sich also immer, genau nachzufragen. Grundsätzlich gilt: In Deutschland sind mehrere psychotherapeutische Richtungen unter dem Dach der „Richtlinienpsychotherapie" zusammengefasst: Vor allem die tiefenpsychologischen Behandlungsverfahren und die Verhaltenstherapie sind hier zu nennen. Um die Kassenzulassung für diese Richtlinienpsychotherapie zu bekommen, müssen Ärzte und Nicht-Ärzte (das sind Psychologen, im Falle der Kinder- und Jugendlichen-Psychotherapie auch Sozialpädagogen und Pädagogen) streng vorgegebene persönliche und berufliche Eingangsvoraussetzungen und Ausbildungsrichtlinien erfüllen. Dies soll der Qualitätssicherung der angebotenen Therapieformen dienen.

Nicht-ärztliche Psychotherapeuten nehmen den Ärzten gleichberechtigt an der ambulanten Krankenversorgung teil. Sie können von Patienten ohne ärztliche Überweisung aufgesucht werden. Allerdings muss vor dem Beginn einer Psychotherapie ein Arzt die Notwendigkeit einer solchen Behandlung bestätigen und sich zu eventuell gleichzeitig erforderlichen ärztlichen Behandlungsmaßnahmen, wie der Verordnung eines Medikaments, äußern.

Die Kassenzulassung eines Psychotherapeuten setzt eine hohe Qualifikation voraus, die von den kassenärztlichen Vereinigungen laufend kontrolliert wird. Auf die einzelnen Formen wird im Kapitel zur Psychotherapie detaillierter eingegangen (→ Seite 92).

Nervenarzt und Neurologe

Außerdem gibt es noch Nervenärzte und Neurologen. Neurologen befassen sich in erster Linie mit den organischen Erkrankungen des Nervensystems. Sie müssen im Rahmen der Facharztausbildung ein Jahr in einer psychiatrischen Einrichtung absolvieren, sind also mit den Grundzügen psychiatrischer Diagnostik und Therapie vertraut.

Nervenarzt ist lediglich eine ältere Facharztbezeichnung für Fachärzte der Neurologie und Psychiatrie, die auch heute noch vielfach verwendet wird.

Die Untersuchung

Die psychiatrische Untersuchung

Die psychiatrische Untersuchung unterscheidet sich von der internistischen dadurch, dass sie in Form eines Gesprächs geschieht. Der Psychiater führt dieses Gespräch nach einem strukturierten Aufbau, ohne dass dieser für den Patienten immer erkennbar sein muss.

Dabei werden bestimmte psychische Fähigkeiten erfragt und beobachtet (exploriert). Beispielsweise wird untersucht, wie Ihre zeitliche Orientierung funktioniert, ob Sie unter Wahrnehmungsstörungen leiden, wie das emotionale Erleben aussieht, ob Denkstörungen, Ängste oder Zwänge bestehen. Der Psychiater stellt Ihre Symptome durch dieses geordnete Gespräch fest. Er orientiert sich bei bestimmten Störungen an Leitsymptomen. Um beispielsweise eine beginnende Alzheimersche Erkrankung diagnostizieren zu können, müssen ihm besonders Störungen der Merkfähigkeit aufgefallen sein. Bei depressiven Störungen sind es die Störungen des Gemüts, die affektiven Störungen, aber auch die geschilderten, ganz typischen körperlichen Beschwerden und Symptome (→ Seite 38).

Das Erstgespräch beim Psychotherapeuten

Auch das Erstgespräch beim Psychotherapeuten – so wird hier der erste „Untersuchungs"termin genannt – dient der Diagnosestellung. Denn auch für seine Behandlung muss er sich im Einzelnen über die Beschwerden, die Sie zu ihm geführt haben, informieren, selbst wenn er schon auf die Diagnose des überweisenden Arztes zurückgreifen kann. Er muss sich bestimmte Fragen beantworten können, um festzustellen, unter welchem Krankheitsbild (→ Seite 66) Sie eventuell leiden.

Eine Diagnose, die die Grundlage einer psychotherapeutischen Behandlung sein soll, stellt noch weitere Anforderungen an den Untersuchenden: Er muss die Störung „verstehen". Das heißt, er muss verstehen, ob und wie sie mit einer auslösenden Situation zusammenhängt, und welche Bedeutung diese für Sie und oft auch für Ihre Familie hat. Dabei muss er Ihre vergangene und auch die zukünftige Lebensgeschichte einbeziehen.

Das Erstgespräch beim Psychotherapeuten verläuft deshalb oft ganz anders als das psychiatrische Gespräch. Denn eine Störung zu verstehen, setzt eine andere Gesprächsführung voraus. Konkret heißt das: Ihr Psychotherapeut wird Ihnen über lange Strecken die Führung des Gesprächs überlassen, vielleicht ohne zu fragen oder bestimmte Themen vorzugeben. Missverstehen Sie diese Offenheit des Gesprächs nicht als Desinteresse des Psychotherapeuten – Sie haben die Chance, aber auch die Aufgabe, von sich aus zu berichten, was Ihnen wichtig erscheint.

Was besagt die Diagnose?

Die Diagnose muss

- eine Abgrenzung gegenüber anderen seelischen Störungen erlauben. Klagt ein Hilfesuchender zum Beispiel vor allem über Angst, muss der Psychiater oder Psychotherapeut durch das Gespräch herausfinden, ob diese Angst Symptom einer Angststörung oder einer Depression ist.
- eine genaue Präzisierung der Depression enthalten. Dies ist nicht einfach. Denn *die* Depression gibt es nicht. Zu sehr unterscheiden sich einzelne Krankheitsbilder nach Symptomen, Verlauf, Schweregrad, vermuteter Entstehung und auslösenden Faktoren.

Die verschiedenen Formen der depressiven Störung

Wir haben gesehen: Das „depressive Syndrom" umfasst psychische und körperliche Symptome ebenso wie Folgen, die sich aus einzelnen Symptomen ergeben können. Unter welchen Symptomen in welcher Intensität ein Betroffener leidet, hängt von verschiedenen Faktoren ab und ergibt im Einzelfall unterschiedliche Krankheitsbilder, die möglicherweise spezielle Behandlungsverfahren notwendig machen.

Die psychiatrische Wissenschaft hat schon immer versucht, in diese Vielfalt von Erscheinungsformen Ordnung zu bringen. Schlüssig wäre – wie beispielsweise im Falle der ansteckenden Kinderkrankheiten – eine Einteilung nach den inneren „natürlichen" Gesetzmäßigkeiten der Krankheit. Im Gegensatz zu bestimmten Kinderkrankheiten, die man mühelos etwa nach ihren Verursachern – Bakterien oder Viren – einteilen kann, ist dies bei depressiven Störungen eben nicht möglich. Im Gegenteil: Neuere Forschungen haben die alten medizinischen Einteilungen, die sich auf grundsätzliche Unterschiede einzelner Krankheitsbilder verlassen haben, eher fragwürdig erscheinen lassen. Die Fachwelt sah sich deshalb gezwungen, alte und liebgewordene Einteilungen und Gegensatzpaare aufzugeben (→ Kasten, Seite 69).

Seit Jahrzehnten bemühen sich Experten um Verbesserungen in der Diagnostik und Klassifikation psychischer Störungen allgemein, besonders aber auch der depressiven Störungen. Dabei hat die inter-

Endogen oder neurotisch?

Lange hat man die endogene Depression strikt von einer neurotischen unterschieden. In diesem Gegensatzpaar wird die neurotische Depression als eine Erkrankung verstanden, die durch ein bestimmtes Ereignis, zum Beispiel den Verlust einer geliebten Person, ausgelöst wurde. Die endogene Depression dagegen wurde aus einer unbekannten inneren Ursache, „aus heiterem Himmel" und unabhängig von äußeren Ereignissen entstanden beschrieben.
Neuere Studien lassen den Schluss zu, dass die meisten Menschen, die an einer Depression erkranken – vielleicht nicht sofort, aber sicher irgendwann einmal –, einen Zusammenhang ihrer Erkrankung mit einem (emotional) belastenden Lebensereignis im letzten Monat vor ihrem Ausbruch erkennen können. Auch viele früher als endogen bezeichneten Depressionen haben psychosoziale Auslöser.

nationale Arbeitsgruppe der WHO für medizinische Diagnostik und Statistik ein Einteilungssystem entworfen, durch das sie sich vorerst – weil es ausdrücklich nicht vermeintliche Ursachen als Unterscheidungskriterium wählt – aus dem Dilemma der Theorie und Grundlagenforschung „befreit".
Das Hauptkriterium für die Unterteilung einzelner Unterformen depressiver Erkrankungen sind danach allein praktische Erwägungen: Ärzten und Betroffenen, aber auch Forschung und Statistik soll eine einfache Diagnosestellung und Klassifizierung einzelner Störungen ermöglicht werden.

Das Einteilungssystem der WHO: ICD 10

Die Weltgesundheitsorganisation (WHO) schlägt heute als verbindliches Einteilungssystem für Erkrankungen das ICD 10 vor. ICD 10 meint die zehnte Überarbeitung der ICD (International Classification of Diseases, 1992 = Internationale Klassifikation der Diagnosen aller erfassten Erkrankungen). In dieser werden die depressiven Störungen (der Begriff Krankheit wird weitgehend vermieden) nach groben Kriterien wie Schweregrad oder Verlauf und ihrem Bezug auf äußere oder innere Auslöser (zum Beispiel eine körperliche Erkrankung) eingeteilt, ohne im Einzelnen auf vermutete Ursachen oder Bedingungen einzugehen. Eine solche Einteilung verschiedener depressiver Erkrankungen ist seit Mitte der 90er-Jahre offiziell als Kapitel V der ICD 10 weltweit eingeführt. Auch Ihr Arzt muss, etwa gegenüber den Kostenträgern, seine Diagnosen nach diesen Vorgaben der WHO formulieren.

Babylonische Sprachverwirrung

Es gibt nur wenige Krankheitsbilder, die auch unter Fachleuten so unterschiedliche Bezeichnungen gefunden haben wie die depressiven Störungen. Zu dieser babylonischen Sprachverwirrung hat auch das ICD 10 beigetragen. Denn hier werden für altbekannte Krankheitsbilder plötzlich neue Begriffe verwendet, während viele bisher übliche und verbreitete Einteilungen und Bezeichnungen gar nicht mehr erscheinen. Dies geschah ebenfalls, um dem Dilemma widerstreitender Theorien zu entgehen. Denn vielen Begriffen – zum Beispiel dem Begriff der klimakterischen Depression (Depression der Wechseljahre, → Seite 216) – liegen Annahmen über ihre Entstehung zugrunde, die entweder inzwischen widerlegt wurden oder sich nicht eindeutig erhärten ließen.

Neue Begriffe in einem neuen Einteilungssystem also deswegen, damit Ärzte, Statistiker und Epidemiologen weltweit dieselbe Sprache sprechen. In der psychiatrischen Fachwelt wird häufig auch auf das gegenwärtige Klassifikationssystem der amerikanischen psychiatrischen Gesellschaft (das DSM IV-R = Diagnostisches und Statistisches Manual Psychischer Störungen IV-R) Bezug genommen. Sie werden also im Gespräch mit dem Arzt vielleicht auf Begriffe stoßen, die dann in der offiziellen Diagnose nicht mehr auftauchen. Und Sie werden sicherlich auch in Zeitschriften und sonstigen Publikationen andere Bezeichnungen für bestimmte Störungen finden. Umgangssprachlich wird der Begriff der Depression wesentlich weiter verwendet, als es die aktuellen – und offiziellen – Leitlinien zur Diagnostik vorsehen. „Depressionen" im landläufigen Sinne erscheinen offiziell nicht unter diesem Begriff, sondern unter Dysthymia oder unter dem Oberbegriff der Anpassungsstörungen als kurze oder längere depressive Reaktion. Deshalb werden wir im Folgenden zwar die aktuellen Leitlinien des ICD 10 darstellen; daneben werden wir aber die besonderen Formen depressiver Erkrankungen auch nach den Begriffen des DSM IV-R beschreiben und versuchen, sie zu den „alten" Begriffen, die noch häufig verwendet werden, in Bezug zu setzen.

Einteilung nach dem Schweregrad

Die Einteilung nach dem Schweregrad geschieht nach der Anzahl verschiedener depressiver Einzelsymptome, die zum Zeitpunkt der Diagnosestellung vorliegen.

Für die Beurteilung des Schweregrads ist es aber auch von ausschlaggebender Bedeutung, inwieweit ein depressiver Mensch noch in der Lage ist, mit seiner depressiven Störung am Alltagsleben teilzunehmen, also noch arbeits-, erlebnis- und genussfähig ist.

Ebenfalls entscheidend ist, ob der Patient in seinen depressiven Denkinhalten von Argumenten seiner Angehörigen, Freunde oder Kollegen noch erreicht werden kann, oder ob sich seine Denkinhalte in einen „depressiven Wahn" verfestigt haben.

Ein weiterer wichtiger Punkt ist das Vorhandensein oder Nichtvorhandensein von Lebensüberdruss und Selbsttötungsabsichten. Grundsätzlich lässt sich sagen:

Schweregrad der Depression

Bei leichter und mittelschwerer Depression bestehen mindestens zwei, bei schwerer Depression alle drei der folgenden Symptome:

- depressive Verstimmung (Niedergeschlagenheit)
- Minderung von Interesse und Lebensfreude
- erhöhte Erschöpfbarkeit.

Bei leichter Depression bestehen mindestens zwei, bei mittelschwerer Depression mindestens drei, bei schwerer Depression mindestens vier der folgenden Symptome:

- verminderte Konzentration und Aufmerksamkeit
- vermindertes Selbstwertgefühl und Selbstvertrauen
- Schuldgefühle und Gefühle von Wertlosigkeit
- pessimistische Zukunftsperspektiven
- Selbsttötungsgedanken, -handlungen oder -versuche
- Schlafstörungen
- geminderter Appetit.

Bei allen Schweregraden können körperliche Symptome vorhanden sein (→ Seite 38).

- Bei leichten depressiven Störungen leiden Betroffene bereits unter ihren Symptomen und haben Schwierigkeiten, ihre normale Berufstätigkeit und ihre sozialen Aktivitäten in der gewohnten Weise fortzusetzen. Sie sind jedoch noch in der Lage, ihren üblichen häuslichen, familiären und beruflichen Alltag aufrechtzuerhalten.
- Bei mittelschweren depressiven Störungen ist dies nur unter erheblichen Schwierigkeiten möglich.
- Bei schweren depressiven Episoden sind die Betroffenen gänzlich außerstande, diese Aktivitäten fortzusetzen. Häufig besteht ein hohes Selbsttötungsrisiko. Die Betroffenen leiden stark unter den körperlichen Symptomen der Depression. Eine Minderung des Selbstwertgefühls und Antriebshemmung oder aber auch Angetriebenheit und innere Anspannung sind fast immer vorhanden.

Einteilung nach dem Verlauf

Ein zusätzlicher Gesichtspunkt für die Einteilung depressiver Störungen ist der bisherige und (wahrscheinliche) weitere Verlauf der Störung. Grundsätzlich muss dann unterschieden werden zwischen einmalig (das sind auch alle erstmalig diagnostizierten Depressionen) aufgetretenen Episoden depressiver Erkrankungen, wiederkehrenden Depressionen und depressiven Zuständen, die – vielleicht auch in wechselnder Intensität – über längere Strecken einer Lebensgeschichte vorhanden sind und sich mit der Persönlichkeit des betreffenden Menschen fast schon verwoben haben. Bei letzteren ist der Beginn kaum noch rekonstruierbar. Die Betroffenen haben den Eindruck, dass ihre depressive Stimmung in einem schleichenden Prozess immer schlimmer wurde.

Bei wiederkehrenden Formen der Depression wird noch einmal zwischen unipolaren und bipolaren Formen unterschieden. Patienten, die an einer bipolaren Depression leiden, kennen nicht nur die Phasen der Depression, also des Niedergedrücktseins, wie sie bei der unipolaren Form bestehen. Im Wechsel dazu erleben sie sich besonders froh, erregt und voller Tatkraft (→ Seite 73).

Die typische Depression – Major Depression

Die typische Depression wird in der fachwissenschaftlichen Diskussion als Major Depression oder auch als Major Depressive Disorder (MDD) bezeichnet. Die MDD ist der Definition nach der klassische Typ der „schweren" (major = größer) Depression, früher auch als endogen bezeichnet. Spricht man von einer Major Depression, wird im Allgemeinen ein phasenhafter Verlauf und der Schweregrad betont.

Zum Schweregrad

Von einer Depression im Sinne einer MDD wird erst gesprochen, wenn die typischen depressiven Symptome (→ Seite 71) über längere Zeit (mindestens zwei Wochen) fast immer bestehen und die Betroffenen den vor dieser Episode üblichen Alltag nicht mehr aufrechterhalten können. Der Begriff entspricht also weitgehend der „schweren depressiven Episode" im ICD 10.

Zum Verlauf

Die MDD kann in jedem Alter beginnen (das durchschnittliche Ersterkrankungsalter liegt bei etwa 25 Jahren). Depressiven Episoden gehen häufig psychosoziale Belastungssituationen voraus, zum Beispiel die oben beschriebenen Verlustsituationen. Chronische Krankheiten, auch Alkohol- und Tablettenmissbrauch können zum Beginn einer MDD beitragen. Ein phasenhafter Verlauf ist möglich. Dies bedeutet, dass einzelne Episoden immer wieder auftreten können, dazwischen aber auch lange Phasen ohne jegliche Symptome liegen, die Symptome einer Episode also vollständig verschwinden („remittieren").

Zum Verlauf gehört leider auch das mögliche tödliche Ende dieser Krankheit. Experten gehen davon aus, dass bis zu 15 Prozent der Betroffenen mit einer typischen Depression durch Selbsttötung sterben, wenn sie nicht rechtzeitig behandelt werden. Untersuchungen ergaben sogar, dass sich in der Gruppe der über 55-Jährigen das Suizidrisiko vierfach gegenüber Nichtbetroffenen erhöht. Die häufigste Ursache für eine Selbsttötung ist eine nicht erkannte und nicht behandelte Depression.

Warum sich manche dieser typischen Depressionen zu bipolaren Störungen (→ unten) entwickeln, ist bisher unklar.

Kennzeichen der Major Depression – eine Übersicht

Die Diagnose einer Major Depression, also einer typischen Depression, wird dann gestellt, wenn der Betroffene länger als zwei Wochen unter mindestens vier aus der folgenden Reihe möglicher Symptome leidet:

- fast den ganzen Tag und beinahe jeden Tag niedergeschlagen, deprimiert ist und/oder
- sich für nichts mehr richtig interessiert, begeistert, an nichts mehr Freude hat, auch nicht an solchen Aktivitäten, die ihn bisher interessiert, gefreut haben – und auch dies fast den ganzen Tag über und beinahe jeden Tag.

Dazu kommen folgende Symptome:

- Gewichtsverlust oder Gewichtszunahme, stark veränderter Appetit (mehr oder weniger) fast jeden Tag
- Ein- oder Durchschlafstörungen oder erhöhtes Schlafbedürfnis
- im Gegensatz zu sonst verstärkte Ruhelosigkeit oder Antriebslosigkeit
- Müdigkeit und Energielosigkeit fast jeden Tag und mehr als sonst
- Minderung oder Verlust des sexuellen Verlangens
- Gefühle und Gedanken, selbst wertlos oder schuldig zu sein, fast jeden Tag
- Konzentrationsstörungen und Verlangsamung des Denkens, Unfähigkeit, Entscheidungen zu treffen und Entschlusslosigkeit
- wiederkehrende Gedanken an den Tod, wiederholte Selbsttötungsfantasien und -pläne.

Bipolare Störungen – manisch-depressive Störungen

Die Bezeichnung manisch-depressive Erkrankung wurde durch bipolare Störung ersetzt. Der Betroffene kennt bei einer solchen bipolaren Störung beide Pole des Spektrums, also manische und depressive Zustände. Treten nur Manien oder Depressionen auf, wird dies von Fachleuten als unipolarer Verlauf der Erkrankung bezeichnet.

In vielen Fällen erleben die Betroffenen eine manische Phase nicht als Leiden. Sie sind (gelegentlich auch nur in ihrer eigenen Wahrnehmung) besonders kreativ, energiegeladen, brauchen wenig Schlaf, sprudeln über von Ideen. Unabhängig davon, wie die Betroffenen sich selbst erleben, müssen Angehörige und Freunde der Tatsache Rechnung tragen, dass eine manische Episode besonders gefährlich sein kann. Wenn Menschen manisch sind, verlieren sie die Kontrolle über ihr Handeln und vor allem die Fähigkeit, die Konsequenzen ihres Handelns zu überblicken. Durch hochriskante Abenteuer bringen sie sich und vielleicht andere in Gefahr. Fatale Fehlentscheidungen sind häufig. Sie beginnen überspannte und undurchführbare Projekte. Finanzielle Unternehmungen wie unüberlegte Firmengründungen, große Geldtransaktionen, aber auch der Kauf mehrerer Autos an einem Tag können manische Menschen und ihre Familien in wenigen Stunden finanziell ruinieren. Bei einer bipolaren Störung ist der Betroffene in hohem Maß in seinem Alltag (Beruf, im Umgang mit Ehepartner, Familienangehörigen und Freunden) beeinträchtigt. In schweren Fällen ist eine Klinikeinweisung zum Schutze des Patienten unumgänglich. Mehr als 90 Prozent der Betroffenen, die einmal eine manische Phase durchgemacht haben, erleben weitere Episoden. Es besteht ein hohes Selbsttötungsrisiko (etwa 10 bis 15 Prozent der Erkrankten beenden bei Nichtbehandlung ihr Leben durch Selbsttötung). Im Gegensatz zur unipolaren Major Depression treten bipolare Störungen bei Männern und Frauen gleich häufig auf.

Kennzeichen der bipolaren Störung – eine Übersicht

Die Diagnose einer bipolaren Störung wird dann gestellt, wenn die Betroffenen eine abgegrenzte Phase auffälliger Hochgestimmtheit über mindestens eine Woche erleben. Innerhalb dieser Periode fallen folgende Symptome auf:

- ein unrealistisches Gefühl eigener Größe und Grandiosität
- stark verringertes Schlafbedürfnis
- besondere Redseligkeit
- Sprunghaftigkeit im Denken
- Zerstreutheit und hohe Ablenkbarkeit
- gesteigerte zielgerichtete Aktivität, sei es bei der Arbeit, in der Sexualität oder bei finanziellen Entscheidungen
- exzessive Unternehmungen, die ein hohes Risiko (für Leib und Leben, sozial oder finanziell) bergen.

Zyklothymia – zyklothyme Störung

Ärzte sprechen von einer zyklothymen Störung, wenn Patienten über Stimmungsschwankungen ohne nachvollziehbaren Bezug zu entsprechenden Lebensereignissen klagen. Diese Stimmungswechsel sind den Polen einer bipolaren Störung vergleichbar, sind aber weder in der Hochstimmung noch im depressiven Ausschlag so gravierend, dass sie als Manie oder schwere depressive Episode bezeichnet werden könnten. Viele zyklothyme Störungen bleiben undiagnostiziert und unbehandelt, da die Betroffenen nicht so stark leiden, dass sie sich als behandlungsbedürftig erleben. Die Hochstimmungen können sogar besonders kreativ und angenehm sein. Die meisten Betroffenen bemerken die jeweils veränderte Stimmungslage überhaupt nicht. Es sind oft nur die Menschen aus der unmittelbaren Umgebung, die angesichts der häufigen Veränderungen im Verhalten und in der Stimmung im allgemeinen Interesse, im Selbstvertrauen und in der Kontaktfreude und Geselligkeit mit Verwirrung reagieren.

Dysthymia – neurotische Depression

Dysthymie bedeutet eine „krankhafte (dys- = abnorm, gestört) Neigung zu traurigen Verstimmungen" (-thymie = etwa Gemüt). Die heute als Dysthymia bezeichnete depressive Störung entspricht weitgehend dem bisher als neurotische Depression oder depressive Neurose bekannten Krankheitsbild. Die gegenwärtige offizielle Definition nennt als wesentliches Merkmal dieser Unterform eine chronische depressive Verstimmung: Eine dysthyme Störung ist nicht so „schwer" wie eine depressive Episode, aber sie dauert länger. Die Diagnose besagt, dass die Betroffenen mindestens zwei Jahre (Kinder mindestens ein Jahr) lang die meiste Zeit depressiv sind. Sie erleben vielleicht hin und wieder Tage oder auch Wochen, in denen sie guter Stimmung sind. Meist jedoch fühlen sie sich müde, niedergeschlagen und freudlos.

Die lang anhaltenden depressiven Phasen sind durch eine insgesamt depressive Niedergeschlagenheit, Störungen des Selbstwertgefühls, wie zum Beispiel starke Unsicherheit und massive Selbstzweifel, aber auch Angstsymptome, wie etwa die Angst zu versagen, gekennzeichnet. „Depressive" körperliche Symptome können schwach ausgeprägt vorhanden sein, fehlen aber auch häufig. Die Einengung des Denkens auf Inhalte wie Schuld, Versündigung, Verarmung, wie sie für die typische Depression beschrieben wird (→ Seite 72), ist nicht oder nur selten zu beobachten.

Dass die Symptome dieser Depression im Sinne der Klassifikation „leichter" sind, bedeutet nicht, dass die betroffenen Menschen weniger leiden. Das Gegenteil kann der Fall sein: Diejenigen, die an einer schweren Depression mit psychotischen Symptomen erkranken, können in einigen Wochen wieder völlig genesen sein, die Depression bleibt für sie eine unangenehme Erinnerung, die sie aber in ihrem Alltagsleben „nach der Depression" nicht beeinträchtigt. Dagegen können diejenigen, die an einer dysthymen Störung leiden, aufgrund der Dauer und der Hartnäckigkeit ihrer Symptome verzweifeln und resignieren. Oft halten sie sich für nicht behandelbar. Zwar können sie den Belastungen des Alltags noch schlecht und recht genügen, aber alles strengt übermäßig an, es bleibt kein Raum für Entspannung und Erholung.

Eine Dysthymia beginnt gewöhnlich im frühen Erwachsenenalter und kann mehrere Jahre in unterschiedlicher Intensität andauern, manchmal lebenslang. Im höheren Lebensalter kann die Störung auch nach einer schwereren depressiven Episode als Restzustand bestehen bleiben.

Anpassungsstörung – reaktive Depression

Eine Anpassungsstörung oder reaktive Depression entsteht offensichtlich als direkte Antwort auf ein belastendes Lebensereignis, die „auslösende Situation", die als Verlust, Trennung oder Kränkung erlebt wird. Meist sind dies Verlust eines Partners durch Tod oder Trennung, aber auch Enttäuschungen durch sie oder ihn und insgesamt schwerwiegende Partnerschaftsprobleme. Häufig reagieren Frauen auch auf den Auszug der erwachsenen Kinder mit einer reaktiven Depression. Viele Menschen erleben den Verlust des Arbeitsplatzes, sei es, weil sie in Rente gehen oder arbeitslos wurden, als eine solche „auslösende" Verlustsituation. Aber auch auf Kränkungen, die das Selbstwertgefühl verletzen, reagieren manche Menschen depressiv. Dies gilt zum Beispiel auch bei Veränderungen am Arbeitsplatz, die eine Zurücksetzung bedeuten oder fantasieren lassen. Was also eine Situation zur auslösenden Situation macht – und warum –, hängt von der individuellen Lebensgeschichte ab. Deshalb spielt die Persönlichkeitsstruktur des Depressiven, wie sie vor der Erkrankung bestand, eine wichtige Rolle.

Diese Depressionsform kann nach einigen Wochen vorbei sein. Es sind aber auch längere Verläufe und Übergänge in andere Formen der Depression, auch mit suizidalen Krisen möglich. Dies hängt unter anderem davon ab, wie stark in der Persönlichkeit des Betroffenen schon depressive Züge aufgetreten sind. „Ich war nie ein fröhlicher Mensch, ich habe schon immer nah ans Wasser gebaut" – solche Äußerungen sind typisch. Die Abgren-

Neurotische oder reaktive Depression – wer ist gefährdet?

Die Persönlichkeitsstruktur von Menschen mit einer neurotischen (dysthymen) oder reaktiven Depression weist meist folgende Merkmale auf:

- gemindertes Selbstwertgefühl, wenig Selbstvertrauen
- manchmal übersteigerte Gewissenhaftigkeit, Perfektionismus in allen Lebensbereichen
- Wunsch nach Anerkennung und Selbstbestätigung
- Aggressionsgehemmtheit: Schwierigkeiten zu widersprechen, sich durchzusetzen und „Nein" zu sagen
- Neigung zu Schuldgefühlen und zur Selbstbestrafung
- Tendenz zur Abhängigkeit und Unselbstständigkeit (oft aus dem mangelnden Selbstvertrauen herrührend)
- Neigung, sich an andere Menschen zu klammern
- Angst vor Verlust und Trennung

zung einer reaktiven Depression (die als Antwort auf eine bestimmte Situation zu verstehen ist) von einer neurotischen Depression (die häufig chronisch ist), ist also oft nur schwer möglich. Die Diagnose darf nur gestellt werden, wenn eine andere psychische Störung nicht festzustellen ist.

Symptomatische Depression

Schwere oder unheilbare körperliche Erkrankungen können depressive Zustandsbilder zur Folge haben. Mit dem Begriff „symptomatische Depression" wird betont, dass die Depression selbst nur das Symptom einer solchen anderen Erkrankung ist. Sie weist also auf eine andere zugrundeliegende Ursache hin.

Bei älteren Patienten kann eine depressive Verstimmung zum Beispiel das erste Symptom einer einsetzenden Herzinsuffizienz sein, einer Minderleistung des Herzmuskels, die sich später in einer deutlich geminderten allgemeinen Belastbarkeit, aber auch durch Herzschmerzen und Luftnot bemerkbar macht.

Bei der Behandlung derartiger Depressionen hat die Behandlung der Grundkrankheit im Vordergrund zu stehen. Eine Depression durch Herzinsuffizienz verschwindet oft mit der verbesserten Leistung des Herzmuskels. Ähnliches gilt für Depressionen bei Störungen des Hormonstoffwechsels und anderen organischen Erkrankungen. Allein die Depression zu behandeln und dabei die verursachende Erkrankung zu übergehen, wäre ein schwerwiegender ärztlicher Kunstfehler. Chronische Infektionskrankheiten, wie etwa eine durch Zeckenbiss übertragene Borreliose oder chronische Viruserkrankungen wie Hepatitis oder Aids, können ebenfalls depressive Zustände hervorrufen (→ auch „Depression und körperliche Erkrankungen", Seite 181).

Die wichtigsten körperlichen Ursachen

Diese Ursachen können eine Depression auslösen:

- Schlaganfall
- Durchblutungsstörungen des Gehirns
- Aids
- chronische Infektionen des zentralen Nervensystems (zum Beispiel Toxoplasmose oder Lues)
- Hirntumoren, Tumorleiden
- akute Infektionskrankheiten (wie Tuberkulose, Lungenentzündung)
- Stoffwechselerkrankungen
- Störungen des Hormonhaushalts

Depression bei Abhängigkeitserkrankungen

Sucht und Abhängigkeit sind eigenständige psychische Störungen von oft chronischem Verlauf, die jedoch auch häufig gemeinsam mit einer Depression anzutreffen sind. Dabei ist oft unklar, ob zuerst die Abhängigkeit oder zuerst die Depression bestand. Beides ist möglich.

Nicht wenige Patienten meinen, einzelne ihrer depressiven Symptome wie innere Unruhe oder Angst mit Alkohol oder mit unkontrolliert eingenommenen Beruhigungs- und Schlafmitteln „behandeln" zu können. Häufig wirken diese „Selbstbehandlungsversuche" anfänglich auch gut. Die Betroffenen machen jedoch schnell die Erfahrung, dass sie immer größere Mengen dieser Suchtstoffe benötigen, um den gewünschten Erfolg, nämlich die Reduzierung ihrer Symptome, zu erreichen. Sie steigern die Dosis und können in aller Regel ihren Konsum nicht mehr kontrollieren. Sie sind abhängig.

Ein anderer typischer Verlauf ist ebenfalls möglich. Während einer bestehenden Abhängigkeit stellen sich immer mehr emotionale Störungen und auch Symptome einer typischen Depression ein. Ärzte sprechen dann von einer pharmakogenen Depression, einer Depression, die durch die Wirkung des Suchtstoffs ausgelöst ist.

Die Grundlage jeder Behandlung einer depressiven Störung, die mit der Einnahme eines Suchtstoffs verbunden ist, ist die Abstinenz. Erst unter Abstinenzbedingungen lässt sich herausfinden, welche depressiven Symptome noch übrig geblieben sind und behandelt werden müssen.

Depression als unerwünschte Wirkung von Medikamenten

Eine Reihe von Medikamenten kann behandlungsbedürftige depressive Störungen auslösen. Ein Beispiel: Medikamente für Herz- und Kreislauf-Erkrankungen beeinflussen die Ausschüttung von Neurotransmittern, von Botenstoffen im Gehirn, die in engem Zusammenhang mit der Entwicklung depressiver Symptome zu sehen sind (→ Seite 48).

Die Liste derartiger Auslöser ist lang. So können zum Beispiel blutdrucksenkende Medikamente, die „Pille", Medikamente gegen die Parkinsonsche Erkrankung, bestimmte Antibiotika und viele mehr als unerwünschte Arzneimittelwirkung eine Depression verursachen. Diese bildet sich in aller Regel innerhalb von Tagen bis Wochen nach Absetzen des Medikaments zurück.

Saisonal abhängige Depression (SAD) – die Winterdepression

Die Winterdepression ist in den letzten Jahren immer mehr ins Gespräch gekommen. Betroffene klagen über ausgesprochene Stimmungs- und Verhaltensänderungen im Herbst und Winter, fühlen sich dagegen im Frühjahr und Sommer wie neugeboren. Neben den typischen depressiven Symptomen wie zum Beispiel Niedergeschlagenheit, sozialem Rückzug, Energielosigkeit, Konzentrationsschwierigkeiten fallen vor allem zwei Symptome auf: Menschen mit einer Winterdepression haben ein extremes Schlafbedürfnis, fühlen sich wie Bären und Murmeltiere, die den Winter einfach verschlafen. Zu dieser „Hypersomnie" kommt ein auffälliger Appetit auf kohlenhydratreiche Nahrungsmittel wie Süßigkeiten, Nudeln, Brot. Dass diese Symptome tatsächlich jahreszeitabhängig sind, zeigt sich an der spontanen „Heilung" im Frühjahr und Sommer beziehungsweise an der „heilenden" Wirkung eines Winterurlaubs im sonnigen Süden.

Die Statistik beweist es

Die Abhängigkeit vom Breitengrad zeigt folgende Statistik aus den USA:
In Alaska (64. Breitengrad) klagen über 20 Prozent aller Bewohner über Symptome einer Winterdepression, in New York (41. Breitengrad) bis zu 12,5 Prozent, während eine Winterdepression in Florida (28. Breitengrad) kaum auftritt (2,6 Prozent).

Die „larvierte" Depression

Bei der „larvierten" Depression ist die depressive Stimmung hinter den körperlichen Beschwerden versteckt oder anders ausgedrückt: Sie tritt in Gestalt einer körperlichen Krankheit auf, trägt also quasi eine Maske oder Larve, sie ist „larviert". Der Begriff „larvierte Depression" sollte heute sinnvollerweise nicht mehr verwendet werden. Er erscheint aber immer noch auf zahlreichen Krankenscheinen, Krankschreibungen, Attesten und Arztbriefen. Dies liegt daran, dass die Diagnose „larvierte Depression" noch häufig von Hausärzten und Internisten gestellt wird, die mit einer Vielzahl von körperlichen Symptomen konfrontiert sind, diesen Beschwerden aber keine organische Ursache zuweisen können.

Zuerst einmal hatte der Begriff der larvierten Depression auch sicher eine hilfreiche Funktion: Er vermittelte Arzt und Patienten die Einsicht, dass körperliche Leiden seelisch verursacht sein können. Von Nervenärzten und Psychiatern werden jedoch wichtige Einwände ins Feld geführt: Zum einen wird die Diagnose heute zu häufig auch dann gestellt, wenn die organische Ursache (nur) zum Zeitpunkt der Diagnosestellung nicht feststellbar ist. Der Arzt enthebt sich – so der Einwand – durch diese Diagnose weiterer Abklärung. Eine mögliche körperliche Erkrankung bleibt unter Umständen unerkannt und unbehandelt. Zum anderen ist die larvierte Depression keine eigenständige besondere Krankheit: Hinter der Maske der körperlichen Symptome, die ja zur depressiven Störung gehören, kann sich jede Form der Depression verbergen. Diese zu erkennen, ist Aufgabe des Arztes, weil sich danach die Therapie zu richten hat.

Schizoaffektive Psychosen

Diese Erkrankungen nehmen eine Zwitterstellung zwischen den bipolaren (manisch-depressiven) und den schizophrenen Störungen ein und gehören nicht zum engeren Kreis der depressiven Erkrankungen. Dabei treten innerhalb einer Erkrankungsepisode sowohl Symptome einer schizophrenen Psychose (also Wahnideen, Halluzinationen, Denkstörungen, das Gefühl, von Fremden beeinflusst zu werden und andere) als auch Symptome einer Depression oder Manie auf.

Solche Psychosen verlangen eine gänzlich andere Behandlung als depressive Störungen und werden in diesem Buch deswegen auch nicht näher dargestellt. Lediglich die vorbeugende Behandlung mit Medikamenten gleicht der bei wiederkehrenden Depressionen oder wiederkehrenden bipolaren Erkrankungen (→ Seite 73).

Vom Gespräch zur Diagnose

Noch einmal: Im Vordergrund steht das Gespräch. Nur im Gespräch mit Ihnen kann Ihr Psychiater oder Psychotherapeut klären, woran Sie leiden und welche Behandlung für Sie die beste ist.

Einen wichtigen Bestandteil bildet das Erstgespräch. An seinem Ende steht eine Arbeitshypothese: die Diagnose. Eine genaue Abklärung ist jedoch meist nicht ohne weitere Gesprächstermine und zusätzliche Untersuchungen möglich. Psychiater und Psychotherapeut brauchen zusätzliche Informationen.

Die Vorgeschichte der Krankheit – die biographische Anamnese

Seelische Störungen entwickeln sich in bestimmten Lebensphasen oder im Zusammenhang mit belastenden Lebensereignissen. Für viele Störungen des Erwachsenenalters ist schon in der Kindheit der Grundstein gelegt worden. Denn frühere Erfahrungen und Lernprozesse bestimmen maßgeblich auch die Erfahrungen und Lernprozesse, die wir hier und heute machen. Wichtig ist es auch, frühere organische Erkrankungen wie auch frühere seelische Störungen genau zu erfassen, weil sich aus diesen wichtige Hinweise auf die aktuelle seelische Störung ergeben können.

Deshalb: Einen Großteil aller weiteren Gespräche nimmt die Erhebung der biographischen Anamnese ein. Sie befasst sich nicht nur mit den Symptomen und dem bisherigen Verlauf der Krankheit. Es geht ebenso um ihre Vorgeschichte im Zusammenhang mit der Lebensgeschichte und der vergangenen und gegenwärtigen familiären und sozialen Situation des Erkrankten.

Die Geschichte der Krankheit in den Augen anderer – die Fremdanamnese

Bei vielen seelischen Störungen ist es für den Arzt oder Psychotherapeuten unerlässlich, auch die nächsten Angehörigen direkt zu befragen, von ihnen zu erfahren, wie sich ihr Partner, ihr Elternteil, ihr Kind verändert hat, wie sie die seelische Störung wahrnehmen konnten. Diese Angaben können oft eine wesentliche Ergänzung zur biographischen Anamnese darstellen, die ja die Krankengeschichte, wie sie sich für den Betroffenen darstellt, erfasst. Derartige Gespräche können auch im weiteren Verlauf der Behandlung wichtig werden. Auch für die Angehörigen können diese Gespräche eine wichtige Informationsquelle sein.

Neurologische Untersuchung

Zum Ausschluss einer organisch bedingten Depression ist die Überprüfung der Funktionen einzelner Nervenbahnen und Funktionskreise unerlässlich. Ein Psychiater oder Nervenarzt wird diese Untersuchung selbst durchführen. Die nichtärztlichen Psychotherapeuten müssen einen niedergelassenen Arzt einschalten. Der Arzt prüft die Reflexe, untersucht die Hirnnerven, prüft Motorik, Sensibilität und die Koordination von Bewegungen. Diese Untersuchung kann durchaus einige Zeit in Anspruch nehmen. Sie ist völlig schmerzlos. Der Arzt kommt mit seinen Sinnesorganen, dem Reflexhammer, einer Stimmgabel und wenigen anderen Hilfsmitteln aus.

Diese Untersuchung – gewissenhaft durchgeführt – ist ungleich wichtiger als manche aufwendige apparative Diagnostik. Sie steht am Anfang der körperlichen Abklärung. Ihr Erkenntniswert ist außerordentlich hoch; sie macht häufig viele hochaufwendige Zusatzuntersuchungen überflüssig.

Internistische Untersuchung

Es ist bei manchen depressiven Störungen wichtig, auch andere organische Ursachen zu erkennen oder auszuschließen. Nicht nur organische Erkrankungen des Nervensystems verursachen depressive Störungen. Eine symptomatische Depression kann auch durch innere Erkrankungen ausgelöst werden (→ Seite 77). Zu nennen sind vor allem hormonelle Funktionsstörungen beispielsweise der Schilddrüse oder der Nebennierenrinde. Aber auch Stoffwechselerkrankungen oder Infektionskrankheiten können dahinter stehen.

Deswegen ist es bei der Erstdiagnostik einer Depression wichtig, eine orientierende internistische Abklärung des Krankheitsbildes vorzunehmen. Viele Psychiater führen diese Untersuchungen selbst durch. Nichtärztliche Psychotherapeuten werden für diese Untersuchung einen Hausarzt oder Internisten hinzuziehen. Diese Abklärung wird leider gelegentlich zu spät veranlasst, nämlich erst dann, wenn die üblichen Behandlungsmaßnahmen für die depressive Störung versagt haben. Wie die neurologische sollte die internistische Untersuchung vor oder zu Beginn der eingeleiteten Behandlung der Depression erfolgen.

Fassen wir zusammen

Das Erstgespräch beim Psychiater oder Psychotherapeuten entspricht der Untersuchung beim Organmediziner. Beides dient der Diagnosefindung.
In unserem Fall heißt das:

- Im Gespräch erfährt Ihr Psychiater oder Psychotherapeut Ihre Beschwerden, er beginnt sie einzuordnen und entwickelt meist anhand bestimmter Leitlinien (heute meist des ICD 10, → Seite 69) eine erste Vermutung: die Diagnose einer depressiven Störung.
- Diese muss von anderen seelischen und/oder körperlichen Krankheitsbildern abgegrenzt werden.

Die folgenden Schritte dienen der genaueren Bestimmung Ihrer Störung. Denn *die* Depression gibt es nicht.

- Ihr Psychiater oder Psychotherapeut muss sich ein Bild vom Schweregrad der Depression machen. Zum Beispiel muss er das Selbsttötungsrisiko abschätzen können oder entscheiden, ob außer Psychotherapie auch der Einsatz von Medikamenten notwendig ist. Eine Behandlung mit Medikamenten darf nur ein Arzt – entweder der ärztliche Psychotherapeut selbst oder ein hinzugezogener (Nerven)Arzt durchführen. Und:
- Er muss den Verlauf erfragen und möglichst vorhersagen können. Dies ist besonders wichtig bei bipolaren Störungen (→ Seite 73) oder um eventuell eine vorbeugende Behandlung zu planen.
- Zum Ausschluss neurologischer und internistischer Erkrankungen sind Zusatzuntersuchungen notwendig, die der Hausarzt, Internist, Neurologe oder Psychiater durchführt.

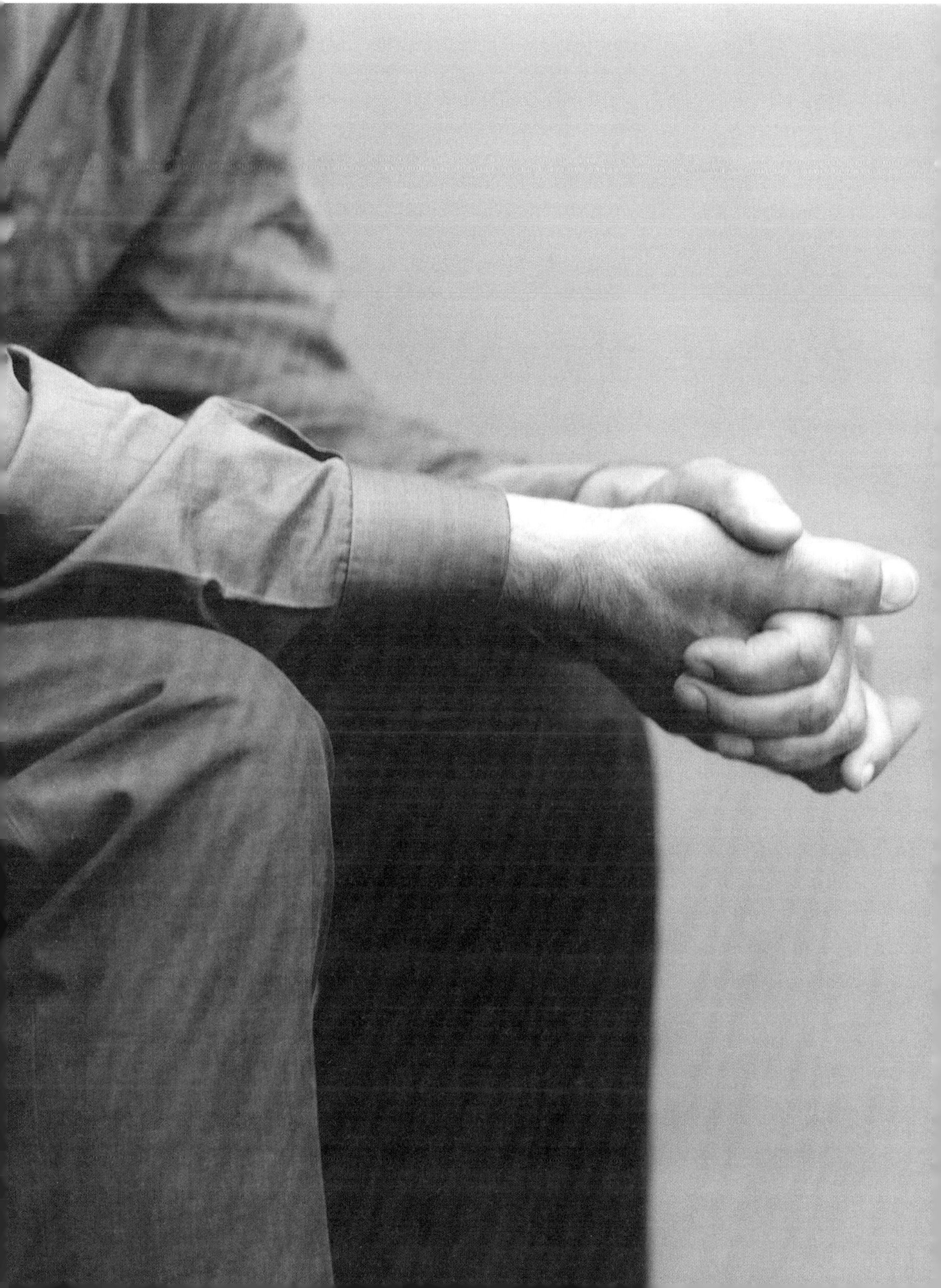

Auch wenn wir gesehen haben, dass es viele unterschiedliche Erklärungsversuche für das Entstehen einer Depression gibt, so ist doch eines klar: Die Depression ist eine seelische Störung, bei der sowohl psychologische als auch biologische Faktoren zusammenkommen. Sie ist eine biopsychologische Krankheit. Daher muss auch ihre Behandlung auf beiden Ebenen ansetzen. Sie ruht auf zwei Säulen:

- auf psychologisch begründeten Verfahren: dem ärztlichen Gespräch, einer psychologisch-psychotherapeutischen Beratung und vor allem der Psychotherapie. Hilfen bieten zusätzliche oder verstärkende psychotherapeutische Maßnahmen im weitesten Sinne, wie etwa Entspannungsverfahren und Informationsgruppen für Betroffene und deren Angehörige (→ Seite 89).
- auf biologisch begründeten Verfahren: Dies sind vor allem Behandlungsmöglichkeiten mit Medikamenten (→ Seite 109), besonders die Therapie mit Antidepressiva. Dazu kommen noch andere körperliche Behandlungsverfahren wie Bewegungstherapie, Lichttherapie, Schlafentzug, Elektrokrampftherapie und andere (→ Seite 145).

Um entscheiden zu können, welche Gewichtung die einzelnen Verfahren bei der Behandlung Ihrer Depression erhalten sollen, sind folgende Informationen wichtig:

Wie schwer ist die Depression?

Wenn Ihre Depression schon Monate andauert, wenn Sie so depressiv sind, dass Ihnen die Organisation Ihres Alltags, Ihre Arbeit, Ihre Familie, Ihre Freunde, Ihnen alles über den Kopf wächst, Sie an nichts und niemandem mehr Freude haben, Sie also an einer schweren Depression leiden (→ Seite 72), dann sind zunächst Medikamente das Mittel der Wahl! Wenn Ihre Verzweiflung so groß ist, dass Ihnen alles sinnlos erscheint, oder wenn Sie gar Selbsttötungsfantasien quälen, kann Ihnen vielleicht nur ein stationärer Aufenthalt in einer Klinik die Struktur und Unterstützung geben, die Sie jetzt brauchen.

Um welche Depression handelt es sich, welchen Verlauf hat sie bisher genommen, welchen wird sie voraussichtlich ohne Behandlung nehmen?

Sie haben sich über die verschiedenen Formen der Depression informiert (→ Seite 68). Jede einzelne von ihnen erfordert zunächst einmal einen anderen Behandlungsansatz, der wiederum davon abhängt, ob Sie zum ersten Mal an einer solchen Depression erkrankt sind oder schon mehrere ähnliche Episoden erlebt haben. Vor allem phasenhafte Verläufe, die sich mit Hochs, also manischen Phasen, abwechseln, bedürfen einer besonderen Behandlung. Eine Depression, die Sie dem ersten Eindruck nach „über Nacht“ überfallen hat, die Gewichtsverlust, Schlafstörungen, Tagesschwankungen, Verlangsamung der Bewegung und starke Einengung des Denkens mit sich bringt, wird zunächst vorrangig mit Medikamenten behandelt. Eine Depression, die als Reaktion auf ein bestimmtes Ereignis entstanden ist, oder eine Dysthymie, eine chronische depressive Verstimmtheit, bedürfen dagegen meist vorrangig einer Psychotherapie. Bei den meisten Betroffenen sind aber auch hier Medikamente hilfreich.

Wurde eine depressive Phase in der Vergangenheit schon einmal erfolgreich behandelt? Wenn ja, wie?

Kein guter Arzt oder Psychotherapeut wird in seinen Überlegungen zum Behandlungsplan die positiven Erfahrungen unberücksichtigt lassen, die Sie schon einmal mit einer Behandlungsmethode hatten. Dasselbe gilt für Ihre negativen Erfahrungen. Normalerweise wird ein Arzt Ihnen nicht Methoden oder Arzneimittel vorschlagen, die Ihnen früher auch nicht geholfen haben. Jedoch kann man leider keine Regel daraus ableiten, etwa im Sinne von „was einmal half, wird immer helfen“ oder auch umgekehrt „was einmal nicht geholfen hat, hilft auch jetzt nicht“. Immer muss auch Ihre aktuelle Lebenssituation mit in den Behandlungsplan einbezogen werden.

RICARDA *(55 Jahre)*

Als Ricarda nach dem Studium eine Stelle in Berlin antrat und nicht in Süddeutschland in der Nähe ihrer Eltern blieb, drohten diese mit Enterbung und Beziehungsabbruch. Dennoch hielt sie durch, was sie mit Stolz erfüllte. Auch ihre Eltern hatten nach fast zwei Jahren dann begriffen, dass sie mit ihrem Druck nicht durchkamen. Alles schien gelöst – da war dann die Depression da. Nur mit Mühe schleppte sie sich von Tag zu Tag weiter. Sie begab sich in psychoanalytische Behandlung. Diese ging über mehrere hundert Stunden. Das Verhältnis zu den Eltern war ein Dauerthema, später dann ihre Unfähigkeit, tragfähige Beziehungen zu Männern einzugehen.

Die Behandlung war hilfreich, vieles ordnete sich in ihrem Leben neu, sie fand einen Partner und gründete mit ihm eine Familie. Als sie dann plötzlich nicht mehr schlafen konnte, morgens an Angst litt und an nichts mehr Freude empfinden konnte, kam die Erinnerung an diese vergangenen Jahre wieder hoch. Wieder mit Psychotherapie anfangen war ihr erster Gedanke.

Ein Erstgespräch bei einem Psychiater wurde ausführlicher, als sie es erwartet hatte. Sie kamen auch darauf, dass es eine starke familiäre Belastung mit Depressionen gab. Eigentlich ging in ihrem Leben auch alles gut. Es gab nichts, von dem sie sich Klärung in einer Psychotherapie erwartet hätte. Sie spürte recht deutlich, dass sich viel verändert hatte und dass das Problem jetzt irgendwie anders war als vor all den vielen

Jahren. „Wollen Sie nicht erst einmal ein Medikament versuchen?“ Diese Frage am Schluss des Gespräches verunsicherte sie sehr. Doch nach einer Woche entschloss sie sich ein Antidepressivum einzunehmen. Sie hätten beide Glück gehabt, meinte ihr Psychiater, als es ihr nach sieben Wochen schon sehr viel besser ging.

Behandlungsplan I: Welche Behandlung bei welchem Krankheitsbild?

Erst wenn diese Fragen beantwortet werden konnten, kann es um die Erstellung eines Behandlungsplans gehen. Erst dann kann Ihr Arzt, Ihr Psychotherapeut gemeinsam mit Ihnen entscheiden:

- Psychotherapie ja/nein? Wenn ja, welche Art der Psychotherapie?
- Medikamente ja/nein? Wenn ja, welche Medikamente?
- Sind weitere Behandlungsverfahren sinnvoll oder gar notwendig?

Als allgemeine Richtschnur gilt heute folgender Behandlungsplan – dass er immer Ihrer ganz persönlichen Geschichte, Ihrem Leiden, Ihren Bedürfnissen und Ihren Möglichkeiten angepasst wird, sollte dabei selbstverständlich sein!

Welche Behandlung bei welchem Krankheitsbild?

Krankheitsbild	Antidepressiva	Psychotherapie	Zusatzbehandlung
Anpassungsstörung mit depressiver Verstimmung (reaktive Depression)	+	+++	Ggf. kurzfristige Gabe von Beruhigungsmitteln (Tranquilizer)
Dysthymie (chronische depressive Verstimmtheit; depressive Neurose)	+ bis ++	+++	Allgemeine Maßnahmen wie Sport, Entspannungsverfahren, Selbsthilfegruppen
Leichte Depression	++ (+++)[1]	++ (+)	Vorübergehend Tranquilizer, ggf. Schlafentzug
Mittelschwere Depression	++ bis +++	++	Schlafphasen-Verlagerung, allgemeine Maßnahmen wie Sport
Schwere Depression (Major Depression)	+++	+ (+++)[1]	Tranquilizer, ggf. Schlafentzug, Schlafphasenverlagerung

+ = sinnvoll ++ = notwendig +++ = unverzichtbar

[1]) Keine Regel ohne Ausnahme: Es gibt leicht depressive Patienten, die unbedingt ein Medikament benötigen, und auch bei manchen schwer depressiv Erkrankten kann eine Psychotherapie unverzichtbar sein.

Welche Behandlung bei welchem Krankheitsbild? (Fortsetzung)

Krankheitsbild	Antidepressiva	Psychotherapie	Zusatzbehandlung
Bipolare Störung (manisch-depressive Störung, zyklothyme Störung)	+++	+	Psychoedukation
Depression mit psychotischer Ausprägung (wahnhafte Depression)	+++	(+)	Tranquilizer, Neuroleptika, ggf. Elektrokrampftherapie
Saisonale Depression	+	+	Lichttherapie, ggf. Schlafentzug

+ = sinnvoll ++ = notwendig +++ = unverzichtbar

Behandlungsplan II: Welche Behandlung in welchem Stadium?

Während im Behandlungsplan I die unterschiedlichen Therapiemöglichkeiten jeweils abhängig von der Diagnose zusammengestellt sind, wird im Behandlungsplan II gezeigt, wie die Behandlung dem Stadium der Depression angepasst wird.

Jeder depressive Mensch erlebt in seiner Krankheit verschiedene Stadien. In den wenigsten Fällen kommt – bei einem gesunden Menschen – eine schwere Depression über Nacht. Ebenso wenig verschwindet diese von einem Tag auf den anderen. Behandlungen müssen sich diesem Ablauf einer depressiven Störung anpassen.

Es ist sinnlos, wenn nicht gar gefährlich, weil Schuld- und Versagensgefühle verstärkend, einem schwer depressiven Menschen mit aufmunternden Worten, Appellen an den Willen und einem ausgefeilten Aktivitäts- und Ablenkungsprogramm zu begegnen. Es macht auch keinen Sinn, in einer schweren Depression ein Aufarbeiten der Vergangenheit ins Auge zu fassen oder gar die rasche Lösung aktueller Konflikte zu verlangen.

Beim Abklingen der Depression auf solche therapeutischen Zielsetzungen zu verzichten, ist jedoch ebenso falsch. Jetzt geht es darum, Aktivitätspläne zu erarbeiten, im Gespräch ein Aufarbeiten der Depression und ihrer Auslöser zu ermöglichen. Wichtig wird jetzt auch psychotherapeutische Unterstützung bei der Bewältigung der Erfahrung, an einer Depression erkrankt zu sein. Viele Menschen, die die Erkrankung hinter sich haben, brauchen auch professionelle

Hilfe bei der Planung der nächsten und übernächsten Schritte, die eine Rückkehr in den Alltag und dessen Organisation erleichtern oder erst ermöglichen. Erfahrene Psychiater und Psychotherapeuten sprechen deshalb von einer phasengerechten Unterstützung des depressiven Menschen.

Reihenfolge der Therapieziele

- Entlastung und Linderung der Symptome (vor allem bei schweren Depressionen)
- schrittweise Aktivierung
- Stärkung nicht-depressiven Verhaltens und Denkens
- Einsicht und Lernen: Erkennen depressiver „Risiken" in der Persönlichkeitsstruktur und Erlernen einer Gegensteuerung im Alltag
- eigenverantwortliche Änderung depressionsfördernder Umweltfaktoren
- gegebenenfalls bei schweren, häufig wiederkehrenden Depressionen: Vorbeugung mit Medikamenten

Die erste Säule der Behandlung: Beratung und Psychotherapie

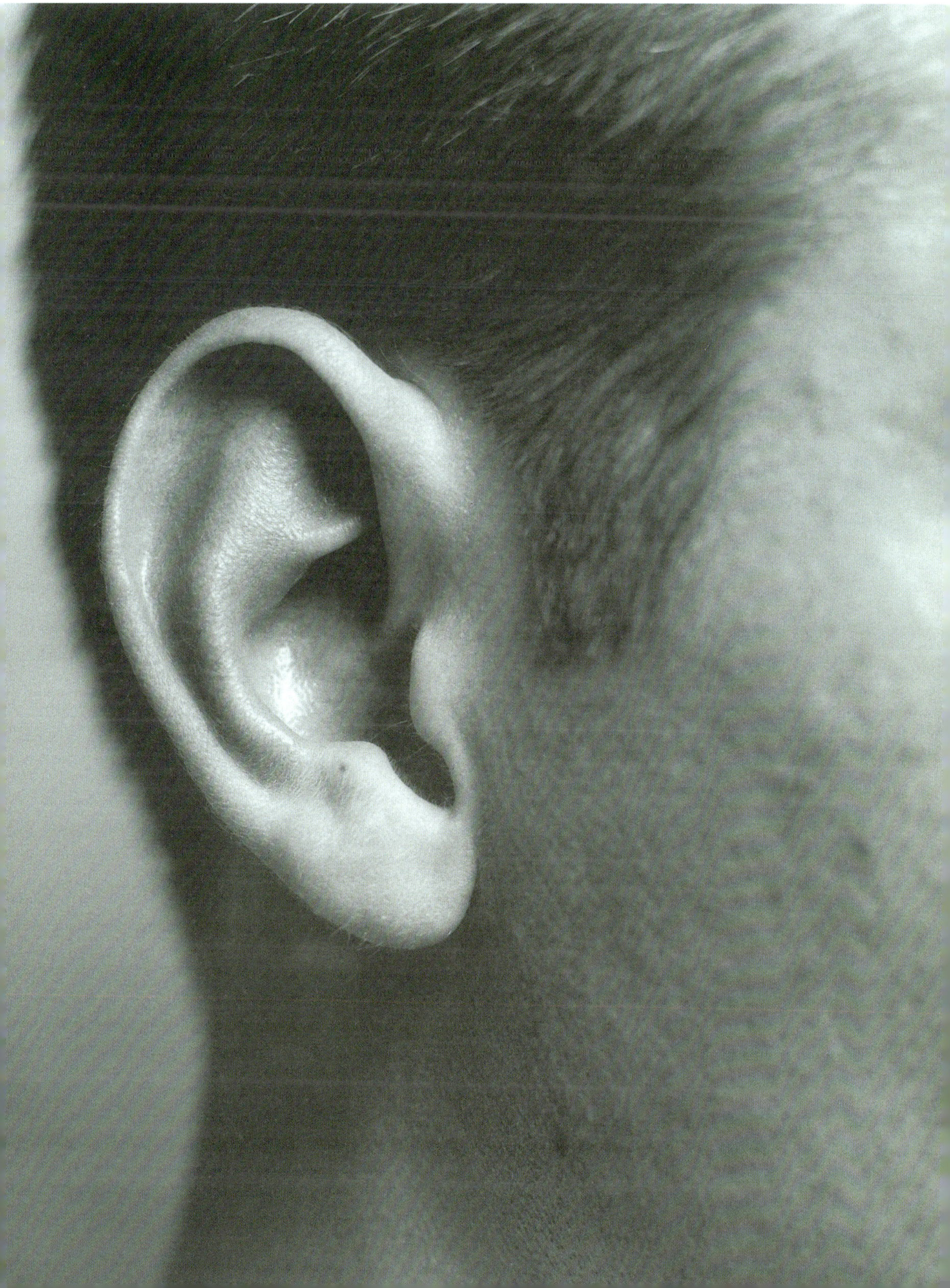

In diesem Kapitel steht eine der beiden Säulen der Depressions-Behandlung, Beratung und Psychotherapie, im Vordergrund. Sie soll den Betroffenen helfen, den aktuellen Auslösern ihrer Krankheit auf die Spur zu kommen sowie Strategien zu entwickeln, diese zu verarbeiten und zukünftig solchen Belastungen anders begegnen zu können.

Das Gespräch

In der Sprechstunde des Hausarztes, in Beratungsstellen der Städte und Gemeinden oder Kirchen oder innerhalb des Erstgesprächs beim Psychiater/Psychotherapeuten finden viele depressive Menschen zum ersten Mal einen Zuhörer und können zum ersten Mal über ihre niedergedrückte Stimmung, ihre quälenden Gedanken und Gefühle sprechen. Diese Erfahrung, auch vermeintlich peinliche Gefühle, Gedanken, Ängste, Sorgen und Befürchtungen äußern zu können, ohne Angst haben zu müssen, für verrückt, dumm, unfähig, wertlos, schuldig gehalten zu werden, bedeutet für viele depressive Menschen eine erste große Entlastung. In dieser Hinsicht findet schon in der Sprechstunde des Hausarztes oder im Erstgespräch beim Psychiater oder Psychotherapeuten „Psychotherapie“ statt. Nutzen Sie diese Möglichkeit!

Das supportive (unterstützende) ärztliche Gespräch

Eine besondere Form dieses Gesprächs ist das „ärztliche Gespräch“. Darüber ist viel geschrieben worden: Als so genannte allgemeine Psychotherapie des Psychiaters wirkt es in erster Linie stützend durch Zuwendung, Gesprächsatmosphäre, Zuverlässigkeit, Stabilität und Verlässlichkeit der Rahmenbedingungen und vor allem durch die dem Psychiater eigene Art des Zuhörens. Ein so praktiziertes ärztliches Gespräch bietet dem Patienten Gelegenheit, sich „auszusprechen“, Gefühle offen zu äußern. Durch interessiertes und gezieltes Nachfragen erleichtert es der Psychiater dem Patienten, seine Gefühlssituation zu klären und die zentralen Probleme zu erkennen. Das Gespräch ist die Grundlage einer individuellen Beziehung zu einem professionellen Helfer, der in der Regel gerade in der Behandlung depressiver Störungen reiche Erfahrung hat. Viele niedergelassene Psychiater haben eine zusätzliche psychotherapeutische Ausbildung, die sie sicher auch in diesem Gespräch leitet.

Diese Form der Psychotherapie muss jede Behandlung begleiten. Denn sie ist die Grundlage des therapeutischen Bündnisses, das Arzt und Patient schließen. Und nur wenn dieses Bündnis funktioniert, wird eine Besserung möglich sein.

! Was nicht passieren sollte

Leider entspricht die Beschreibung des unterstützenden ärztlichen Gesprächs von Seite 90 häufig nicht der Realität. Bei niedergelassenen Psychiatern drängt – wie auch in anderen Arztpraxen – die Zeit. Ein Griff zum Rezeptblock muss – so scheint es allzu oft zu sein – das Gespräch ersetzen.
Haben Sie den Eindruck, Ihr Arzt höre nicht zu (ein guter Arzt kann auch zehn Minuten gut zuhören!), sprechen Sie ihn darauf an! Wenn Sie es nicht schaffen, bitten Sie einen Angehörigen, es für Sie zu tun – oder wechseln Sie den Arzt!

Das ärztliche Gespräch als Begleitung der Behandlung mit Medikamenten

In der Anfangsphase der Behandlung wird Ihr Arzt Sie ein- bis zweimal wöchentlich zu einem solchen Gespräch bestellen, in dem Sie offen und ehrlich sprechen können und müssen. Denn nur auf der Grundlage dieses Dialoges kann der Psychiater seine Diagnose stellen und einen Behandlungsplan entwerfen, der für Sie passt. Auch der Verlauf der Krankheit erschließt sich ihm nur im persönlichen Kontakt. Nur Sie können von möglichen Fortschritten berichten, klagen, dass die Wirkung der Medikamente ausbleibt, oder auf unerwünschte Wirkungen hinweisen. Doch nicht nur das: Ihr Arzt muss für Sie da sein – gerade in dieser schlimmsten Phase Ihrer Krankheit! Sprechen Sie mit ihm, bestehen Sie auf weiteren Terminen, wenn Sie sie brauchen.

Auf diese Anfangsphase muss eine mehrwöchige, manchmal auch monatelange Stabilisierungsphase folgen. Ihr Arzt wird Sie zu Beginn immer noch häufig (in der Regel alle zwei Wochen), dann nach und nach in größeren Abständen einbestellen. Jetzt dient der Kontakt zum Arzt der Bearbeitung von alltäglichen oder zurückliegenden Problemen, eventuell auch der Unterstützung bei der Wiederaufnahme der Alltagsroutine und der Verarbeitung der Erfahrung, diese Krankheit durchgemacht zu haben.

Ebenfalls ist der Austausch über tatsächliche und befürchtete unerwünschte Wirkungen der Antidepressiva in dieser Stabilisierungsphase wichtig. Viele Patienten trauen sich nicht, von sich aus dieses Thema anzuschneiden, und setzen die Medikamente stattdessen einfach ab, sobald es ihnen wieder besser geht. Dies gefährdet jedoch den Behandlungserfolg, denn wenn Antidepressiva zu früh abgesetzt werden, kann eine rasche Wiedererkrankung die Folge sein.

Was ist eigentlich Psychotherapie?

Psychotherapie unterscheidet sich von anderen medizinischen Behandlungsmethoden weniger durch den Anwendungsbereich als durch ihr Vorgehen. Sie ist die Behandlung von psychischen und körperlichen Störungen mit psychologischen Mitteln. Genauer: Unter Psychotherapie versteht man jedes Behandlungsverfahren, dessen therapeutische Wirkung auf Gespräch, Handlung und Beziehung zwischen Therapeut und Patient beruht. Dazu gehören oftmals, je nach therapeutischer Richtung in anderer Gewichtung und Bedeutung, Ratschläge, Überzeugung, Beeinflussung, Training von bestimmten Verhaltens-, Denk- und Erlebensweisen. Dazu gehört auch, Einsicht in die eigene Geschichte zu ermöglichen beziehungsweise zu vermitteln, und das Wiedererleben und Aufarbeiten alter Konflikte im „Hier und Jetzt" der therapeutischen Situation.

Wie Psychotherapie wirkt, ob die therapeutische Methode oder die Beziehung zum Therapeuten wichtiger sind, darüber streiten sich die Experten. Das Gemeinsame aller psychotherapeutischen Richtungen ist jedoch: Immer darf sich der Patient mit seinen Gefühlen, Gedanken, seinem Erleben und Verhalten angenommen, verstanden und respektiert wissen. Der Psychotherapeut gestaltet durch sein Vorgehen, seine Technik und seine Haltung eine ganz bestimmte zwischenmenschliche Beziehung, die Grundlage jeder psychotherapeutischen Behandlung ist. Auf der Grundlage dieser Beziehung macht der Patient neue Erfahrungen, gewinnt neue Einsichten und lernt.

Die Qual der Wahl

Der Markt psychotherapeutischer Verfahren, wie er sich in den Annoncen von Zeitungen und Zeitschriften und in den Regalen des Buchhandels darstellt, ist heute – nicht nur für Laien – unübersichtlich geworden, und beinahe alle Therapieverfahren empfehlen sich in engerem oder weiterem Sinn auch oder ganz besonders als Therapie gegen Depressionen – was auch immer im Einzelnen darunter verstanden wird.

Aber trotz – oder vielleicht gerade wegen – der Fülle verschiedener Therapieansätze und -angebote gibt es bis heute keine psychotherapeutische Standardempfehlung, wie dies für die Behandlung mit Medikamenten der Fall ist. Wie kann ich also ein passendes Therapieverfahren auswählen? Und was ist wichtig, wenn ich mich für einen Psychotherapeuten entscheide?

Der Erfolg lässt sich schwer messen

Vor einigen Jahren erregte eine Untersuchung des Berner Psychologieprofessors Klaus Grawe Aufsehen. Er war mit anderen beauftragt worden, für die Bundesregierung ein Gutachten zur Frage der Wirksamkeit einzelner Psychotherapieverfahren zu erstellen. Dass dies angesichts psychotherapeutischer Verfahren ein schwieriges Unterfangen ist, hat sicher eine Vielzahl von Gründen. Vor allem gibt es ein bisher nicht zufriedenstellend gelöstes methodisches Problem: Es ist ungleich schwerer, den Effekt einer psychotherapeutischen Behandlung als den einer medikamentösen zu messen, sind doch zu viele zwischenmenschliche Ebenen berührt, die sich einer Umsetzung in nüchternes Zahlenwerk widersetzen.
Das Ergebnis war in Psychotherapeutenkreisen denn auch heftig umstritten. Aber obwohl Grawe offenkundig das von ihm selbst praktizierte Verfahren bevorzugte, wurde doch deutlich, dass für nicht wenige Richtungen ein wissenschaftlicher Wirksamkeitsnachweis fehlt. Kein Medikament wird bei uns ohne einen solchen Wirksamkeitsnachweis neu zugelassen!
Immerhin hatte die ganze Aufregung auch etwas Gutes: Mittlerweile sind viele wissenschaftliche Untersuchungen abgeschlossen. Sie sollten die Wirksamkeit einzelner psychotherapeutischer Verfahren untersuchen. Die Datenlage, auch für die anfänglich heftig kritisierten tiefenpsychologischen Verfahren, wurde immer besser. Zwei Trends sind sichtbar: Zum einen wurde deutlich, wie wichtig es ist, dass unabhängig von der praktizierten psychotherapeutischen Methode die persönliche Beziehung zwischen Patient und Therapeut stimmig ist. Zum anderen ist ein Trend hin zu störungsbezogenen Therapieformen auszumachen. Es entstehen innerhalb der therapeutischen Schulen „Spezialtherapien“ für Depression, Angst- und Zwangserkrankungen und andere.

Wegweiser durch den Psychomarkt

Wir werden uns im Folgenden auf die in Deutschland bekanntesten und anerkannten Verfahren beziehen, deren Ausbildungsgänge kontrolliert und nachvollziehbar sind. Das sind:

- die tiefenpsychologisch fundierten Behandlungsverfahren
- die verhaltenstherapeutisch orientierten Behandlungsverfahren
- die humanistische Psychotherapie, vor allem die klientenzentrierte Gesprächstherapie und die Gestalttherapie
- und verschiedene familientherapeutische Behandlungsverfahren.

Über die genannten Schulen hinaus findet sich auf dem „Psychomarkt“ eine Vielzahl anderer Verfahren. Eine wichtige Gruppe unter ihnen sind die körperorientierten Psychotherapien. Sie versuchen, durch die Arbeit mit dem und am Körper auf die Seele einzuwirken.

Im Grunde genommen geht es also wieder um die beiden großen Richtungen, die wir schon beim Versuch, die Ursachen der Depression zu beschreiben, vorgestellt haben (→ Seite 45). Das sind:
- psychodynamische Verfahren, denen es um die Bearbeitung von Konflikten im Einzelnen und in der Beziehung zu anderen geht. Sie gründen meist auf tiefenpsychologischen Erklärungsmodellen.
- verhaltens- und lerntheoretische Verfahren, die das Lernen neuer Verhaltens- und Denkmuster in den Mittelpunkt stellen.

Tiefenpsychologische Verfahren

Diese Therapieform hat ihre Wurzeln in der Psychoanalyse S. Freuds, der analytischen Psychologie von C. G. Jung und vielen anderen Therapeuten und Theoretikern in der Nachfolge. Sie umfasst aber nicht nur die klassische Psychoanalyse, sondern auch andere Verfahren wie
- die tiefenpsychologisch fundierte Psychotherapie
- die tiefenpsychologisch fundierten Kurzzeittherapien oder
- die tiefenpsychologisch fundierte (psychoanalytische) Gruppentherapie.

Die Grundlagen sind ab Seite 50 dargestellt.

Die klassische Psychoanalyse

Sie ist das älteste und wohl auch bekannteste Behandlungsverfahren. Im psychoanalytischen Setting nach S. Freud liegt der Patient auf der Couch. Er ist aufgefordert, Gedanken und Fantasien, Gefühle und Empfindungen ohne Rücksicht auf Logik, Bedeutung oder Moral zu äußern. Der Analytiker sitzt außerhalb des Blickfelds. Er verhält sich eher passiv, um dem Patienten eine eigene Entwicklung zu ermöglichen. Diese Entwicklung führt – dies ist eine Grundlage der Langzeitanalyse – über einen Rückschritt in alte, in der Tiefe des Seelenlebens verborgene Gefühle und Erinnerungen (Regression) zur Veränderung. In drei bis fünf Sitzungen (je 50 Minuten) pro Woche und mit einer Gesamtdauer von bis zu mehreren hundert Stunden (verteilt über drei bis fünf Jahre) hat sie zum Ziel, wirklich grundlegend – da frühe Konflikte und Traumata auf- und nicht zudeckend – zum Kern des jeweiligen Problems vorzudringen. Die Intensität und Dauer der Behandlung werden als Voraussetzung genannt, dass Konflikte durchgearbeitet und verstanden werden können. Bisher gibt es jedoch wenige Studien, die nachweisen, dass die Psychoanalyse in der Depressionsbehandlung viel wirksamer wäre als andere Verfahren. Ziel einer Psychoanalyse ist auch nicht unbedingt die Heilung bestimmter Symptome, sondern grundsätzliche Einsicht, Persönlichkeitsveränderung, Reifung.

In der derzeitigen psychotherapeutischen Behandlung depressiver Störungen nimmt sie nur etwa 7 Prozent aller tiefenpsychologischen Behandlungen ein. Als Depressionsbehandlung wird sie in Deutschland von den Krankenkassen im Gutachterverfahren bis zu 300 Stunden finanziert. Das heißt: Der behandelnde Psychoanalytiker muss vor der Übernahme durch die Krankenkasse in einem ausführlichen Bericht die Notwendigkeit der Psychotherapie schlüssig begründen. Der Gutachter entscheidet aufgrund dieses Berichts.

Für die Behandlung einer akuten Depression werden heute vor allem die psychoanalytische oder tiefenpsychologisch fundierte (Kinder- und Jugendlichen-) Psychotherapie, die psychoanalytische Kurzzeittherapie oder die psychoanalytische Gruppentherapie angewendet.

Psychoanalytische Psychotherapie (tiefenpsychologisch fundierte Psychotherapie)

Eine tiefenpsychologisch fundierte Psychotherapie wird als spezielles Heilverfahren dann empfohlen, wenn es aufgrund eines bestimmten Krankheits- und Persönlichkeitsbildes sinnvoll erscheint, in der Therapie bei den aktuellen Konflikten und Belastungen eines Patienten anzusetzen. Die Lebensgeschichte ist als Hintergrund der aktuellen Probleme relevant, steht aber nicht im Vordergrund. Das Ziel dieser Therapie beschränkt sich auf Beseitigung oder Besserung der aktuellen Beschwerden. Weiterreichende Veränderungen der Persönlichkeitsstruktur werden nicht angestrebt. Der Patient sitzt dem Psychotherapeuten gegenüber, und die Beziehung zwischen Patient und Therapeut wird modellhaft für Beziehungen und Erlebensweisen im realen Leben des Patienten bearbeitet. Wenn der Patient sich beispielsweise über etwas an seinem Therapeuten ärgert, wird dieser Ärger zum Thema der Therapie.

Die Sitzungen (ebenfalls 50 Minuten) finden ein- bis zweimal in der Woche statt. Die Gesamtstundenzahl beträgt 50 bis 100 Sitzungen. Auch die tiefenpsychologisch fundierte Psychotherapie wird von den Krankenkassen im Gutachterverfahren übernommen. Mittlerweile gibt es gute wissenschaftliche Belege für die Wirksamkeit dieses Verfahrens bei der Depressionsbehandlung, es kann also empfohlen werden.

Psychodynamische Kurzzeittherapie

Seit den Anfängen der Psychoanalyse gibt es die Kurzzeittherapien. Sie arbeiten an einem bestimmten Problem, dem Fokus oder fokalen Konflikt, das sich in den ersten Sitzungen herauskristallisiert. Im Gegensatz zu anderen tiefenpsychologischen Verfahren ist die Stundenzahl auf etwa 10 bis 40 Stunden begrenzt. In der Depressionsbehandlung spielt die Kurzzeittherapie dann eine Rolle, wenn eine begrenzte psychosoziale Krise wie ein Trennungskonflikt oder ein konkreter Auslöser wie eine Mobbingsituation am Arbeitsplatz greifbar sind. Sie wird mit einem verkürzten Gutachterverfahren von den gesetzlichen Krankenkassen (bis zu 25 Stunden) übernommen; bei den Privatkassen ist die Situation recht unübersichtlich, manche fordern ein Gutachten, bei anderen werden psychotherapeutische Leistungen zunächst pauschal bis zu einer bestimmten Sitzungsanzahl – meist 20 bis 40 Stunden pro Jahr – übernommen. In diesen Fällen ist ein gesonderter Antrag für diese Behandlungsform nicht erforderlich. Oft wird die psychodynamische Kurzzeittherapie bei starkem Leidensdruck eingesetzt, wenn ein länger dauerndes Bewilligungsverfahren unzumutbar erscheint. Nach Ablauf der Sitzungen kann der Patient die Übernahme einer längerfristigen Psychotherapie beantragen.

Psychoanalytisch orientierte Krisenintervention

In einer Krisensituation, bei der ein Mensch eine tatsächliche oder von ihm nur als solche erlebte Ausnahmesituation nicht bewältigen kann und depressiv oder sogar mit Selbsttötungsabsichten und -impulsen reagiert, ist oft ein sofortiges therapeutisches Eingreifen notwendig. Der Betroffene braucht Klärung, Strukturierung und einen Gesprächspartner. Der Psychotherapeut versucht, die ganz individuelle Bedeutung der Krise für den Betroffenen zu verstehen und beim Patienten Einsicht und Verständnis für seine Erlebens- und Reaktionsweise zu vermitteln. Die Dauer einer Krisenintervention beschränkt sich auf wenige Sitzungen. Häufig schließt sich eine längerfristige Psychotherapie nach Abklingen der Krise an.

Psychoanalytische Gruppentherapie

Die Gruppentherapie entstand aus der Notwendigkeit, für möglichst viele Patienten ein psychotherapeutisches Versorgungsangebot zu schaffen. Heute wird sie ganz gezielt bei bestimmten Problemen und Störungen, auch bei Depressionen angewendet. Wichtig ist, dass der Patient in der Lage und motiviert ist, über sich in der Gruppe und mit der Gruppe zu sprechen und über sich selbst als Teil der Gruppe nachzudenken. Der Psychotherapeut behandelt die gesamte Gruppe und spricht auch meist über das gesamte Gruppengeschehen. Nur in Ausnahmefällen wendet er sich an den Einzelnen. Eine Gruppentherapie ist also keine gleichzeitige Therapie Einzelner, sondern die Psychotherapie eines Einzelnen in der und durch die Gruppe. Eine Gruppe besteht idealerweise aus fünf bis zehn Teilnehmern. Die Sitzungen finden regelmäßig ein- bis zweimal pro Woche statt und dauern jeweils anderthalb Stunden. Auch die Kosten für eine Gruppenpsychotherapie werden von den Krankenkassen übernommen.

Ein wichtiger Wirkfaktor: Die Übertragung

Alle tiefenpsychologischen Therapieverfahren arbeiten mehr oder weniger mit und an der Übertragung: In der Beziehung zum Therapeuten erlebt der Patient alte Beziehungen wieder. Er „überträgt“ die Gefühle, Gedanken, Fantasien und Empfindungen, die er damit verbindet, auf den Therapeuten (oder auf die Gruppe und einzelne Gruppenmitglieder). In der geschützten Situation der Therapie kann er durch die Interpretation und Deutung des Psychotherapeuten nach und nach Einsicht in diese alten Geschichten und die durch sie ausgelösten Gefühle gewinnen, sie verstehen und gegebenenfalls bewältigen und damit seine aktuelle psychische Situation verändern.

MAREIKE *(30 Jahre)*

Mareike wird plötzlich von ihrem Lebenspartner, mit dem sie eine gemeinsame Zukunft aufbauen wollte, verlassen. Diese Entscheidung kam für sie völlig überraschend. Kurz danach fühlt sie eine zunehmende traurige Verstimmung. Sie beginnt, sich selbst für das Zerbrechen der Beziehung verantwortlich zu machen, hält sich für unattraktiv, unfähig, eine Beziehung zu einem Mann zu gestalten. Dieses Gefühl weitet sich auf ihr gesamtes Selbstwertgefühl aus. Sie hält sich nun ganz und gar für unnütz und wertlos. Aus diesem Gefühl der Hoffnungslosigkeit wird ihr Bedürfnis nach „Ruhe“ immer stärker: Nur Ruhe haben – dies war ihr vordringlichster Wunsch, auch Ruhe vor den eigenen Selbstanklagen und den quälenden Zweifeln an sich selbst.

Eines Tages nimmt sie eine Packung Schlaftabletten. Nach einem kurzen Krankenhausaufenthalt zur Entgiftung und Krisenintervention wird sie in eine psychotherapeutische Behandlung vermittelt.
In dieser Behandlung wird immer deutlicher, dass sie mit Trennungserlebnissen eine ganz eigene Geschichte hat.
Als Mareike vier Jahre alt war, hatten sich ihre Eltern nach einer langen Phase der Entfremdung schließlich getrennt. Sie kam zur Mutter, zum Vater bestand keinerlei Kontakt. Den Verlust des Vaters konnte sie natürlich nur als völliges Desinteresse des Vaters an ihr verstehen. Und dieses Desinteresse konnte in ihrem Verständnis nur damit zusammenhängen, dass sie selbst nicht liebenswert, ja wertlos war. Während ihrer Psychotherapie sind es die Wochenenden und vor allem die Ferienzeiten, an denen sie fast vorhersagbar in Depressionen verfällt. Zunehmend wird ihr klar, dass sie gerade diese Pausen in der Psychotherapie als Beziehungsabbruch vonseiten ihres Analytikers erlebt, und sie kann nun die Ähnlichkeit ihrer Gefühle und Erlebnisweisen als Kind und später im Erwachsenenalter erkennen.
In der Beziehung zum Analytiker wird ihr deutlich, dass sie es in allen Beziehungen zu anderen Menschen als elementare Bedrohung ihrer eigenen Person empfindet, wenn eine Trennung droht, da sie jede gegenwärtige Beziehung als Wiederholung früher Beziehungsmuster erlebt. Wichtig ist für Mareike, dass sie diese früheren Gefühle in der Beziehung zu ihrem Therapeuten wirklich nachempfindet und diese so korrigieren kann.

Verhaltenstherapeutische Verfahren

Die Verhaltenstherapie galt lange Zeit als eine therapeutische Umsetzung der Lerntheorie, die – ohne die Vergangenheit eines Menschen einzubeziehen – durch „Lob und Tadel", Verstärkung und Strafe auf Veränderung des Verhaltens hinwirkt. Inzwischen hat sie sich eine weitaus „ganzheitlichere" Betrachtung des Menschen mit seiner ganz individuellen, aktuellen sozialen und familiären Situation und seiner persönlichen Geschichte zu Eigen gemacht. Auch sie arbeitet heute an nicht bewussten Motiven, an Fehlhaltungen im Denken und Handeln und an gestörten Beziehungsmustern (→ Seite 53).

Eine verhaltenstherapeutische Psychotherapie umfasst im Schnitt 20 bis 45 Sitzungen (jeweils 50 Minuten, gelegentlich auch mehr). Auch sie gehört zu den beiden von den Krankenkassen im Gutachterverfahren finanzierten Richtlinienpsychotherapieverfahren.

Aktivitätsfördernde Therapien heben das Erlernen bestimmter Verhaltensweisen hervor. Ihre Ziele ganz allgemein formuliert sind:

- schrittweise mehr tun
- schrittweise mehr angenehm Erlebbares tun
- schrittweise mehr Geplantes tun
- schrittweise solche Aktivitäten in Angriff nehmen, deren Erlernen Erfolgserlebnisse vermittelt.

Dies geschieht zum Beispiel auch durch Rollenspiele in der Stunde, das Erstellen von Aktivitätsplänen und Hausaufgaben, in denen bestimmte Verhaltensweisen in realen Situationen erprobt werden.

MATTHIAS *(34 Jahre)*

Das Neinsagen musste Matthias mühsam mithilfe seiner Psychotherapeutin lernen. Schrittweise spielte er mit ihr entsprechende Situationen im Rollenspiel durch. Schwieriger war dann die Erprobung in der Realität. Beispielsweise hatte er in einer chemischen Reinigung früher auch bei unzureichenden Leistungen stillschweigend bezahlt und konnte dem Ärger erst zu Hause Luft machen. Es kostete ihn große Anstrengungen, die „Hausaufgabe" seiner Psychotherapeutin zu erfüllen und bei einem schlecht gebügelten Hemd zu sagen: „Das nehme ich so nicht ab. Bitte noch einmal bügeln!"

Der Weg zu wirklich lebensentscheidenden und -bestimmenden Situationen war weit. Doch schließlich gelang es Matthias, sein Leben anders zu ordnen. Er hatte gelernt, Nein zu sagen, ohne Angst, deshalb weniger geachtet, weniger geliebt oder gar für immer verlassen zu werden.

Gerade bei depressiven Menschen kann die Strukturierung der einfachsten Alltagsaktivitäten zum Problem werden. So banal es klingt: das, was früher ohne nachzudenken gelang, wird in der Depression zur unüberwindbar wirkenden Hürde.

Hilfen für Aktivitätspläne – Tagesplan

- Tragen Sie zuerst die Aktivitäten ein, die feststehen – zum Beispiel Frühstück, Arbeitsbeginn, Mittagspause, Feierabend, Abendessen ...
- Füllen Sie Ihren Tagesplan mit möglichst vielen angenehmen Aktivitäten. (Stellen Sie im Vorfeld eine Liste solcher für Sie angenehmer Aktivitäten auf!)
- Planen Sie, wenn der Tag viele unangenehme Aufgaben enthält, jeweils nach Erledigung dieser Aufgaben eine angenehme Aktivität als Belohnung ein.
- Planen Sie Zeiten des Nichtstuns und Pausen ein.
- Planen Sie Ihren Tag so, dass er Sie nicht überfordert.

Wichtig bei einem solchen Aktivitätsplan ist die Konkretisierung der einzelnen Aktivitäten. Schreiben Sie zum Beispiel nicht „telefonieren", sondern „mit Klaus telefonieren" oder: nicht „fernsehen", sondern „Sonntag: Tatort – ARD, 20.15 Uhr".

Verfahren, die speziell zur Depressionsbehandlung entwickelt wurden

Die folgenden beiden Verfahren sind aus der Verhaltenstherapie beziehungsweise der Tiefenpsychologie entstanden. Sie wurden speziell für die Behandlung von depressiven Menschen entwickelt und gehören ebenfalls zu den Richtlinienverfahren.

Kognitive Umstrukturierung

Die kognitive Therapie nach Beck ist ein verhaltenstherapeutisches Verfahren. Anders als bei den aktivitätsfördernden Therapien liegt ihr Schwerpunkt eher darin, die Denkweise des Erkrankten zu ändern. Beck nennt dies „kognitive Umstrukturierung“: Der Betroffene lernt in mehreren Schritten, seine negative Weltsicht, die er aufgrund eines „falschen Denkens“ (kognitiver Fehler → Seite 55) entwickelt hat und aufrechterhält, zu überprüfen und zu korrigieren. Tagesprotokolle, also Aufzeichnungen, in denen der Patient alltägliche belastende Situationen, die dazugehörigen negativen Gedanken und Gefühle und die für ihn typischen Verallgemeinerungen festhält, helfen, die Denkfehler bewusst zu machen. Durch gezielte Fragen versucht der Therapeut, den Patienten dazu zu bringen, seine Gedanken an der Realität zu messen, seine Fehler zu korrigieren und gedankliche Alternativen zu entwickeln. Es geht dabei nicht einfach um „positives Denken“, wie oft fälschlicherweise angenommen wird. Denn der schwierigste Schritt ist es, gedankliche Alternativen zu entwickeln, die auch in Belastungssituationen eine Chance zur Realisierung haben. Solche „Realitätstests“, das heißt das Aufsuchen oder Herstellen von Situationen, in denen die neu entwickelten Einstellungen erprobt werden, bilden denn auch die letzte Phase der Therapie. Wie bei den anderen verhaltenstherapeutischen Verfahren umfasst diese Therapie ebenfalls im Schnitt 20 bis 45 Sitzungen.

Einfach positiv denken!?

Diese „Wunderformel“ bekommen wohl heute fast alle depressiven Menschen als vermeintlich guten Rat zu hören. Selbst bei Patienten, die wegen einer Depression stationär behandelt werden müssen, kann man die Aufforderung, positiv zu denken, in Gestalt des gleichlautenden Buchtitels von Doktor Murphey auf dem Nachttisch vorfinden.

Das Prinzip, das hier vorgeschlagen wird, wirkt – so zumindest der Anspruch des Autors – denkbar einfach: Der depressive Mensch denkt negativ, und dagegen hilft nur positives Denken, das alle negativen Zusammenhänge auflöst und neue Bewertungen setzt.

Aber: Nicht das ist gemeint, wenn Psychotherapeuten von einer kognitiven Umstrukturierung sprechen. Der Lernprozess, um den es hier geht, hat nicht zum Ziel, negative Realität in positive umzudeuten, sondern negative Deutungen an der Realität zu messen, also negatives Denken durch realistisches Denken zu ersetzen.

Interpersonelle Psychotherapie

Die interpersonelle Psychotherapie (IPT) nach Klerman und Weissman wurde ebenfalls speziell für die Depressionsbehandlung entwickelt. Sie gründet auf der allgemeinen Beobachtung, dass Depressionen meistens in einem interpersonellen Kontext entstehen, also entweder durch den Verlust einer wichtigen Bezugsperson oder in einem aktuellen zwischenmenschlichen Konflikt.

Ziel einer solchen IPT ist es, dass der Depressive lernt, besser mit anderen Menschen zurechtzukommen, ohne dass seine Persönlichkeit grundlegend geändert wird. Das heißt: Das therapeutische Vorgehen ist auf eine bessere Bewältigung der gegenwärtigen Lebenssituation ausgerichtet.

Dabei geht es um die Bearbeitung

- nicht bewältigter Verlusterfahrungen (Trauerarbeit)
- aktueller zwischenmenschlicher Konflikte (zum Beispiel Paarkonflikte)
- von Problemen im Zusammenhang mit sozialen Rollen und deren Veränderungen (zum Beispiel, wenn die Kinder das Haus verlassen)
- von bestimmten Schwierigkeiten, die der Betroffene im zwischenmenschlichen Bereich zeigt (Depressive neigen zum Beispiel dazu, Gestik und Mimik anderer negativ auf sich zu beziehen ...).

Die IPT umfasst einige wenige Stunden bis zu etwa 40 Behandlungssitzungen. Sie ist klar strukturiert in verschiedene Abschnitte und im Allgemeinen von vornherein zeitlich begrenzt. Die Diagnose, eine ausführliche Information des Patienten über seine Krankheit und das Formulieren von Therapiezielen bilden einen wichtigen Bestandteil.

Untersuchungen, welche die Effektivität dieser relativ jungen Therapieform auch im Vergleich mit einer Behandlung mit Medikamenten prüften, stellten eine hohe Wirksamkeit vor allem in Bezug auf die Zeit nach der Depression fest.

Kombination von Therapieelementen

In der Praxis werden fast nie „reine“ Verfahren ausgeübt. Vor allem für die Behandlung depressiver Menschen wurden in den letzten 20 Jahren kombinierte – also verhaltenstherapeutische und verhaltenstherapeutisch-kognitive – Behandlungsverfahren entwickelt. In einer solchen Therapie lernt der Patient, typische depressive Denk- und Verhaltensweisen zu reduzieren. Dabei geht es immer sowohl um eine Änderung seiner Denkweise als auch darum, dass er seine Beziehung zu anderen Menschen besser gestalten kann. Zudem soll der Betroffene lernen, wieder aktiver am Geschehen ▸

um ihn herum teilzunehmen. Neben Einzeltherapien sind auch Gruppentherapien möglich.
In vielen Studien ist die Wirksamkeit von Psychotherapie bei depressiven Störungen auch im Vergleich mit einer Behandlung mit Medikamenten nachgewiesen worden. Sie wird auch für schwer depressiv Erkrankte empfohlen. In der Regel ist für mittelschwer bis schwer depressiv Erkrankte eine Kombination aus beidem nötig: Eine Psychotherapie wird durch eine Behandlung mit Medikamenten vorbereitet und ergänzt.

Weitere Verfahren

Klientenzentrierte Gesprächstherapie (nach Rogers)

Die Gesprächstherapie ist in Deutschland wohl immer noch die nach den tiefenpsychologischen und verhaltenstherapeutischen Verfahren verbreitetste Therapieform.

Mit dem Zusatz „klientenzentriert" wird betont, dass der Klient (Rogers verwendet „Klient" im Gegensatz zum Begriff „Patient", der eher an Passivität denken lässt) aktiv und von sich aus Hilfe bei der Lösung eines Problems sucht. Er gibt dabei nie die Eigenverantwortlichkeit aus der Hand, steht also im Zentrum der Therapie. Die Grundannahmen einer solchen Therapie sind: Der Klient hat eine eigene Selbstverwirklichungstendenz, das heißt, er weiß eigentlich, was ihm gut tut. Dieses Wissen um die eigenen Bedürfnisse ist jedoch aufgrund negativer Reaktionen auf bestimmte Gefühle, Verhaltensweisen (zum Beispiel in seiner Kindheit) geschmälert oder vielleicht ganz abhanden gekommen. In der Therapie wird ihm die Entfaltung der Selbstverwirklichungstendenz wieder ermöglicht, weil der Therapeut sich in den Patienten/Klienten einfühlt, nie wertet, jedes Gefühl, jede Regung akzeptiert. In diesem therapeutischen Klima kann der Patient/Klient von sich aus seine Ressourcen aufspüren, sich verändern und weiterentwickeln.

Gesprächstherapien finden oft in Einzelsitzungen statt. Gruppensitzungen sind jedoch auch möglich. Ihr Umfang ist variabel. Meistens sind nicht mehr als 30 Stunden vereinbart. Oft werden sie mit anderen Verfahren aus dem verhaltenstherapeutischen Spektrum (zum Beispiel Training der sozialen Kompetenz) kombiniert. In Effektivitätsstudien schnitten solche kombinierten Verfahren besser ab.

Die Gesprächspsychotherapie gehört nicht zu den Richtlinienverfahren. In Institutionen wie Beratungsstellen und Kliniken wird sie häufig angeboten, sie ist Teil der dort praktizierten Behandlung.

Gestalttherapie

Die Gestalttherapie hat sich aus der Psychoanalyse entwickelt und erklärt das Entstehen von Depressionen ganz ähnlich. Selbstabwertung, Selbstvorwürfe werden dem Austragen notwendiger Konflikte und dem Erleben der dazugehörigen Gefühle wie zum Beispiel Wut und Ärger vorgezogen.

Im Gegensatz zur Psychoanalyse betont sie – ebenso wie die klientenzentrierte Gesprächstherapie – die Fähigkeit des Menschen zur Selbstregulation. Jeder kann also selbst mit therapeutischer Hilfe die Besserung seiner Depression herbeiführen. Dazu muss er allerdings lernen, seine eigenen Bedürfnisse bewusst wahrzunehmen, und er muss mit der Außenwelt in Kontakt treten können.

In der Therapie sollen die Klienten (auch Gestalttherapeuten ziehen diesen Begriff vor) lernen, spontaner zu sein, ihre Gefühle besser zu artikulieren und eigenen und fremden Gefühlen stärker Rechnung zu tragen. Soweit die Gründe für die momentane depressive Erkrankung des Patienten in seiner Lebensgeschichte liegen, werden sie in der therapeutischen Sitzung durch verschiedene für die Gestalttherapie typische Techniken wie etwa das Rollenspiel, aktualisiert und nochmals gewissermaßen „durchgespielt"; dabei geht es dann um Alternativen zu bisherigen eingeschliffenen Reaktionsmustern.

Gestalttherapie findet in Einzel- und Gruppensitzungen statt. Ihr Umfang ist variabel, sie dauert meist länger als Verhaltenstherapien oder eine Gesprächstherapie.

Die Gestalttherapie gehört nicht zu den Richtlinienverfahren. In Beratungsstellen und Kliniken wird sie häufig angeboten. Mittlerweile haben aber viele Gestalttherapeuten Zusatzqualifikationen im Rahmen der Richtlinienpsychotherapie erworben und können ihre Therapieelemente im Rahmen dieser Richtlinienpsychotherapie einbringen.

Über die Effektivität gibt es bisher wenige vergleichende Studien, was aber nicht ausschließt, dass es sich auch hier um ein wirksames Verfahren handelt.

Familientherapie

Familientherapeutische Verfahren gehen von der Tatsache aus, dass jeder Mensch in einem Geflecht von Beziehungen lebt und ein Leben ohne dieses Beziehungsgeflecht nicht vorstellbar ist. Vor allem bei Kindern und Jugendlichen, oft jedoch auch bei Erwachsenen, wird deutlich, dass die Symptome des Therapiesuchenden nicht ohne seine Familie, in der er lebt oder aus der er stammt und aus der er sich bisher vielleicht nicht lösen konnte, verstanden und verändert werden können. Oft zeigt sich der Patient auch nur als „Symptomträger" der Familie. Eine Veränderung im Patienten kann deshalb – so die Theorie – auch nur durch die Veränderung der Familie stattfinden.

Diesen Ansatz verfolgt am konsequentesten die systemische Therapie: Sie versteht die Symptome des Patienten immer als Symptom der ganzen Familie. Gelingt der Familie ein anderer Umgang miteinander, verlieren die Symptome des „Indexpatienten" an Bedeutung und verschwinden. Familientherapien gibt es jedoch auch als verhaltenstherapeutisch oder tiefenpsychologisch fundierte Familientherapie.

Familientherapie ist auch sinnvoll, um depressiven Menschen und ihren Angehörigen einen anderen Umgang mit der Krankheit nahe zu bringen. Denn jede Depression bedeutet nicht nur Leiden für den Erkrankten, sondern für jeden Angehörigen, der sich zunehmend angegriffen oder überflüssig, ausgestoßen oder überbeansprucht fühlen muss und ganz eigene Gefühle des Ärgers, der Angst, des Verlustes oder des Aufgesogenwerdens zu bewältigen hat. Je weniger ihm dies möglich ist, desto schneller entsteht ein Teufelskreis, in dem sich der Depressive wiederum als abgelehnt, wertlos, überflüssig, gehasst erlebt. In den therapeutischen Sitzungen soll dieser Teufelskreis aufgebrochen werden. Eine andere Form der Kommunikation wird erprobt, und neue Problemlösungsstrategien werden entwickelt.

Familientherapeutische Behandlungen, an denen möglichst alle Familienmitglieder teilnehmen, sind meist sehr kurz – sie umfassen häufig nicht mehr als sechs bis zwölf Sitzungen in oft unregelmäßigen Abständen.

Die systemische Familientherapie gehört nicht zu den Richtlinienverfahren. In Beratungsstellen und Kliniken wird sie häufig angeboten. Familientherapeutische Elemente finden sich ebenfalls verhaltenstherapeutischen und tiefenpsychologischen Verfahren.

Welche Therapie für wen?

Ganz allgemein lässt sich aufgrund heutiger Forschungslage sagen: Für die Behandlung einer akuten schweren Depression zeigten Verfahren, die eigens zur Depressionsbehandlung entwickelt wurden, also die kognitive Verhaltenstherapie nach A. Beck und die interpersonelle Psychotherapie nach Klerman, bessere Erfolge als zum Beispiel die psychoanalytische Langzeittherapie. Ob dies auch auf eine langfristige therapeutische Effektivität, also im Sinne einer Vorbeugung eines Wiederauftretens der Depression zutrifft, ist noch nicht hinreichend geklärt. Denn wie wir gesehen haben, ist es schwierig, die einzelnen Psychotherapieansätze und -verfahren im Vergleich objektiv und wissenschaftlich untermauert auf ihre Wirkung für den Einzelnen zu beurteilen. Dies jedoch wäre die Grundlage einer Standardempfehlung für eine Psychotherapie der Depression.

Trotz vieler Debatten in Expertenkreisen und vom Ansatz her sehr unterschiedlicher Konzepte für die bestmögliche Behandlung einer Depression wird in der Praxis heute zunehmend eine Kombination verschiedener Methoden gewählt.

Was für Betroffene und Angehörige aber noch sehr viel wichtiger ist als die „reine Lehre" eines Psychotherapieverfahrens: das Vertrauen des Patienten in das Verfahren und seine Möglichkeit mitzuarbeiten. Nicht jedem liegt die abstinente Haltung des Psychoanalytikers. Viele brauchen den Blickkontakt, um sich angenommen zu fühlen. Nicht jedermanns Sache ist auch die wirklich tiefgehende „Selbsterkenntnis", die durch eine Langzeitanalyse angestrebt wird. Manchen Menschen liegt die direktive Vorgehensweise eines Verhaltenstherapeuten mehr, die ihm sagt, „wo es langgeht". Alles andere macht Angst. Es hat also keinen Sinn, einem depressiven Menschen eine Therapie vorzuschlagen, die er niemals für sich akzeptieren könnte, und noch weniger sinnvoll ist es, eine Psychotherapie bei einem Psychotherapeuten zu beginnen, der kein Vertrauen einflößt. Die persönliche „Chemie" muss stimmen.

Wie finde ich einen Psychotherapeuten?

Es gibt mehrere Möglichkeiten, einen Psychotherapeuten zu finden.

- Wenn Sie schon in psychiatrischer oder hausärztlicher Behandlung sind, sprechen Sie mit Ihrem Arzt. Er sollte einen für Sie und „Ihre" Depression geeigneten Psychotherapeuten nennen können.
- Wenn nicht, rufen Sie Ihre Krankenkasse an. Sie wird Ihnen eine Liste von Psychotherapeuten (mit Kassenzulassung) zusenden.

- Fragen Sie bei der für Sie zuständigen kassenärztlichen Vereinigung nach; viele unterhalten Vermittlungsstellen für Psychotherapie, bei denen Psychotherapeuten freie Therapieplätze melden.
- Empfehlung durch Bekannte/Freunde.
- Gelbe Seiten im Telefonbuch – Stichwort Psychotherapie. Wichtig: Fragen Sie nach Ausbildung, Methode, Erfahrung und Zulassung. Leider bieten auch sehr viele Vertreter von nicht anerkannten Außenseitermethoden in den Gelben Seiten ihre Dienste an.

Haben Sie eine Adresse (möglichst in Ihrer Nähe – Sie werden viele Termine wahrnehmen müssen!) bekommen, einfach anrufen und einen Termin ausmachen (ein Überweisungsschein ist für dieses erste Gespräch nicht nötig, → unten). Gleichgültig ob Sie privat oder gesetzlich versichert sind, Sie sollten vorher in jedem Fall die Kostenübernahme durch einen Anruf bei Ihrer Versicherung, Ihrer Krankenkasse klären. Ein „Erstgespräch" kann aufwühlen, eine Beziehung ermöglichen, Vertrauen und erste Bindungen schaffen, Barrieren einreißen ... Wenn dann eine Fortführung allein an der Kostenübernahme scheitern sollte, kann dies sehr schmerzlich sein.

Psychotherapie für Kinder und Jugendliche

Wenn Sie für Ihr Kind einen Psychotherapieplatz suchen, kann eine erste Beratung in einer Familien- und Erziehungsberatungsstelle sinnvoll sein (Träger sind meist die Stadt oder die Gemeinde und verschiedene freie Träger wie Caritas, Diakonisches Werk, Arbeiterwohlfahrt und andere). Je nach Ausbildung der dort angestellten Psychologen oder Kinder- und Jugendlichen-Psychotherapeuten werden manchmal auch längere Therapien angeboten.
Viele Kliniken für Kinder- und Jugendpsychiatrie unterhalten eigenständige Institutsambulanzen. Erkundigen Sie sich nach der für Ihren Wohnort zuständigen Klinik für Kinder- und Jugendpsychiatrie.

Wer übernimmt die Kosten?

In Deutschland gehört Psychotherapie zum Leistungskatalog der gesetzlichen Krankenkassen, das heißt, sie übernehmen die Kosten vollständig bis zu einer bestimmten Anzahl von Sitzungen. Bei Privatversicherungen gelten meist ähnliche Bedingungen. Erkundigen Sie sich jedoch auf jeden Fall bei Ihrer Versicherung, welche Psychotherapie und vor allem wie lange sie die Kosten hierfür übernimmt.

Die gesetzlichen Krankenkassen beschränken sich in ihrer Leistungspflicht auf die Verfahren, die sich auf tiefenpsychologische oder verhaltenstherapeutische Grundlagen berufen (→ Seiten 94, 98, 100). Für diese Verfahren gibt es niedergelassene Psychotherapeuten, also psychotherapeutisch tätige Ärzte, Psychologen und Kinder- und Jugendlichen-Psychotherapeuten, die an einem von den Ärztekammern anerkannten Institut ihre Weiterbildung zum Psychotherapeuten absolviert und danach eine staatliche Approbation erhalten haben. Sie rechnen direkt mit der kassenärztlichen Vereinigung ab.

Und zum Schluss: Einige Tipps für Ihre Suche

- Machen Sie sich kundig über die einzelnen Verfahren (→ Seite 93). Welches „spricht" Sie an? Mit welchem können Sie augenblicklich wenig anfangen?
- Machen Sie sich kundig über die Ausbildung und Vorerfahrung des infrage kommenden Therapeuten. „Kurpfuscher", „Magier" und „Heiler", die es leider auf dem Psychomarkt zuhauf gibt, sind nichts für Sie!
- Holen Sie Empfehlungen ein, aber:
- Vertrauen Sie mehr auf *Ihr* Urteil und *Ihr* Gefühl. Der beste Therapeut Ihrer Freundin muss nicht auch für Sie „passen".

Und: für Angehörige und Freunde von Betroffenen

Für jemanden, der depressiv ist, mögen diese Tipps nutzlos sein. Häufig reicht weder die Energie noch die Zuversicht. Depressive Menschen haben auch oft die Scheu, nachzuhaken, kritisch zu sein oder einfach „Nein" zu sagen. Deshalb: Unterstützen Sie den Betroffenen bei der Suche, sprechen Sie mit ihm über die möglichen Therapieverfahren. Manchmal ist sogar Ihre Unterstützung bei der Anmeldung notwendig (stellen *Sie* gegebenenfalls dem Psychotherapeuten die wichtigen Fragen nach Ausbildung, Erfahrung, nach Vorgehensweise und Zielen der Therapie – viele depressive Menschen „trauen" sich das einfach nicht). Aber überfahren Sie den Patienten nicht. Es ist seine Psychotherapie!

Das Erstgespräch

Jede Psychotherapie beginnt mit dem „Erstgespräch". Haben Sie Vertrauen! Der Psychotherapeut kennt Ihre Krankheit. Sie können sicher sein, dass er Sie aufgrund seiner Ausbildung und seiner Erfahrung mit vielen Menschen, denen es wie Ihnen geht, weder als lächerlich, schuldig oder unfähig oder gar als dumm empfindet. Kümmern Sie sich also nicht um den Eindruck, den Sie machen könnten.

Es ist wichtig, dass Sie – auch wenn es Ihnen schwer fallen sollte – offen über Ihre Gedanken, Gefühle, Ängste und Sorgen, aber auch über mögliche körperliche Beschwerden sprechen. Auch wenn Sie eine Überweisung (einschließlich Diagnose) zur Psychotherapie vorgelegt haben, wird der Psychotherapeut noch einmal eine ausführliche Anamnese erheben (Fragen nach der Geschichte der Krankheit und Ihrer Lebensgeschichte) und sich sein eigenes Bild von der Krankheit machen müssen (→ Seite 80). Seine Aufgabe ist es, für sich zu entscheiden, ob in Ihrem Fall (s)ein Psychotherapieverfahren das Mittel der Wahl ist. Aber: Die letzte Entscheidung, ob dem Erstgespräch weitere psychotherapeutische Sitzungen folgen werden, liegt bei Ihnen.

Fragen, die Sie sich nach dem ersten Gespräch stellen sollten

- Nimmt der Therapeut mich ernst?
- Haben wir miteinander gesprochen oder er mit mir oder gar über mich?
- Ist er an mir interessiert? (Zum Beispiel: Sieht er mich an?)
- Beantwortet er meine Fragen, oder weicht er aus?
- Stimmen die Ziele, die er für mich und meine Psychotherapie formuliert, mit meinen Vorstellungen überein?
- Fühle ich mich nach dem Erstgespräch „aufgebaut“, angenommen?
- Bin ich nach diesem Erstgespräch zuversichtlicher?

Nur wenn Sie diese Fragen mit Ja beantworten können, sind Sie gut aufgehoben.

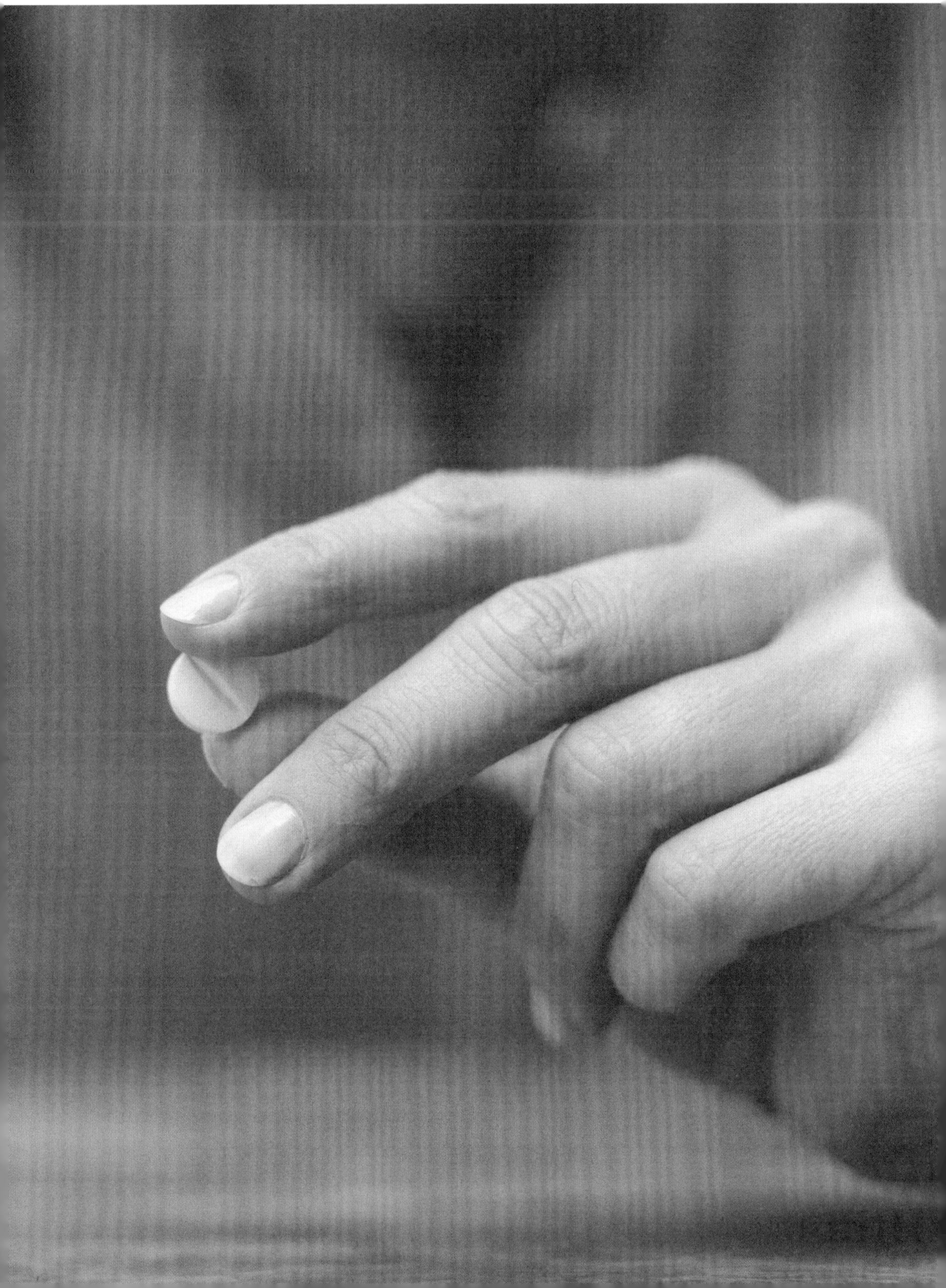

Neben der Psychotherapie (→ Seite 92) bilden Medikamente, vor allem die Antidepressiva, die zweite Säule der Behandlung. Ohne sie sind die entscheidenden Therapieerfolge, wie wir sie heute verzeichnen können, nicht denkbar.

Mitte der 50er-Jahre des letzten Jahrhunderts entdeckte ein amerikanischer Psychiater, dass ein Medikament, das eigentlich zur Tuberkulosebehandlung entwickelt worden war, bei depressiven Patienten eine deutliche Verbesserung ihrer Erkrankung bewirkte. Das erste moderne Antidepressivum wurde also zufällig entdeckt, lange bevor man seine Wirkungsweise im Einzelnen verstand. Erst Tierversuche zeigten: Das „Tuberkulosemittel" hemmt die Aktivität der Monoaminooxidase, eines Enzyms, dessen Aufgabe normalerweise der Abbau von Botenstoffen, den Neurotransmittern, ist. Durch diese Aktivitätshemmung werden weniger dieser Botenstoffe abgebaut. Die Folge: Auch die uns schon bekannten Botenstoffe Serotonin und Noradrenalin stehen so im Gehirn in höheren Konzentrationen zur Verfügung. Der therapeutische Erfolg dieser Monoaminooxidasehemmer (MAO-Hemmer) besteht damit in der Erhöhung des Angebots an Botenstoffen.

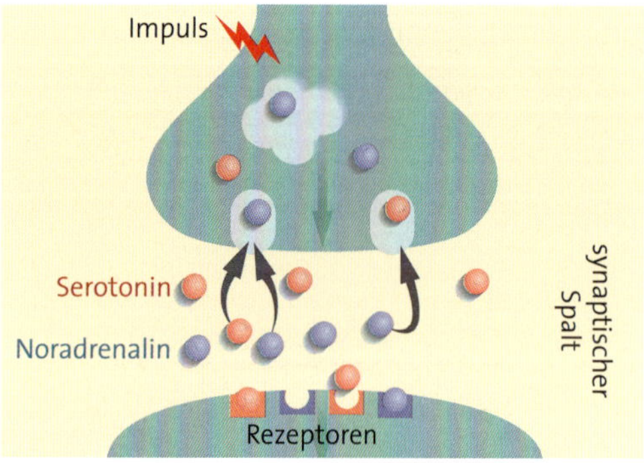

Abgabe und Wiederaufnahme des Botenstoffes: *Nachdem sich der Botenstoff vom Rezeptor gelöst hat, wird er in die abgebende Endigung wieder aufgenommen. Der gesamte Vorgang dauert nur wenige Millisekunden.*

Fast zur selben Zeit wurde ein neues Medikament zur Behandlung der Schizophrenie erprobt, ohne aber die gewünschten Erfolge zu zeigen. Bei depressiven Patienten kam es jedoch zu erstaunlichen Effekten, die sich auch in weiteren Untersuchungen bestätigten. Dabei spielte allerdings ein ganz anderer Wirkmechanismus die entscheidende Rolle: Dieses Medikament hemmt nicht den Abbau der Botenstoffe wie ein MAO-Hemmer, sondern die Wiederaufnahme in die Nervenendigung, aus der sie zuvor abgegeben worden waren. Die Folge: Auch auf diese Weise steht der jeweilige Botenstoff an der Verbindungsstelle der Nervenzellen, den Synapsen, vermehrt zur Verfügung. Das erste Trizyklikum – Imipramin – war entdeckt.

Antidepressiva greifen also direkt an der „Kommunikationsstelle" der Nervenzellen, dem synaptischen Spalt, an und erhöhen dort die Konzentration und damit auch die Wirkung der körpereigenen Botenstoffe. Nach heutigem Erkenntnisstand gibt es im Wesentlichen zwei Botenstoffe, die an der Depressionsentstehung beteiligt sind: Noradrenalin und Serotonin (→ Seite 48). Auch dem Botenstoff Dopamin werden depressionslösende Eigenschaften zugeschrieben. Die meisten Antidepressiva wirken auf diese beiden Stoffe, entweder, indem sie deren Abbau oder ihre Wiederaufnahme hemmen.

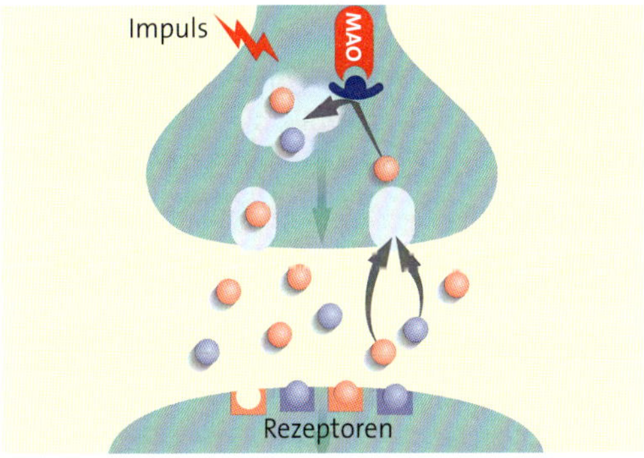

Monoaminooxidasehemmung: *Die Monoaminooxidase baut den Botenstoff im Inneren der Zelle ab. Wird dieser Vorgang gehemmt, kann mehr Botenstoff zum synaptischen Spalt befördert und dort ausgeschüttet werden.*

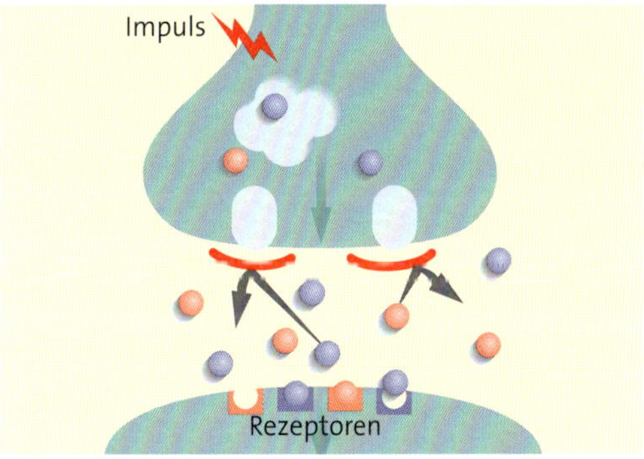

Die Wiederaufnahmehemmung des Botenstoffes: *Die Wiederaufnahme des Botenstoffes in die abgebende (obere) Nervenzelle wird gehemmt; im synaptischen Spalt erhöht sich das Angebot an Botenstoffen.*

„Neuere" Antidepressiva

Ein Problem fast aller Medikamente ist, dass sie nicht nur dort wirken, wo sie wirken sollen, sondern auch an Stellen im Körper, wo ihre Wirkung nicht erwünscht ist. Diese unerwünschten Wirkungen, die auch auf den Beipackzetteln genannt werden müssen, lassen nicht wenige Patienten die Behandlung abbrechen oder verkürzen – was letztlich aber den Therapieerfolg gefährdet. Deswegen ist die Entwicklung von nebenwirkungsarmen Medikamenten ein wesentliches Ziel der medizinischen Forschung.
Inzwischen sind einige Wirkstoffe auf dem Arzneimittelmarkt, die zum Teil tatsächlich weniger und andere als die bislang typischen unerwünschten Wirkungen (wie zum Beispiel Mundtrockenheit oder Probleme beim Wasserlassen) zeigen.

Die wichtigsten Medikamente

Die nachfolgende Übersicht enthält nur die wichtigsten Wirkstoffe. Es besteht keinesfalls Anspruch auf Vollständigkeit. Einige Arzneimittel werden vor allem deswegen nicht erwähnt, weil sie angesichts der Vielzahl der verschiedenen therapeutischen Möglichkeiten in der Verordnungspraxis keine wesentliche Rolle mehr spielen und im Grunde genommen entbehrlich sind.

Die meisten Antidepressiva lassen sich nach ihrem biochemischen Wirkmechanismus oder ihrer chemischen Struktur unterscheiden. Der Wirkmechanismus erklärt die positive Wirkung der Medikamente auf Menschen mit Depressionen ebenso wie ihre charakteristischen Nebenwirkungen.

Die erwünschten Wirkungen der Antidepressiva

Die Antidepressiva bewirken eine Verbesserung der depressiven Symptome und lassen sie nach und nach zum Verschwinden bringen. Diese Wirkung kann sich je nach Erscheinungsbild der Depression ganz unterschiedlich darstellen.

Niemals ist mit einem gleichzeitigen Verschwinden aller Beschwerden zu rechnen. Bei dem einen Betroffenen bessern sich zuerst Angst und Schlafstörungen, ein anderer spürt vielleicht zuerst eine Stimmungsaufhellung oder eine Besserung des Antriebs. Der Appetit nimmt wieder zu – eine in der Depression aufgetretene Gewichtsabnahme korrigiert sich wieder auf das ursprüngliche Gewichtsniveau, ein anderer spürt vielleicht zuerst ein Nachlassen von innerer Unruhe und Anspannung.

Die Besserung verläuft langsam. Bei den allermeisten Antidepressiva ist mit einem Wirkungseintritt nicht vor Ablauf von drei bis fünf Wochen zu rechnen. Antidepressiva wirken nicht nach dem Modell „Kopfschmerztablette". Auch in der Besserungsphase müssen Betroffene weiter Geduld aufbringen, bis die einzelnen Krankheitszeichen nach und nach verschwinden.

Die unerwünschten Wirkungen der Antidepressiva

Die Mehrzahl der Patienten verspürt kaum oder nur geringe Nebenwirkungen der Antidepressiva.

Wenn unerwünschte Wirkungen auftreten, so sind sie meist nicht gefährlich und zudem oftmals vorübergehend (wie zum Beispiel Mundtrockenheit). Bei solchen Nebenwirkungen sind keine weiteren Maßnahmen erforderlich. Der Körper gewöhnt sich entweder an sie oder gleicht sie mit Gegenreaktionen aus.

Einige wenige unerwünschte Wirkungen müssen beobachtet werden, das heißt, Sie sollten auf sie achten und Ihrem Arzt davon berichten oder Ihr Arzt muss vorsorglich Kontrolluntersuchungen durchführen.

In ganz seltenen Fällen kommen unerwünschte Wirkungen vor, die sofortige ärztliche Hilfe nötig machen.

Wir haben im Folgenden die unerwünschten Wirkungen der verschiedenen Wirkstoffe so geordnet, dass Sie besser einschätzen können, welche Maßnahmen jeweils nötig sind.

Trizyklische Antidepressiva

Der Name erklärt sich aus der chemischen Struktur des Moleküls, aus der diese Medikamente bestehen: Sie ähnelt der Anordnung von drei ringförmigen Bausteinen. Trizyklische Antidepressiva gehören zu den am längsten in der klinischen Praxis eingeführten Wirkstoffen. Imipramin beispielsweise ist seit 1957 und Amitriptylin fast ebenso lange für die Behandlung depressiver Störungen fest etabliert. Sie sind immer noch der „Goldstandard" der medikamentösen Depressionsbehandlung: Alle neueren Medikamente müssen sich an ihrer nachgewiesenen antidepressiven Wirkung messen lassen. Für viele Psychiater sind sie immer noch erste Wahl, gerade weil ihre zuverlässige Wirksamkeit wiederholt bestätigt werden konnte.

Ein Antidepressivum aus dieser Gruppe (Maprotilin) weist vier dieser „Ringe" aus (man nennt es deswegen tetrazyklisch); das Wirkprinzip ähnelt aber dem der Trizyklika, weswegen es auch an dieser Stelle besprochen wird.

Die meisten trizyklischen Antidepressiva wirken auf mehrere Botenstoffe des Gehirns, auf mehrere Transmittersysteme, vor allem auf Serotonin und Noradrenalin, aber auch auf Acetylcholin, Histamin und andere. Die Wirkung auf andere Botenstoffe als Noradrenalin und Serotonin ist zum Teil für die unerwünschten Wirkungen dieser Wirkstoffgruppe verantwortlich. Je nachdem, welche Symptome im Vordergrund stehen und behandelt werden sollen, können Trizyklika ausgewählt werden, die mehr antriebssteigernd (Nortriptylin-Typ, → Tabelle, Seite 142) oder antriebsdämpfend und angstlösend (Amitriptylin-Typ, → Tabelle, Seite 142) wirken. Bei den Substanzen vom Amitriptylin-Typ kann die dämpfende Eigenschaft durch die Einnahme der Gesamtdosis am Abend auch als schlafanstoßendes Mittel genutzt werden.

Das autonome Nervensystem und die Antidepressiva

Die meisten Funktionen unseres Körpers laufen ohne unser Zutun ab, sind also autonom: Sei es die Regulation des Herzschlags, der Atmung, Körpertemperatur oder des Stoffwechsels und der Verdauung. All diese elementaren Körperfunktionen werden vom vegetativen Nervensystem gesteuert, ohne dass wir einen Gedanken darauf verschwenden müssen. Auch dieses autonome Nervensystem hat seine Botenstoffe, wie etwa das Acetylcholin. Und da Medikamente, die wir einnehmen, nicht nur dort wirken, wo sie wirken sollen, sondern im ganzen Körper, können sich Antidepressiva, die die Botenstoffe des vegetativen Nervensystems beeinflussen, auch auf dieses auswirken und dort unerwünschte Folgen hervorrufen.

Unerwünschte Wirkungen trizyklischer Antidepressiva

► **Keine Maßnahmen erforderlich**

- Es kann Mundtrockenheit auftreten, besonders bei Beginn der Behandlung. Die Nase ist wie verstopft, die Patienten sind ständig durstig.
- Der Blutdruck sinkt, Patienten, bei denen dies der Fall ist, fühlen sich benommen, schwindelig und müde. Wenn sie zu schnell aufstehen, wird ihnen schwarz vor Augen. Sie können ihren Herzschlag verstärkt und beschleunigt wahrnehmen.
- Es können sich sowohl Verstopfung wie auch Durchfall einstellen.
- Wie bei fast allen Antidepressiva kann es zu vermehrtem Schwitzen kommen, aber auch Frösteln kann möglich sein.
- Fast alle Medikamente aus dieser Gruppe können müde machen, viele Patienten mit Schlafstörungen finden dies nicht unangenehm.
- Die Sehschärfe, besonders bei der Umstellung von Nah- auf Fernsicht kann vermindert sein. Auch dies geht innerhalb weniger Tage vorbei. Manche Patienten lassen sich bei solchen Beschwerden eine neue Brille verordnen. Das ist sinnlos, es hilft bereits, einige Tage abzuwarten.
- Übelkeit und Kopfschmerzen können auftreten.

► **Muss beobachtet werden**

- Wenn das Wasserlassen schwer fällt, sollten Sie darauf achten, ob diese Beschwerden zunehmende Tendenz haben. Dies kann im Einzelfall bis zum Harnverhalt gehen, dann müssen Sie sofort einen Arzt aufsuchen.
- Auch können trizyklische Antidepressiva das sexuelle Verlangen verringern und zu Erektionsstörungen führen. Besteht dies über einige Wochen fort, sollten Sie Ihren Arzt nach Behandlungsalternativen fragen.
- Bewegungsunruhe oder eine Störung der gezielten Bewegung sind selten.

► **Sofort zum Arzt**

- Sie hatten einen epileptischen Anfall (Bewusstseinsverlust mit Muskelzuckungen) oder Sie hatten eine Ohnmacht.
- Wasserlassen ist überhaupt nicht mehr möglich, Sie spüren einen festen Druck und Schmerz im Unterbauch.
- Der Herzschlag wird unregelmäßig: Wenn Sie Ihren Puls fühlen, spüren Sie keinen festen Rhythmus mehr, oder aber es kommt zu „Aussetzern". Hier sollte rasch ein EKG angefertigt werden.
- Sehr selten ist eine Darmlähmung, die sich mit sehr starken Bauchschmerzen bemerkbar machen kann.
- Bei Patienten mit ohnehin schon erhöhtem Augeninnendruck kann es zu einem akuten Glaukomanfall kommen, der sich in hef-

tigsten Kopfschmerzen, meist um das betroffene Auge herum äußert.

- Besonders bei älteren Patienten können sich akute Verwirrtheitszustände entwickeln. Gedächtnisprobleme können auftreten oder sich verstärken.
- Wie die anderen Antidepressiva können Trizyklika zwar keine Selbsttötungsabsicht auslösen, sie können aber, wenn diese Absicht bereits besteht, den bisher fehlenden notwendigen Antrieb für die Durchführung herstellen. Eine Unterscheidung, ob es sich um einen Medikamenteneffekt handelt oder um eine Verschlechterung der Depression ist meist nicht möglich.
- Für Maprotilin gilt zusätzlich: Sehr selten kann es einem plötzlichen Tonusverlust der Muskulatur kommen, vor allem in den Beinen. Stürze und Unfälle sind möglich.

Um von vornherein das Risiko solcher Nebenwirkungen zu mindern, wird Ihr Arzt einige Voruntersuchungen veranlassen, bevor er Ihnen ein Medikament aus dieser Wirkstoffgruppe verordnet (→ unten und Seite 142). Dazu gehören eine Messung des Augeninnendrucks und eine EKG-Untersuchung. Bei älteren Patienten (über 60 Jahre) sollte das EKG auch während der Behandlung überprüft werden.

Symptom der Krankheit oder „Nebenwirkung"?

Wie können Sie oder Ihr Arzt unterscheiden, ob es sich um ein Symptom Ihrer Depression oder um eine Wirkung des verordneten Medikaments handelt? Denken Sie beispielsweise an die Verminderung des sexuellen Verlangens oder Erektionsstörungen, die bei Betroffenen ausgesprochen häufig sind. Sicher: Wenn diese Störungen erstmals unter Einnahme des Medikaments auftreten, ist es wahrscheinlich, dass sie eine unerwünschte Wirkung eben dieses Mittels darstellen. Es kann aber auch sein, dass das Medikament noch gar nicht wirkt, sondern vielmehr ein neues Symptom der Depression zu den anderen Symptomen hinzugekommen ist und sich wie die anderen während der Behandlung langsam bessern wird.
In vielen Fällen ist es deswegen ratsam, Geduld zu haben und leichtere unerwünschte Wirkungen, die Sie in Ihrem Wohlbefinden nicht massiv beeinträchtigen, hinzunehmen. Es ist nicht sinnvoll, das Medikament häufig zu wechseln, weil all diese Medikamente eine gewisse Zeit benötigen – als Richtwert drei bis fünf Wochen –, um ihre Wirkung entfalten zu können. Diese Zeit sollten Sie durchstehen.

Wer sollte Trizyklika nicht einnehmen? – Gegenanzeigen

Patienten mit Blasenentleerungsstörungen, vor allem Männer mit einer Vergrößerung der Prostata, Patienten mit einer Erhöhung des Augeninnendrucks (Glaukom – der grüne Star) und Patienten mit einer Magenentleerungsstörung aufgrund einer Verengung des Magenausgangs dürfen Medikamente aus dieser Wirkstoffgruppe nicht verordnet bekommen. Auch bei Herzrhythmusstörungen ist Vorsicht geboten.

Wechselwirkungen mit anderen Medikamenten

Mit einer Vielzahl anderer Medikamente bestehen Wechselwirkungen. Diese kommen häufig dadurch zustande, dass der Abbau sowohl des Antidepressivums als auch des anderen eingenommenen Medikaments durch die Leber verzögert stattfindet. Sie können sich das so vorstellen, dass die Leber einfach „zu viel zu tun hat“. Dadurch können die Konzentrationen beider Medikamente ansteigen, von beiden ist durch den verzögerten Abbau mehr als notwendig vorhanden. Es ist dann so, als würden Sie eine wesentlich höhere Dosis zu sich nehmen – die Gefahr der unerwünschten Wirkungen steigt. Eine andere Form der Wechselwirkung läuft genau gegenteilig ab: Die Leber wird durch ein bereits verordnetes Medikament auf Touren gebracht und baut das Antidepressivum nun beschleunigt ab. Dies hat zur Folge, dass die Konzentration im Blut zu niedrig ist und eigentlich eine höhere Dosis genommen werden müsste, um die gewünschte antidepressive Wirkung zu erzielen.

Aus diesem Grunde ist es wichtig, dass Sie jeden Arzt, der Ihnen ein Medikament verordnet, über alle weiteren Medikamente, die Sie einnehmen, auf dem Laufenden halten. Nur so ist es möglich, die oft komplizierten Wechselwirkungen zu berücksichtigen.

Trizyklische Antidepressiva – die wichtigsten Wirkstoffe und ihre Dosierung[1]

Wirkstoff / Tägliche Dosierung bei ambulanter Behandlung	Handelsname (Beispiele)	
Amitriptylin bis 150 mg	*Amineurin* *Amitriptylin beta* *Amitriptylin-CT* *Amitriptylin-dura*	*Amitriptylin-neuraxpharm* *Amitriptylin Sandoz* *Saroten* *Syneudon*
Amitriptylinoxid bis 180 mg	*Amioxid-neuraxpharm*	*Equilibrin*
Clomipramin 100 bis 150 mg	*Anafranil* *Clomipramin-CT* *Clomipramin-neuraxpharm*	*Clomipramin-ratiopharm* *Clomipramin Sandoz*
Doxepin bis 225 mg	*Aponal* *Doneurin* *Doxepia Real* *Doxepin 1A Pharma* *Doxepin AL* *Doxepin beta* *Doxepin beta T* *doxepin-biomo* *Doxepin dura*	*Doxepin Holsten* *Doxepin-neuraxpharm* *Doxepin-ratiopharm* *Doxepin Sandoz* *Doxepin STADA* *Doxe TAD* *Espadox* *Mareen*
Imipramin bis 225 mg	*IMIPRAMIN neuraxpharm*	*TOFRANIL Dolorgiet*

►

Trizyklische Antidepressiva – die wichtigsten Wirkstoffe und ihre Dosierung[1] (Fortsetzung)

Wirkstoff / Tägliche Dosierung bei ambulanter Behandlung	Handelsname (Beispiele)	
Maprotilin bis 150 mg	*Ludiomil* *Maprolu* *Maprotilin Holsten* *Maprotilin-neuraxpharm*	*Maprotilin-ratiopharm* *Maprotilin-Teva* *Maprotilin-CT* *Maprotilin Real*
Nortriptylin bis 150 mg	*Nortrilen*	
Trimipramin bis 225 mg	*Herphonal* *Stangyl* *Trimidura* *Trimineurin* *Trimipramin 1A Pharma* *Trimipramin AL* *Trimipramin AWD* *Trimipramin beta* *Trimipramin biomo*	*Trimipramin-CT* *Trimipramin Heumann* *Trimipramin Isis* *Trimipramin Lindopharm* *Trimipramin-neuraxpharm* *Trimipramin-ratiopharm* *Trimipramin Sandoz* *Trimipramin Stada* *Trimipramin TAD*

1) Die angegebenen Dosierungen sind die Höchstdosen unter ambulanten Behandlungsbedingungen. Diese können bei stationärer Behandlung unter enger klinischer Beobachtung überschritten werden. Für ältere Patienten kann im Einzelfall die halbe Menge schon ausreichend sein.

Selektive Serotonin-Wiederaufnahmehemmer

Bei den selektiven Serotonin-Wiederaufnahmehemmern (SSRI) handelt es sich um relativ „junge“ Antidepressiva. Die ersten Medikamente dieser Art wurden in Europa erst gegen Ende der 1980er-Jahre eingeführt. Wie oben dargestellt, führen sie zu einer Hemmung der Serotonin-Wiederaufnahme an den Kontaktstellen der Nervenzellen. Somit steht der Botenstoff Serotonin in höherer Konzentration zur Verfügung. Diese Medikamente wirken also gezielt auf das serotonerge Neurotransmittersystem.

Ihre Wirksamkeit wurde im Vergleich mit den Trizyklika – besonders in der Anfangsphase der Markteinführung – angezweifelt. Manche Ärzte vertraten die Meinung, diese Art von Medikamenten sei wohl eher für die Behandlung von leichteren Depressionen geeignet, während für die Behandlung von schweren Depressionen auf die altbewährten Wirkstoffe zurückgegriffen werden müsse.

Die Diskussion um ihre Wirksamkeit flammte im Frühjahr 2008 erneut auf und wurde in der breiten Öffentlichkeit heiß diskutiert (→ Kasten 119).

Die breite klinische Erfahrung mit dieser Wirkstoffgruppe zeigt aber, dass selektive Wiederaufnahmehemmer sehr wohl auch zur Behandlung schwerer Depressionen geeignet sind. Der Grund, dass sie bei manchen Menschen nicht oder nicht ausreichend wirken, liegt offenbar darin, dass sie nur einen Botenstoff, also ein Transmittersystem, ansprechen.

Ein anderer Grund dafür, warum sie bei manchen Patienten nicht wirken, wurde erst kürzlich von einer Arbeitsgruppe um Elke Binder und Florian Holsboer vom Max-Planck-Institut für Psychiatrie in München herausgefunden: Eine besondere Erbanlage sorgt bei diesen Patienten dafür, dass ein Eiweißstoff gebildet wird, der die ins Gehirn gelangten Antidepressiva wieder zurück in die Blutbahn transportiert, wo sie dann abgebaut und ausgeschieden werden, ohne je die erwünschte Wirkung entfalten zu können. Als Alternative kommen bei Patienten, die nicht auf SSRI ansprechen, Trizyklika oder auch Venlafaxin infrage (→ Seiten 112, 129).

Ein wesentlicher Vorteil der SSRI sind die schwächer ausgeprägten und im Vergleich zu den trizyklischen Antidepressiva andersartigen unerwünschten Wirkungen. Da diese Wirkstoffe gezielt das serotonerge System ansprechen, beeinflussen sie andere Botenstoffe praktisch überhaupt nicht oder nur wenig. Dies hat zur Folge, dass sie ein ziemlich einheitliches Nebenwirkungsspektrum haben. Die Wirkstoffe unterscheiden sich vor allem in der Bindungskraft an den Serotonin-Bindungsstellen des Gehirns und darin, wie lange sie oder ihre Stoffwechselprodukte im Organismus verbleiben. Dies kann bei einer Therapieumstellung einen zeitlichen Sicherheitsabstand notwendig machen, damit unerwünschte Wechselwirkungen mit anderen Medikamenten vermieden werden können.

Unerwünschte Wirkungen der Serotonin-Wiederaufnahmehemmer

▶ **Keine Maßnahmen erforderlich**

- In den ersten Behandlungstagen können Sie unter leichter Übelkeit oder Brechreiz leiden, auch kann es zu Durchfällen (seltener auch zur Verstopfung) kommen.
- Häufiger wird in diesen ersten Tagen der Therapie auch über Kopfschmerzen geklagt.
- Eine während der Depression schon bestehende innere Unruhe kann ebenso wie Angst in den ersten Behandlungstagen noch verstärkt werden; dies ist kein Grund das Medikament abzusetzen.

Wirken SSRI oder nicht?

2008 lösten die Untersuchungsergebnisse einer Arbeitsgruppe um den englischen Psychologen Irving Kirsch eine lebhafte Diskussion um die Wirksamkeit der SSRI in der Öffentlichkeit aus. Die Experten hatten sich die Studien zu vier dieser Antidepressiva angeschaut, die die Hersteller der Medikamente den US-amerikanischen Behörden zwischen 1987 und 1999 für deren Zulassung vorgelegt hatten. Sie fanden, dass diese Medikamente laut den Daten aus den Studien nur unwesentlich besser wirkten als Plazebos, also Scheinmedikamente. Wenn sie eine stärkere Wirkung zeigten, dann vor allem bei Patienten mit schweren Depressionen. Allerdings ist die Kirsch-Studie nicht ganz unproblematisch: Sehr unterschiedliche Untersuchungen werden in eine Schublade gepackt und miteinander verglichen.

Auch gibt es ein grundsätzliches Problem eigentlich jeder Depressionsbehandlung unter Studienbedingungen: Depressive Patienten sprechen viel stärker auf Plazebos an als Patienten mit anderen psychischen Störungen, etwa mit Angststörungen. Über die Gründe gibt es verschiedene Annahmen: Zum Beispiel weiß man mittlerweile, dass auch Scheinmedikamente neurobiologische Veränderungen auslösen. Sie wirken vor allem auf den Botenstoff Dopamin. Er steuert unsere Bewegungsabläufe und spielt bei einem inneren Belohnungssystem eine wichtige Rolle: Bei Erfolgen, in positiven Lebenssituationen, aber auch bei der Zufuhr von Suchtstoffen, wie etwa Nikotin wird Dopamin ausgeschüttet. Auch die Gabe von Scheinmedikamenten kann eine Dopamin-Ausschüttung bewirken. Da sich bei manchen depressiven Patienten neben einem Mangel an Serotonin und Noradrenalin ein Mangel an Dopamin findet, ließe sich so die starke Plazebowirkung erklären.

Deshalb sind weitere Untersuchungen notwendig; es wäre falsch, jetzt die Schlussfolgerung zu ziehen, dass SSRI den Patienten nicht helfen. Die Zulassungsstudien, die Kirsch ausgewertet hat, haben insgesamt recht schmale Fallzahlen von rund 3 000 Patienten in der Medikamentengruppe und nur einigen hundert in der Plazebogruppe. Daneben gibt es aber mittlerweile eine breite klinische Erfahrung zu diesen Wirkstoffen – sie wurden ja bei hunderttausenden von Patienten angewendet –, die einen Einsatz bei depressiven Patienten rechtfertigt. Allerdings sollte doch sehr viel früher als manchmal praktiziert der Einsatz eines der bewährten älteren Medikamente oder eines anderen Wirkstoffs erwogen werden, wenn SSRI bei einem Patienten nicht den erhofften Erfolg bringen. Und natürlich sollte Psychotherapie zum Einsatz kommen. Sie wird leider oft zu spät verordnet.

Auch der Stoffwechsel spielt eine Rolle

Auch der Abbau der Antidepressiva, ihre Verstoffwechslung, ist genetisch bedingt unterschiedlich: Salopp gesagt gibt es Menschen, die Arzneimittel sehr schnell verstoffwechseln; bei ihnen können mit den üblichen Dosierungen oft keine befriedigenden Medikamentenspiegel im Blut aufgebaut werden. Bei anderen Menschen wiederum sind diese Stoffwechselvorgänge erheblich verlangsamt, dann genügen schon kleine Dosierungen (der verschiedensten Medikamente) um zum Teil heftige unerwünschte Arzneimittelwirkungen hervorzurufen. Gesteuert wird dieser Abbau von einem Enzymsystem in der Leber, dem sogenannten Cytochrom P 450. Im Einzelfall kann es sinnvoll sein, diesen Cytochromstatus untersuchen zu lassen, also festzustellen, ob ein Patient ein schneller oder langsamer „Medikamentenverstoffwechsler“ ist. Die Untersuchung ist mittlerweile in einigen labormedizinischen Praxen und Instituten etabliert.

- Zu Beginn der Behandlung können auch Schlafstörungen auftreten beziehungsweise verstärkt werden. Auch dies sollte Sie nicht abhalten, die Therapie fortzusetzen.
- Wie bei allen Antidepressiva kann es auch unter einer Behandlung mit SSRI zu verstärktem Schwitzen ohne körperliche Anstrengung kommen. Dies geht meist nach einigen Tagen vorbei.

▶ **Muss beobachtet werden**

- Vor allem bei älteren Patienten stellt sich gelegentlich eine starke Bewegungsunruhe ein. Hält diese über einige Tage an, sollten Sie dies Ihrem Arzt mitteilen.
- Die sexuellen Funktionen sind bei den meisten depressiven Patienten ohnehin beeinträchtigt. SSRI können zusätzlich einen Rückgang des sexuellen Verlangens, bei Frauen eine Unfähigkeit einen Orgasmus zu empfinden und bei Männern Erektionsstörungen oder eine Hinauszögerung des Ejakulationszeitpunktes verursachen. Sie sollten mit Ihrem Arzt unbedingt über solche Nebenwirkungen sprechen. Weil viele Patienten ihre Antidepressiva längere Zeit einnehmen müssen, können diese unerwünschten Arzneimittelwirkungen auf Dauer die Lebensqualität erheblich mindern. Nicht wenige Betroffene setzen aufgrund dieser Nebenwirkungen auf ihr Sexualleben die Antidepressiva ab, ohne mit dem behandelnden Arzt über Behandlungsalternativen gesprochen zu haben. SSRI sollten nicht abrupt abgesetzt werden: Angst und Depression können vorübergehend verstärkt in Erscheinung treten.

▶ **Sofort zum Arzt**

- Sehr selten sind allgemein allergische Arzneimittelreaktionen auf SSRI: Sie bekommen Atemnot, die Haut oder die Schleimhäute schwellen an und es entsteht ein juckender Hautausschlag. Es besteht ein schweres Krankheitsgefühl wie bei einer körperlichen Erkrankung.
- Sehr selten ist das „Serotonin-Syndrom“: Erregungszustände, Bewusstseinstrübung, erhöhte Körpertemperatur und Muskelkrämpfe können eine sofortige Klinikeinweisung erforderlich machen.
- Wie die anderen Antidepressiva können SSRI zwar keine Selbsttötungsabsicht auslösen, sie können aber, wenn diese Absicht bereits besteht, den bisher fehlenden notwendigen Antrieb für die Durchführung herstellen. Eine Unterscheidung, ob es sich um einen Medikamenteneffekt handelt oder um eine Verschlechterung der Depression ist meist nicht möglich. Daher sollten die Patienten insbesondere in den ersten Behandlungstagen sehr sorgfältig beobachtet werden.

Wer sollte SSRI nicht einnehmen? – Gegenanzeigen

Bei Patienten mit schweren Leber- und Nierenleiden ist Vorsicht geboten. Für Patienten mit Nierenfunktionsstörungen kommt nur Sertralin infrage.

Wechselwirkungen mit anderen Medikamenten

Bei SSRI ist die Frage der Wechselwirkung mit anderen Medikamenten, vor allem mit anderen Psychopharmaka von besonderer Wichtigkeit. Bei einer Kombination mit einigen Wirkstoffen besteht die Gefahr schwerwiegender Komplikationen.

Solche – gelegentlich notwendigen – Kombinationsbehandlungen muss ein Facharzt überwachen. Eine Kombination mit MAO-Hemmern verbietet sich. Nach einer Behandlung mit MAO-Hemmern müssen mindesten zwei Wochen Abstand eingehalten werden, bevor Sie einen SSRI einnehmen dürfen. Umgekehrt müssen nach einer Behandlung mit Fluoxetin mindestens fünf Wochen, nach Paroxetin und Sertralin zwei Wochen und nach einer Therapie mit Citalopram, Escitalopram und Fluvoxamin mindestens eine Woche vergehen, bevor MAO-Hemmer genommen werden dürfen. Dies ergibt sich aus der unterschiedlichen Geschwindigkeit, mit der der Körper normalerweise die verschiedenen Wirkstoffe abbaut.

Absetzerscheinungen von SSRI?

Wie alle Psychopharmaka sollten auch SSRI langsam ausschleichend abgesetzt werden – entweder weil Arzt und Patient zu dem Schluss gekommen sind, dass die medikamentöse Behandlung beendet werden kann, oder aber wenn wegen mangelnder Wirksamkeit auf ein anderes Medikament umgestellt werden muss. Werden SSRI schlagartig weggelassen, kann es zu unangenehmen Reaktionen kommen. Die Beschwerden, wegen derer sie ursprünglich eingenommen wurden, können plötzlich wieder auftreten, auch verstärkt, also vor allem Depression und Angstgefühle. Daneben schildern Betroffene innere Unruhe, beschreiben Anspannung, fühlen sich „elektrisiert" und reizbar. Um Entzugserscheinungen im eigentlichen Sinn, wie bei süchtig machenden Medikamenten handelt es sich dabei nicht. Fachleute bezeichnen diese Zustände als „Absetzsyndrom", das sich allerdings gut vermeiden lässt.

Serotonin-Wiederaufnahmehemmer – die wichtigsten Wirkstoffe und ihre Dosierung[1]

Wirkstoff / Tägliche Dosierung bei ambulanter Behandlung	Handelsname (Beispiele)	
Citalopram 20 bis 60 mg	*Cipramil* *Citalich* *Citalogamma* *Citalo Q* *Citalon* *Citalopram 1A Pharma* *Citalopram AbZ* *Citalopram AL* *Citalopram Aristo* *Citalopram AWD* *Citalopram Basics* *Citalopram beta* *citalopram-biomo* *Citalopram Bluefish* *Citalopram-CT*	*Citalopram dura* *Citalopram Esparma* *Citalopram Heumann* *Citalopram HEXAL* *Citalopram Holsten* *Citalopram-Hormosan* *Citalopram Isis* *Citalopram-neuraxpharm* *Citalopram Orifarm* *Citalopram-ratiopharm* *Citalopram Real* *Citalopram Sandoz* *Citalopram STADA* *Citalopram TAD* *Citalopram Teva*
Escitalopram 5 bis 20 mg	*CIPRALEX*	►

1) Die angegebenen Dosierungen sind die Höchstdosen unter ambulanten Behandlungsbedingungen. Diese können bei stationärer Behandlung unter enger klinischer Beobachtung überschritten werden. Für ältere Patienten kann im Einzelfall die halbe Menge schon ausreichend sein.

Serotonin-Wiederaufnahmehemmer – die wichtigsten Wirkstoffe und ihre Dosierung[1] (Fortsetzung)

Wirkstoff / Tägliche Dosierung bei ambulanter Behandlung	Handelsname (Beispiele)	
Fluoxetin 20 bis 40 mg	*FLUCTIN* *Fluox Basics* *FluoxeLich* *Fluoxe Q* *Fluoxetin 1A Pharma* *Fluoxetin AbZ* *Fluoxetin AL* *Fluoxetin beta* *Fluoxetin biomo* *Fluoxetin-CT* *Fluoxetin dura*	*Fluoxetin Heumann* *Fluoxetin HEXAL* *Fluoxetin-neuraxpharm* *Fluoxetin-ratiopharm* *Fluoxetin Sandoz* *Fluoxetin STADA* *Fluoxetin TAD* *Fluoxetin Teva* *Fluoxgamma* *Fluox-PUREN* *Fluxet*
Fluvoxamin 100 bis 200 mg	*Fevarin* *Fluvohexal* *Fluvoxamin AL*	*Fluvoxamin-neuraxpharm* *Fluvoxamin-ratiopharm* *Fluvoxamin Teva*
Paroxetin 20 bis 40 mg	*Parolich* *Paroxalon* *Paroxat* *Paroxedura* *Paroxetin 1A Pharma* *Paroxetin AbZ* *Paroxetin AL* *Paroxetin AWD* *Paroxetin Basics* *Paroxetin beta* *Paroxetin biomo* *Paroxetin- CT*	*Paroxetin Heumann* *Paroxetin Hormosan* *Paroxetin Isis* *Paroxetin neuraxpharm* *Paroxetin-ratiopharm* *Paroxetin Real* *Paroxetin Sandoz* *Paroxetin Stada* *Paroxetin TAD* *Paroxetin Teva* *Seroxat* *Tagonis*
Sertralin 50 bis 200 mg	*Sertra Isis* *Sertralin 1A Pharma* *Sertralin AAA Pharma* *Sertralin AbZ* *Sertralin AL* *Sertralin Aristo* *Sertralin AWD* *Sertralin Basics* *Sertralin beta* *Sertralin biomo* *Sertralin-CT* *Sertralin dura* *Sertralin esparma* *Sertralin Heumann* *Sertralin HEXAL*	*Sertralin Hormosan* *Sertralin Lindopharm* *Sertralin-neuraxpharm* *Sertralin-ratiopharm* *Sertralin Real* *Sertralin Sandoz* *Sertralin Siga* *Sertralin Stada* *Sertralin Teva* *Sertralin Winthrop* *Sertralon* *Sertra Q* *Sertra TAD* *Zoloft*

1) Die angegebenen Dosierungen sind die Höchstdosen unter ambulanten Behandlungsbedingungen. Diese können bei stationärer Behandlung unter enger klinischer Beobachtung überschritten werden. Für ältere Patienten kann im Einzelfall die halbe Menge schon ausreichend sein.

MAO-Hemmer

Diese Medikamente hemmen die Monoaminooxidase, ein Enzym, das für den Abbau von Botenstoffen im Gehirn verantwortlich ist. Auf diese Weise wird dafür gesorgt, dass die Konzentration der Botenstoffe ansteigt.

Die unerwünschten Wirkungen dieser Gruppe sind recht gering. Gelegentlich wird über leichte Übelkeit, Mundtrockenheit, Angst, Schlafstörungen und leichte Verdauungsbeschwerden berichtet.

Allerdings war bei den MAO-Hemmern der „ersten Generation" ein wichtiger Punkt zu beachten: Bei diesen Medikamenten mussten die Patienten ei ne strenge Diätregel einhalten: Auf keinen Fall durften sie Nahrungsmittel zu sich nehmen, die den Eiweißstoff Tyramin enthalten, das heißt beispielsweise keine vollreifen Käse, keine Salzheringe und keinen Rotwein. Andernfalls konnte es zu schwerwiegenden Kreislaufkomplikationen mit bedrohlichem Blutdruckanstieg kommen.

Neben dieser Form der nebenwirkungsreichen MAO-Hemmer gibt es mit Moclobemid einen MAO-Hemmer gibt, bei dem derartige Wirkungen nicht oder nur sehr abgeschwächt auftreten, wenn er in der therapeutisch angemessener Dosierung verschrieben wird. Auch müssen Sie sich bei diesem neueren MAO-Hemmer bei Tagesdosierungen bis 600 mg nicht an die genannten Diätvorschriften halten. Allerdings sollten Sie auf Nahrungsmittel mit sehr hohem Tyramingehalt, wie überreife Käsesorten, verzichten. Besonders geeignet ist der Wirkstoff Moclobemid bei Depressionen mit starker Angstkomponente. Gut ist er auch für die Behandlung älterer Patienten geeignet.

Unbedingt einhalten sollten Sie die Diätvorschriften hingegen, wenn Sie ein Medikament mit dem Wirkstoff Tranylcypromin nehmen müssen. Dieser Wirkstoff gehört zwar zu den älteren MAO-Hemmern, aber er wird wieder zunehmend mehr verordnet. Tranylcypromin wird vor allem bei Depressionen mit schwerer Antriebshemmung eine gute Wirkung zugeschrieben.

Unerwünschte Wirkungen der MAO-Hemmer

▸ **Keine Maßnahmen erforderlich**

- Schwindel, Übelkeit, innere Unruhe und Schlafstörungen können besonders zu Beginn der Therapie auftreten.

▸ **Muss beobachtet werden**

- Sehr selten sind allergische Hautreaktionen: Rötung und Juckreiz; bei Bläschenbildung sollten Sie Ihren Arzt aufsuchen.

▶ **Sofort zum Arzt**

- Besonders in der Kombinationsbehandlung mit anderen Antidepressiva kann ein Serotonin-Syndrom auftreten (→ Seite 117).
- Bei Diätfehlern unter Tranylcypromin kann es zu raschem Blutdruckanstieg mit der Gefahr von Hirnblutungen kommen. Sie merken dies an innerer Unruhe, Herzrasen, Schwitzen, Beklemmungsgefühlen und Angst. Sie sollten den Blutdruck messen und sich sofort um ärztliche Hilfe bemühen.

Wechselwirkungen mit anderen Medikamenten

Problematisch ist vor allem die Kombination aus Medikamenten dieses Wirkstofftyps mit anderen Antidepressiva. Kombinieren Sie niemals auf eigene Faust Antidepressiva, denn dies kann lebensbedrohlich sein! Eine Kombinationsbehandlung mit anderen Antidepressiva ist zwar grundsätzlich möglich, sie muss aber vom Facharzt eingeleitet und überwacht werden!

Eine Kombination von MAO-Hemmern und Serotonin-Wiederaufnahmehemmern darf nur nach Einzelabwägung vom Facharzt durchgeführt werden. Bei Umstellung auf Serotonin-Wiederaufnahmehemmer sind unterschiedlich lange Wartezeiten (bis zu fünf Wochen) einzuhalten. Bei akuter Selbsttötungsgefahr darf die Therapie nur vom Facharzt und nach eingehender Risikoabwägung angesetzt werden.

MAO-Hemmer – die wichtigsten Wirkstoffe und ihre Dosierung[1]

Wirkstoff / Tägliche Dosierung bei ambulanter Behandlung	Handelsname (Beispiele)	
Moclobemid 300 bis 600 mg	*Aurorix* *Moclobemid 1A Pharma* *Moclobemid AL* *Moclobemid Hexal* *Moclobemid-neuraxpharm* *Moclobemid-Puren* *Moclobemid-ratiopharm*	*Moclobemid Real* *Moclobemid Sandoz* *Moclobemid Stada* *Moclobemid Teva* *Moclobeta* *Moclodura*
Tranylcypromin 5 bis 20 mg	*Jatrosom*	

1) Die angegebenen Dosierungen sind die Höchstdosen unter ambulanten Behandlungsbedingungen. Diese können bei stationärer Behandlung unter enger klinischer Beobachtung überschritten werden. Für ältere Patienten kann im Einzelfall die halbe Menge schon ausreichend sein.

Wichtig ist auch, dass MAO-Hemmer zwei Wochen vor einer etwaigen Operation abgesetzt werden müssen, weil sonst die Gefahr von Narkosezwischenfällen besteht. Eine Medikation mit MAO-Hemmern läuft nicht „nebenher". Informieren Sie jeden Arzt oder Zahnarzt vor der Behandlung, wenn Sie Medikamente dieser Art nehmen!

Weitere Antidepressiva

Es gibt eine ganze Reihe weiterer Antidepressiva. An dieser Stelle können wir uns nur auf die wichtigsten Wirkstoffe konzentrieren. Da es sich um Medikamente verschiedener chemischer Strukturen handelt, sind die unerwünschten Wirkungen auch nicht so einheitlich anzugeben wie bei den bisher besprochenen Antidepressiva.

Duloxetin

Dieses neuere Antidepressivum hemmt sowohl die Wiederaufnahme von Serotonin wie auch von Noradrenalin, und dies relativ ausgeglichen, das heißt Noradrenalin und Serotonin stehen der Nervenzelle in etwa gleicher Menge wieder verstärkt zur Verfügung. Deswegen wird es auch als „duales" Antidepressivum bezeichnet und teilt diese Eigenschaften mit einigen viel älteren Wirkstoffen aus der Gruppe der trizyklischen Antidepressiva. Bezüglich Sicherheit und Verträglichkeit ähnelt es den SSRI (→ Seite 117). Im Gegensatz zu anderen Antidepressiva macht Duloxetin kaum müde und ist besonders bei Patienten mit Antriebshemmung geeignet. Zur Anwendung bei Patienten unter 18 Jahren und bei Patienten über 65 Jahren liegen nur wenige Daten vor. Raucher benötigen höhere Dosierungen, weil sie den Wirkstoff schneller abbauen.

Unerwünschte Wirkungen von Duloxetin

▶ **Keine Maßnahmen erforderlich**

- Übelkeit, Müdigkeit, Mundtrockenheit, Schlaflosigkeit und Verstopfung.

▶ **Muss beobachtet werden**

Treten die folgenden Beschwerden über einen längeren Zeitraum auf, sollten Sie Ihren behandelnden Arzt aufsuchen:

- Hautausschläge, Lichtempfindlichkeit der Haut.

- Sexuelle Funktionsstörungen wie Erektionsstörungen, verzögerter Samenerguss und vermindertes Verlangen.
- Beschleunigter Herzschlag und (meist) leichter Blutdruckanstieg.
- Unscharfes Sehen.

► **Sofort zum Arzt**

- Gelbfärbung der Haut als Ausdruck einer Leberentzündung, Harnverhalt, Krampfanfälle, Versteifung der Muskulatur mit Fieber und starkem Schwitzen.
- Sinnestäuschungen (zum Beispiel optische Fehlwahrnehmungen).
- Verstärken bereits bestehender oder Auslösen von Selbsttötungsgedanken.

Wer sollte Duloxetin nicht einnehmen?

Vorsicht ist angezeigt bei Patienten mit schweren Leber- oder Nierenleiden, mit einer erhöhten Anfallsbereitschaft und Bluthochdruck. Die Kombination mit MAO-Hemmern ist nicht möglich. Nach einer Behandlung mit Duloxetin müssen Sie mindestens fünf Tage warten, bevor Sie nach dem Absetzen dieses Mittels einen MAO-Hemmer einnehmen dürfen. Nach einer Behandlung mit MAO-Hemmern müssen Sie mindestens zwei Wochen warten, bevor Sie Duloxetin einnehmen.

Neues Antidepressivum

Bupropion *(Elontril)* ist ein relativ neu zugelassenes Antidepressivum, das die Wiederaufnahme von Noradrenalin und vor allem von Dopamin (→ Seite 49, 119) hemmt. Mit der Wiederaufnahmehemmung von Dopamin steht ein neuer Wirkansatz in der Depressionstherapie zur Verfügung. Das Medikament wirkt stark antriebssteigernd und scheint bei ausgeprägt antriebsgehemmten Patienten Vorteile zu bieten. Allerdings gibt es Berichte, dass bei der Einnahme des Medikaments vermehrt zerebrale Krampfanfälle auftreten. Erst der weitere Einsatz wird zeigen, welche unerwünschten Wirkungen im Vordergrund stehen und wie bedeutsam Wechselwirkungen mit anderen Medikamenten sind. Daher sollte der neue Wirkstoff derzeit nur beim Therapieversagen auf schon länger eingeführte Medikamente eine therapeutische Alternative darstellen.

Mirtazapin

Dieser Wirkstoff stimuliert sowohl die Freigabe von Serotonin als auch von Noradrenalin. Er ist schlafanregend, beruhigend und angstlösend. Diese Wirkung tritt recht rasch schon innerhalb der ersten Behandlungstage ein.

Die Substanz wird deswegen gern bei depressiven Patienten mit starken Schlafstörungen und Angstsymptomen verordnet. Sie verursacht fast keine sexuellen Funktionsstörungen und wirkt sich auf das Herz nicht nachteilig aus.

Unerwünschte Wirkungen von Mirtazapin

▶ **Keine Maßnahmen erforderlich**

- Müdigkeit, Benommenheit, Mundtrockenheit, Appetit- und Gewichtszunahme.

▶ **Muss beobachtet werden**

Treten die folgenden Beschwerden über einen längeren Zeitraum auf, sollten Sie den behandelnden Facharzt aufsuchen:

- Der Blutdruck kann – besonders nach dem Aufstehen – stark absinken, was im Einzelfall auch zu einem Kollaps führen kann.
- Die Muskulatur kann leichter erregbar sein: Muskelzittern kann die Folge sein.
- Am Anfang der Therapie kann es zu einer vermehrten Wassereinlagerung ins Gewebe kommen: das Gesicht wirkt dann verquollen oder in den Beinen besteht ein Spannungsgefühl, in die Haut lassen sich „Dellen" die sich langsam wieder glätten, eindrücken.

▶ **Sofort zum Arzt**

- Sehr selten sind epileptische Anfälle möglich.

Wer sollte Mirtazapin nicht einnehmen?

Bei Patienten mit Schädigung des weißen Blutbildes sollte auf die Therapie mit dieser Substanz verzichtet werden.

Bei Patienten mit schweren Leber- oder Nierenfunktionsstörungen bzw. einer Neigung zum Harnverhalt sollte ein Facharzt entscheiden, ob mit dieser Substanz behandelt werden kann.

Reboxetin

Reboxetin ist ein selektiver Noradrenalin-Wiederaufnahmehemmer – das also, was die SSRI bei Serotonin bewirken, leistet dieser Wirkstoff für den zweiten wichtigen „Depressionsbotenstoff", das Noradrenalin. Bis vor kurzem galt Reboxetin aufgrund der verfügbaren Studienergebnisse als Therapieoption für Patienten mit starker Antriebshemmung. Nun wurden bislang unveröffentlichte Studiendaten bekannt, die erhebliche Zweifel an der therapeutischen Wirksamkeit von Reboxetin ergeben. Reboxetin ist sicherlich kein Antidepressivum der ersten Wahl. Für manche Patienten ist der Wirkstoff aber etwa beim Nichtansprechen auf andere Substanzen oder als ergänzendes Medikament im Rahmen einer Kombinationstherapie noch eine Behandlungsoption.

Unerwünschte Wirkungen von Reboxetin

▶ **Keine Maßnahmen erforderlich**

- Mundtrockenheit, Verstopfung, Übelkeit und Kopfschmerzen können besonders bei Behandlungsbeginn vorkommen, auch starkes Schwitzen ohne körperliche Anstrengung oder Frösteln.
- Schlafstörungen treten besonders dann auf, wenn das Medikament nachmittags und abends eingenommen wird. Wegen der Antriebssteigerung sollte es morgens oder mittags eingenommen werden. Innere Unruhe kann verstärkt werden.

▶ **Muss beobachtet werden**

Treten die folgenden Beschwerden über einen längeren Zeitraum und nicht nur vorübergehend auf, sollten Sie den behandelnden Facharzt aufsuchen:

- Blutdruckerhöhung oder -absenkung, Herzrasen, Zittern,
- Sexuelle Funktionsstörungen.

▶ **Sofort zum Arzt**

- Bei akutem Harnverhalt

Wer sollte Reboxetin nicht einnehmen?

Patienten mit Nierenleiden, Herzmuskelschädigungen, Blasenentleerungsstörungen, Glaukom (grüner Star) oder einer Prostatavergrößerung sollten nur nach fachärztlicher Entscheidung diese Substanz erhalten. Die Kombination mit blutdrucksenkenden Medikamenten und ergotaminhaltigen Arzneimitteln (Migräne) ist nur mit Vorsicht durchzuführen. Auch hier ist wichtig: Nur der Facharzt darf über die Vergabe von Reboxetin entscheiden.

Venlafaxin

Dieses Antidepressivum hemmt sowohl die Wiederaufnahme von Serotonin wie auch von Noradrenalin. Man nimmt an, dass der Wirkstoff in niedrigeren Dosierungen vorwiegend auf die Serotonin-Wiederaufnahme wirkt und in höheren Dosierungen über die dann einsetzende Hemmung der Noradrenalin-Rückaufnahme auch das Angebot an Noradrenalin im synaptischen Spalt verbessert. Mittlerweile steht ein Retardpräparat zur Verfügung, das weniger ausge-

Weitere Antidepressiva und ihre Dosierung[1]

Wirkstoff / Tägliche Dosierung bei ambulanter Behandlung	Handelsname (Beispiele)	
Duloxetin 60 mg	*Ariclaim* *Cymbalta*	*Yentreve*
Mirtazapin 15 bis 45 mg	*Mirtagamma* *Mirta Lich* *Mirta TAD* *Mirtazapin AAA Pharma* *Mirtazapin 1A Pharma* *Mirtazapin AbZ* *Mirtazapin AL* *Mirtazapin Aurobindo* *Mirtazapin AWD* *Mirtazapin Axcount* *Mirtazapin Basics* *Mirtazapin Beta* *Mirtazapin-biomo* *Mirtazapin Bluefish*	*Mirtazapin-CT* *Mirtazapin dura* *Mirtazapin Heumann* *Mirtazapin Hexal* *Mirtazapin Hormosan* *Mirtazapin Isis* *Mirtazapin-neuraxpharm* *Mirtazapin-ratiopharm* *Mirtazapin Real* *Mirtazapin Sandoz* *Mirtazapin Stada* *Mirtazapin Teva* *Mirtazelon* *Remergil*
Reboxetin 4 bis 8 mg	*Edronax*	*Solvex*
Venlafaxin 75 bis 375 mg	*Trevilor* *Trevilor retard* *Venlafaxin 1A Pharma* *Venlafaxin AAA Pharma* *Venlafaxin AbZ* *Venlafaxin Acis* *Venlafaxin Actavis* *Venlafaxin AL* *Venlafaxin AWD* *Venlafaxin Axcount* *Venlafaxin Atid* *Venlafaxin Basics* *Venlafaxin Beta* *Venlafaxin-biomo* *Venlafaxin Bluefish* *Venlafaxin-CT* *Venlafaxin dura*	*Venlafaxin Henning* *Venlafaxin Heumann* *Venlafaxin HEXAL* *Venlafaxin Hormosan* *Venlafaxin neuraxpharm* *Venlafaxin Orifarm* *Venlafaxin ratiopharm* *Venlafaxin Sandoz* *Venlafaxin Stada* *Venlafaxin TAD* *Venlafaxin Teva* *Venlafaxin Valeant* *Venlafaxin Winthrop* *Venlagamma* *Venla-Q* *Venlasan* *Venla Teva*

1) Die angegebenen Dosierungen sind die Höchstdosen unter ambulanten Behandlungsbedingungen. Diese können bei stationärer Behandlung unter enger klinischer Beobachtung überschritten werden. Für ältere Patienten kann im Einzelfall die halbe Menge schon ausreichend sein.

prägte unerwünschte Arzneimittelwirkungen aufweist. Der Einsatz von Venlafaxin ist auch bei älteren Patienten möglich. Allerdings wurde in Großbritannien darauf hingewiesen, dass wegen unerwünschter Wirkungen auf das Herz-Kreislauf-System die Anwendung von Venlafaxin sorgfältig begleitet werden sollte. Die Substanz wirkt auch gut gegen Angststörungen.

Unerwünschte Wirkungen von Venlafaxin

► **Keine Maßnahmen erforderlich**

- Besonders zu Beginn der Behandlung sind Appetitlosigkeit, Übelkeit häufig.
- Bei höheren Dosierungen innere Unruhe, Schlafstörungen, Kopfschmerzen und Zwangsgähnen.

► **Muss beobachtet werden**

Treten die folgenden Beschwerden über einen längeren Zeitraum auf, sollten Sie den behandelnden Facharzt aufsuchen:

- Sexuelle Funktionsstörungen (bei Männern Hinauszögerung der Ejakulation),
- Blutdruckanstieg und andere Herz-Kreislauf-Probleme.

► **Sofort zum Arzt**

- Bei rund 4 Prozent aller behandelten Patienten zeigen sich allergische Hautreaktionen; diese können harmlos und vorübergehend sein. Dennoch sollte Ihr Arzt solche Hautveränderungen gesehen haben.

Wer sollte Venlafaxin nicht einnehmen?

Vorsicht ist angezeigt bei Patienten mit schweren Leber- oder Nierenleiden, mit einer erhöhten Anfallsbereitschaft und Bluthochdruck. Die Kombination mit MAO-Hemmern ist nicht möglich. Bei der Umstellung von oder auf MAO-Hemmer muss ein zeitlicher Sicherheitsabstand von ein bis zwei Wochen eingehalten werden.

Pflanzliche Arzneimittel gegen Depressionen?

Einer Befragung zufolge befürworten 84 Prozent der Bundesbürger pflanzliche Arzneimittel. Dies gilt auch für die Depressionsbehandlung. Und tatsächlich hat die Pflanzenwelt außerordentlich viele Wirkstoffe hervorgebracht, die auf das zentrale Nervensystem des Menschen wirken. Denken Sie nur an Rauschmittel wie Opium, Kokain und Haschisch, die alle aus Pflanzen gewonnen werden. Oder denken Sie an das Koffein der Kaffeebohne oder an das Nikotin der

Tabakpflanze. Beide Stoffe wirken nicht nur auf das Herz-Kreislauf-System, sondern beeinflussen auch Funktionen im Gehirn, indem sie die Freisetzung von einigen Neurotransmittern, den beschriebenen Botenstoffen des Nervensystems, anregen. Warum also nicht auch in der Depressionsbehandlung pflanzliche Mittel einsetzen, denen eine günstige Beeinflussung der Stimmung nachgesagt wird?

Johanniskraut

Johanniskrautextrakt ist das einzige pflanzliche Arzneimittel, das im engeren Sinne als antidepressiv wirkend anzusehen ist. Wissenschaftlich abgesichert ist diese Wirkung von Johanniskrautextrakt bislang jedoch nur bei leichten bis mittelschweren Depressionen.

Wie wirkt Johanniskraut?

Johanniskraut enthält eine Mischung von ätherischen Ölen, die unter anderem das für die antidepressive Wirkung möglicherweise mitver-antwortliche Hyperforin beinhaltet. Dies ist wiederum ein Gemisch verschiedener Inhaltsstoffe. Welcher von diesen für die antidepressive Wirkung verantwortlich ist und über welchen Wirkmechanis-mus, ist noch nicht geklärt. Als wahrscheinlich gilt zurzeit, dass Hyperforin unter anderem die Wiederaufnahme von Serotonin hemmt und die Serotonin-Rezeptoren selbst beeinflusst. Eine MAO-Hemmung (→ Seite 110) wird ebenfalls diskutiert. Das

! Was nicht passieren sollte

Oft besteht beim Patienten, häufig aber auch beim Arzt, gerade gegenüber pflanzlichen Heilmitteln eine fast magische Erwartungshaltung. Diese scheint es zu verbieten, pflanzliche Arzneimittel derselben kritischen Prüfung hinsichtlich erwünschter und unerwünschter Wirkungen zu unterziehen, wie es für synthetische Medikamente getan wird. Aber: Wie bei anderen Medikamenten auch, bedarf die Behandlung mit Johanniskraut immer der Überprüfung und gegebenenfalls der Abänderung und vor allem wie bei jeder Depressionstherapie der Begleitung durch Gespräch, Beratung oder Psychotherapie. Und auch wenn die Mittel ohne Rezept zu kaufen sind: Beginnen Sie nie selbst, eine vermeintliche Depression mit Johanniskraut zu behandeln. Die Diagnose „Depression“ sollte immer von einem Arzt – möglichst von einem Psychiater gestellt werden.

heißt, auch diese Mittel nehmen Einfluss auf die Botenstoffe des Nervensystems.

Die tägliche Dosis bei ambulanter Therapie sollte nicht unter 900 mg Extrakt liegen, es sind auch wesentlich höhere Dosierungen bis 1800 mg üblich.

Unerwünschte Wirkungen von Johanniskraut

Es werden Übelkeit und bei höheren Dosierungen Hautreaktionen im Sinne einer erhöhten Empfindlichkeit gegenüber Sonnenlicht angegeben. Diese Hautreaktionen können schwerwiegend sein und eine dermatologische Behandlung erforderlich machen.

Wechselwirkungen mit anderen Medikamenten

Wenn Johanniskraut mit chemischen Antidepressiva kombiniert wird, kann es zu Übelkeit, Erbrechen, Angst und Ruhelosigkeit kommen. Eine Verwirrtheit kann sich verstärken.

Bei Frauen, die mit der Pille verhüten, kann es zu Zwischenblutungen kommen. Die Pille verhütet auch möglicherweise nicht mehr sicher, wenn Sie gleichzeitig Johanniskrautpräparate nehmen.

Durch Johanniskraut können einige Arzneimittel schwächer wirken. Zu ihnen gehören die Antidepressiva Amitriptylin und Nortriptylin, das Herzmittel Digoxin, die blutverdünnenden Mittel Phenprocoumon und Warfarin, das Asthmamittel Theophyllin sowie Indinavir, ein Aidsmittel, und Ciclosporin, das bei Organtransplantationen eingesetzt wird. Diese Wechselwirkungen müssen berücksichtigt werden, damit die Behandlung dieser schweren Krankheiten nicht beeinträchtigt wird.

Benzodiazepine – Beruhigungsmittel

Gelegentlich müssen bei der Behandlung einer Depression auch Präparate verordnet werden, die ihr Hauptanwendungsgebiet bei anderen Störungen haben. Insbesondere sind hier Beruhigungsmittel (die Tranquilizer) vom Benzodiazepintyp zu nennen. Diese Medikamente sind aber keineswegs für die Dauerbehandlung einer depressiven Störung geeignet. Allenfalls können sie eingesetzt werden, um zu Beginn einer Therapie mit Antidepressiva zur Linderung und Besserung von Angst, Unruhe und Schlafstörungen beizutragen. Diese oft quälenden Symptome haben die Patienten meist schon über Wochen ertragen, bevor sie sich entschließen konnten, Hilfe in Anspruch zu nehmen. Die Erwartungen gegenüber der begonne-

! Vorsicht, Abhängigkeit von Benzodiazepinen!

Die Wirkung von Benzodiazepinen ist fast immer ähnlich: Sie wirken schlafanregend, lösen Angst und innere Unruhe, einige lösen auch verspannte Muskeln.

Eigentlich ganz schön, könnte man meinen. Doch der Teufel steckt im Detail. Je länger diese Mittel eingenommen werden, desto häufiger führen sie auch zur Gewöhnung und schließlich zur Abhängigkeit. Eine Abhängigkeit entwickelt sich schon bei niedriger Dosierung nach zwei bis drei Monaten (Low-Dose-Dependency). Einige Patienten erhöhen aber auch die Dosierung, um die Wirkung zu erhalten. Wenn Sie diese Mittel über längere Zeit eingenommen haben, dürfen Sie nie abrupt mit der Einnahme aufhören, sonst kommt es zu heftigen Entzugserscheinungen – ein Anzeichen dafür, dass eine Abhängigkeit besteht. Das heißt: Langsam herunterdosieren über Wochen und Monate unter Kontrolle eines erfahrenen Arztes.

Die Medikamente dieses Typs entpuppen sich bei unsachgemäßer Einnahme rasch als Suchtstoffe. Deswegen sollten sie niemals ohne Verordnung und Verschreibung durch einen Arzt eingenommen werden und auch bei ärztlicher Verordnung nur selten länger als über einen Zeitraum von zwei bis drei Wochen. Sprechen Sie Ihren Arzt darauf an, wenn er Ihnen diese Mittel länger verordnet!

Sie dürfen solche Mittel auch nicht einnehmen, wenn Sie schon einmal unter Abhängigkeitsproblemen gelitten haben. Die Sucht kann sonst rasch wieder auftreten.

nen Behandlung sind oft groß. Aber: Auch die beste antidepressive Medikation erfordert Geduld. In solchen Situationen kann sich Ihr Psychiater dann entschließen, Ihnen ein Beruhigungsmittel dieses Typs zu verordnen.

Bei der Einnahme von Tranquilizern besteht aber eine nicht zu unterschätzende Gefahr der Abhängigkeitsentwicklung.

Die wichtigsten Beruhigungsmittel vom Benzodiazepintyp

Die Liste der Handelsnamen dieser Beruhigungsmittel würde sehr lang werden, denn es sind sehr viele Hersteller am Markt. Die häufigsten rezeptpflichtigen sind Mittel mit den Wirkstoffen Diazepam (zum Beispiel *Valium* oder Diazepam-Generika), Oxazepam (zum Beispiel *Adumbran* oder Oxazepam-Generika) oder Lorazepam (zum Beispiel *Tavor* oder Lorazepam-Generika). Genauere Informationen zu einzelnen Substanzen finden Sie im „Handbuch Medikamente" der Stiftung Warentest oder im Internet kostenpflichtig unter www.medikamente-im-test.de.

Grundsätzlich sollten sie im Rahmen der Depressionsbehandlung nur in Ausnahmefällen und zu Beginn nicht länger als 14 Tage eingenommen werden. Die Suchtgefahr ist erheblich!

Neuroleptika

Ein anderes Kapitel sind die Neuroleptika oder Antipsychotika. Es handelt sich dabei um Medikamente, die bevorzugt bei der Behandlung von schizophrenen oder auch organisch bedingten Psychosen verwendet werden, die aber auch gute Erfolge bei der Behandlung einer wahnhaften Depression aufzuweisen haben.

Warum Neuroleptika bei einer Depression?

Ziel der Neuroleptikabehandlung einer wahnhaften Depression (→ Seite 36) ist es, die Wahngedanken zum Verschwinden zu bringen. Die Neuroleptika oder Antipsychotika bewirken dies auf ähnlichem Weg wie die Antidepressiva: Sie beeinflussen ebenfalls (andere) Botenstoffe des Gehirns.

Psychiater sprechen auch von einer „Zweizügeltherapie“: Das Neuroleptikum wird dabei in Kombination mit einem Antidepressivum so lange gegeben, bis die wahnhaft ausgestalteten depressiven Gedanken verschwunden sind. Erst danach kann auf die weitere Gabe des Neuroleptikums verzichtet und der Patient ausschließlich mit einem Antidepressivum weiterbehandelt werden. Manche Wissenschaftler vertreten auch die Auffassung, dass durch eine kurze Vorbehandlung mit Neuroleptika die Rezeptoren für die antidepressiven Medikamente sensibilisiert werden und ein besserer Erfolg dieser Behandlung zu erwarten ist.

In aller Regel dauert diese Behandlung aber höchstens einige Tage bis wenige Wochen. Auch zur Dämpfung einer oft unerträglichen Unruhe bei den agitierten Depressionen können Neuroleptika mit dämpfender Wirkkomponente für einen meist kurzen Zeitraum von einigen Tagen notwendig und sinnvoll sein.

Für diese Neuroleptikabehandlung stehen eine ganze Reihe von Medikamenten zur Verfügung: beispielsweise ältere Wirkstoffe wie Haloperidol, Perazin, Fluphenazin oder Flupentixol. Es gibt viele andere, auf die hier nicht näher eingegangen werden muss. Daneben haben sich in den letzten Jahren nebenwirkungsärmere neuere Antipsychotika etablieren können, wie Amisulpirid, Clozapin, Olanzapin, Quetiapin, Risperidon und andere. Wegen des deutlich besseren Verhältnisses von erwünschten zu unerwünschten Wir-

! Was nicht passieren sollte

Leider werden Neuroleptika immer noch häufig als „Aufbauspritze“ angeboten oder auch als „Tagestranquilizer“ über mehrere Wochen „gespritzt“. Um es klar zu sagen: Bei den meisten depressiven Störungen besteht keinerlei Anlass für eine solche Verordnung. Im Gegenteil, diese Medikamente – es handelt sich oft um Depotneuroleptika, die über ein bis zwei Wochen wirken (zum Beispiel Fluspirilen *[Imap]* oder Flupentixol *[Fluanxol])* –, können im Einzelfall sogar selbst depressive Verstimmungen auslösen oder verstärken. Sie sollten, besteht nicht eine der oben geschilderten Situationen wie Wahnerleben oder quälende Unruhe, für die Behandlung von Patienten mit Psychosen aus dem schizophrenen Formenkreis reserviert bleiben. Eine Verordnung darüber hinaus ist in den Augen vieler Psychiater heute ein Kunstfehler.
Fragen Sie also nach, wenn Ihr Hausarzt oder Psychiater Ihnen oder Ihrem Angehörigen eine derartige Injektion anbietet. Lassen Sie sich Wirkung und Nebenwirkung erläutern und auch den Medikamentennamen mitteilen. Ihr Arzt muss Ihnen erklären können, warum er – zeitlich befristet! – vor der Behandlung mit Antidepressiva oder im Rahmen einer Kombinationsbehandlung ein Neuroleptikum verordnet.

kungen ist auch im Rahmen der Depressionsbehandlung diesen Wirkstoffen der Vorzug zu geben. Genauere Informationen zu diesen Medikamenten finden Sie im „Handbuch Medikamente“ der Stiftung Warentest oder kostenpflichtig im Internet unter www.medikamente-im-test.de.

Psychopharmaka? – Nein, danke!?

Die medikamentöse Therapie einer Depression gilt heute als eine sichere und effektive Behandlungsmethode. Kaum eine andere Behandlungsmethode mit Psychopharmaka ist derart gut erforscht und erprobt. Dennoch sind Vorbehalte gegenüber Antidepressiva weit verbreitet. Viele Menschen können sich nicht vorstellen, ein Medikament zu nehmen, das seelische Vorgänge beeinflusst. Sie befürchten, durch ein solches Medikament nur ruhig gestellt zu werden, eine unnatürliche chemische Zwangsjacke verpasst zu bekommen. Sie fürchten den Verlust ihrer Eigenständigkeit. Ebenso häufig sind Ängste, durch ein Medikament im Kern der Persönlichkeit eine Veränderung zu erleiden, als würden vom Arzt Rauschdrogen empfohlen. Diese Vorurteile werden zusätzlich von Berichten in den Medien geschürt, in denen ebenfalls häufig von Antidepressiva als „Psychodrogen“ oder „Glückspillen“ gesprochen wird.

Häufig gestellte Fragen zu Antidepressiva

Machen mich Antidepressiva abhängig?

Nein. Antidepressiva sind keine Tranquilizer. Diese allerdings können tatsächlich abhängig machen, wenn die Mittel zu lange eingenommen werden. Beim Absetzen kommt es dann zu Entzugserscheinungen (→ Seite 133). Bei Antidepressiva ist dies nicht so. Sie haben kein Abhängigkeitspotiential. Ihr Absetzen führt auch nicht zu Entzugserscheinungen. Beim Absetzen einiger Antidepressiva werden aber nach langer Einnahme Absetzerscheinungen beobachtet, zum Beispiel Angst, Schwindel und Kopfschmerzen. Daher sollte ein Absetzen langsam ausschleichend, wie eigentlich bei allen Psychopharmaka, erfolgen.

Machen Antidepressiva „high“?

Nein. In der Depression ist die Antriebssteigerung als Wirkung dieser Mittel eine erwünschte Wirkung. Die Erfahrung hat gezeigt: Bei Menschen, die nicht depressiv sind, wirken Antidepressiva nicht in diesem Sinne, auch wenn das in der Laienpresse immer wieder behauptet und oft genug auch angepriesen wird.

Verändert sich mein Gefühlsleben, wenn ich Antidepressiva nehme?

Nein. Durch die Behandlung mit Antidepressiva werden Sie lediglich wieder die Gefühle erleben können, die Sie vor Ihrer Depression erlebt haben. Es ist die Depression, die Ihre emotionale Bandbreite einschränkt, und nicht das Medikament! Sie können sich also unter antidepressiver Medikation genauso oft traurig fühlen, wie Sie auch Freude empfinden können. Sie werden ärgerlich und fröhlich sein können – genauso wie früher vor Ihrer Erkrankung.

Was ist mit meiner Sexualität?

Die Einnahme von Antidepressiva kann zu Störungen in der Sexualität führen. Ejakulationsstörungen und Impotenz kommen mit den trizyklischen Mitteln vor, verzögerte oder verringerte Intensität von sexuellem Verlangen, Erregung oder Orgasmus bei der Behandlung mit Serotonin-Wiederaufnahmehemmern. Da sexuelle Funktionsstörungen aber auch zu den Symptomen einer Depression gehören können, kann es schwierig sein herauszufinden, ob es sich um eine unerwünschte Arzneimittelwirkung oder ein Symptom der Krankheit handelt. Sprechen Sie in jedem Fall mit Ihren Arzt darüber, wenn Sie unter solchen Funktionsstörungen leiden.

Was ist, wenn ich während einer Behandlung mit Antidepressiva schwanger werde oder stille?

Es gibt zwar Hinweise, dass viele Antidepressiva keine ernsten Komplikationen während der Schwangerschaft verursachen. Sie sollten jedoch möglichst auf Nummer sicher gehen. Es liegen einfach noch zu wenige Erkenntnisse über diesen Bereich vor. Grundsätzlich ist zu empfehlen, dass Sie, solange Sie Antidepressiva, welcher Art auch immer, einnehmen, eine zuverlässige Verhütungsmethode wählen. Jedes Medikament kann sich letztlich fruchtschädigend auswirken.

Bei einem erklärten Kinderwunsch sollten Sie mit Ihrem Arzt sorgfältig besprechen, ob die Medikation unterbrochen werden kann. Anders ist dies, wenn eine Frau schwanger wird, die unter einer schweren Depression leidet und selbsttötungsgefährdet ist. In diesem Fall muss eine Unterbrechung der antidepressiven Medikation sehr sorgfältig mit dem Risiko einer unbehandelten depressiven Störung abgewogen werden. Dies ist immer eine Einzelfallentscheidung, die Sie auf jeden Fall mit Ihrem Psychiater und Ihrem Frauenarzt besprechen müssen.

Die Einnahme von Antidepressiva ist keine zwingende Indikation für einen Schwangerschaftsabbruch. Für die trizyklischen Antidepressiva sind eindeutig fruchtschädigende Wirkungen bisher nicht gefunden worden. Bei den Serotonin-Wiederaufnahmehemmern (SSRI) ist die wissenschaftliche Datenlage etwas weniger breit, jedoch gibt es auch hier bisher keine eindeutigen Hinweise auf eine Schädigung des Ungeborenen. Dennoch sollte im ersten Drittel der Schwangerschaft nach Möglichkeit – sofern dies planbar ist – auf die Einnahme von Antidepressiva verzichtet werden.

Die Anwendung in der Stillzeit ist bislang wenig untersucht. Wenn Sie stillen, sollten Sie dies auf jeden Fall mit Ihrem Arzt besprechen. Grundsätzlich lässt sich wohl sagen, dass von den Trizyklika die Substanzen Amitriptylin, Clomipramin, Imipramin und Nortriptylin bei strenger Indikationsstellung noch die wenigsten Risiken zu haben scheinen. Eine Untersuchung zu den SSRI zeigte, dass diese allenfalls in sehr geringem Maße in die Muttermilch übertreten. Paroxetin, Fluvoxamin und Sertralin sind nach derzeitigem Wissensstand für das Kind ungefährlich.

Muss ich mit einer Gewichtszunahme rechnen?

Ja, aber … Bei manchen Antidepressiva wie den Trizyklika oder Mirtazapin (→ Seiten 115, 128) ist dies unter Umständen möglich. Manche Serotonin-Wiederaufnahmehemmer sind hier günstiger zu bewerten. Eine Vorhersage, wie dies bei Ihnen sein wird, kann jedoch nicht getroffen werden. Setzen Sie aber auf keinen Fall wegen einer Gewichtszunahme die Mittel ohne Rücksprache mit Ihrem Arzt ab, sondern besprechen Sie gemeinsam mögliche Alternativen. Das Absetzen von Mitteln kann den Therapieerfolg gefährden!

Muss ich meine Lebensgewohnheiten ändern, wenn ich ständig diese Medikamente nehme?

Manchmal. Einige Antidepressiva verlangen eine Umstellung der Ernährung, zum Beispiel einige MAO-Hemmer (→ Seite 124). Bei den meisten Medikamenten ist beim gleichzeitigen Genuss von Alkohol Vorsicht geboten.

Die ärztliche Erfahrung zeigt, dass völlige Abstinenz in unserer Gesellschaft recht schwierig sein kann. Deshalb die folgenden Ratschläge: Vermeiden Sie unter allen Umständen exzessives Trinken. Finden Sie vorsichtig für sich heraus, wie Alkohol bei Ihnen wirkt, wenn Sie während der antidepressiven Behandlung geringe Mengen zu sich nehmen. Die Devise sollte aber eigentlich sein: Alkohol schadet, und Sie sollten darauf verzichten. Er verbietet sich dann gänzlich, wenn der Beipackzettel Ihres Medikaments einen Warnhinweis enthält. Bei einigen neueren Antidepressiva gibt es explizit kein derartiges Verbot. Aber auch bei ihnen gilt: Fahren Sie niemals, wenn Sie Alkohol konsumiert haben, mit Ihrem Auto! Im Übrigen sollten Sie daran denken, dass Alkohol an sich depressiv machen kann, besonders wenn er kontinuierlich über Jahre getrunken wird. Sie müssen diese Frage auf jeden Fall mit Ihrem Arzt besprechen. Dabei sollten Sie ehrlich über Ihre Trinkgewohnheiten, auch in Ihrer Vorgeschichte, sprechen.

Wie lange muss ich die Medikamente einnehmen?

Bei einer Ersterkrankung, die eine Behandlung mit Medikamenten erforderlich macht, empfehlen die meisten Psychiater einen Zeitraum von rund sechs Monaten als minimale Behandlungsdauer. Anders stellt sich dies bei Patienten mit wiederkehrenden Depressionen dar. Hier können die Zeiträume sehr viel länger bemessen sein (→ Seite 72).

Und wenn das Medikament nicht wirkt? Werden an mir neue Wirkstoffe ausprobiert?

Ihr Arzt sieht es Ihnen von außen nicht an, ob Sie beispielsweise mehr von einer Medikation profitieren werden, die in das Serotonin- oder in das Noradrenalinsystem eingreift. Sein endgültiger Behandlungsplan hängt also vom Erfolg oder Misserfolg des Medikaments ab, mit dem begonnen wird. Es kann also tatsächlich notwendig werden, während einer Behandlung den Wirkstoff zu wechseln, oder eine Kombination mit einem zusätzlichen Medikament zu erwägen.

Können Antidepressiva Selbsttötungsabsichten auslösen?

Nein. Die hier aufgeführten Antidepressiva verstärken nicht den Wunsch sich selbst zu töten und lösen ihn auch nicht aus.

Aber Vorsicht: Eine schwere typische Depression geht häufig mit Gedanken an Selbsttötung einher. Der Selbsttötungsversuch oder gar die Selbsttötung wird jedoch – glücklicherweise – meist durch die depressive Antriebshemmung verhindert. Antidepressive Medikamente können nun bewirken, dass sich am Anfang der Therapie der Antrieb eines Patienten schon verbessert hat, die Gedanken aber noch depressiv sind und die Selbsttötungsabsicht weiter besteht. Dies ist immer eine möglicherweise gefährliche Situation, weil die depressive Antriebshemmung wegfällt, die den Betroffenen letztlich vor der Selbsttötung schützt. Bessert sich nur der Antrieb, halten die Gedanken an Selbsttötung aber an, kann es nötig sein, den betroffenen Patienten noch so lange mit einem Tranquilizer zu behandeln, bis ihn seine depressiven Gedanken nicht mehr zur Selbsttötung drängen. Auf diese Zusammenhänge sollten auch die Behandler und betreuenden Personen hingewiesen werden.

Wie lange dauert es, bis mein Medikament wirkt?

In der Regel lässt sich der Erfolg einer antidepressiven Medikation auch bei ausreichender Dosierung erst nach drei bis fünf Wochen endgültig beurteilen. Erste Hinweise auf eine Besserung zeigen sich jedoch meist früher: Patienten schildern zum Beispiel schon in den ersten zehn Tagen, dass sie besser schlafen, sich entspannter fühlen, dass die innere Unruhe vorbei ist, die gefühlsmäßigen Tagesschwankungen weniger geworden sind. Dies sind positive Hinweise, dass mit einer nachhaltigen Besserung zu rechnen ist. Es lassen sich also schon im Verlauf der ersten Tage der Behandlung Anzeichen für die Wirksamkeit erkennen.

Trotzdem muss immer wieder betont werden, dass Antidepressiva nicht wie eine Kopfschmerztablette innerhalb einer Stunde wirken: Betroffene und Ärzte brauchen Geduld und nochmals Geduld. Dies fällt oft umso schwerer, weil viele depressive Menschen erst sehr spät Hilfe suchen, häufig nachdem sie schon Wochen oder Monate unter ihrer Depression gelitten haben. Nach Behandlungsbeginn sich nochmals in Geduld zu üben, ist nicht einfach. Aber es gibt keine Alternative. Gelegentlich ist es in einer solchen Situation notwendig, bis zur ersten spürbaren Wirkung der Antidepressiva zusätzlich andere, eher beruhigende Medikamente einzunehmen, um die quälende Unruhe und die Schlafstörungen erst einmal auf diese Weise zu bessern.

Welches Medikament für wen?

Mittlerweile haben die Fachgesellschaften der Psychiater unterschiedliche Behandlungsempfehlungen für die medikamentöse Depressionsbehandlung erarbeitet. Diese Empfehlungen mögen sich in Details unterscheiden, haben aber eine wesentliche Gemeinsamkeit: Alle diese Leitlinien sehen eine rational begründete Abfolge der einzelnen Schritte in einer medikamentösen Therapie vor. In welcher Zeit soll die Wirkdosis erreicht werden? Wie wird der Therapieerfolg ermittelt? Welche begleitenden Maßnahmen kommen zum Einsatz? In diesen Empfehlungen ist auch festgelegt, nach welcher Zeit bei mangelndem Ansprechen auf eine Therapie auf ein Medikament einer anderen Wirkstoffklasse umgesetzt werden sollte.

Wichtig ist, dass Ihr Arzt einen solchen rationalen Plan verfolgt; dabei ist es weniger wichtig, ob er Ihre Behandlung beispielsweise mit einem Serotonin-Wiederaufnahmehemmer beginnt und bei einem Nicht-Ansprechen dann auf ein trizyklisches Antidepressivum umsetzt oder umgekehrt. Leider wird immer noch zu häufig zwischen Medikamenten derselben Wirkstoffklasse umgestellt, was nur in relativ seltenen Fällen einmal sinnvoll sein kann. Die Geduld der betroffenen Patienten wird dabei unnötig strapaziert, kostbare Zeit kann verloren gehen.

Fragen, die vor der Erstellung eines medikamentösen Behandlungsplans beantwortet werden müssen

Soll das Medikament der ersten Wahl eher beruhigend oder eher antriebssteigernd wirken?

Viele Psychiater folgen bei der Erstverordnung eines Antidepressivums noch dieser Einteilung, besonders wenn es um eine rasche

Aktivitätssteigernde Antidepressiva (Beispiele)	Beruhigende Antidepressiva (Beispiele)
• Citalopram • Clomipramin • Fluoxetin • Imipramin • Moclobemid • Nortriptylin • Paroxetin • Reboxetin	• Amitriptylin(oxid) • Doxepin • Maprotilin • Mirtazapin • Trimipramin • Venlafaxin

Beeinflussung von starken Schlafstörungen oder ausgeprägter innerer Unruhe geht.

Welcher Botenstoff soll bevorzugt ersetzt werden?

Wir haben gesehen, dass bei einer Depression ein Mangel an Serotonin oder Noradrenalin bestehen kann. Um welchen dieser Botenstoffe (Neurotransmitter) es geht, ist jedoch im Vorfeld einer Behandlung nicht zu erkennen. Möglicherweise entschließt sich Ihr Arzt, Ihre antidepressive Behandlung mit einem „Breitbandantidepressivum" wie Amitriptylin oder Doxepin zu beginnen. Erleben Sie nicht innerhalb von etwa drei bis sechs Wochen eine spürbare Besserung einzelner Symptome, sollte er die Entscheidung treffen, einen Botenstoff gezielt zu verstärken.

So kann entweder ein Medikament zum Zuge kommen, das die Serotoninwirkung verstärkt, wie etwa Citalopram, oder ein Medikament, das die Noradrenalinwirkung verstärkt, wie beispielsweise Nortriptylin. Hier gilt wieder: Bessert sich Ihr Zustand nicht innerhalb von etwa drei bis fünf, maximal sechs Wochen, muss der jeweils andere Botenstoff mit Hilfe eines Antidepressivums verstärkt oder ein MAO-Hemmer gegeben werden. Daneben gibt es noch Möglichkeiten, Sie zusätzlich mit Schlafentzug, der Gabe von Lithiumsalzen, Medikamenten, die ihr Hauptanwendungsgebiet in Epilepsiebehandlung haben und stimmungsstabilisierend wirken, oder Schilddrüsenhormonen zu behandeln.

Bestehen Unverträglichkeiten gegenüber einer bestimmten Wirkstoffgruppe?

Unverträglichkeiten oder bestehende körperliche Störungen können die Verordnung bestimmter Antidepressiva ausschließen. Um solche Unverträglichkeiten abzuklären, sind vor Beginn einer Behandlung mit Antidepressiva einige Untersuchungen nötig.

- Augenärztliche Untersuchung

Bei Patienten, die das 40. Lebensjahr vollendet haben, sollte eine Messung des Augeninnendrucks erfolgen. Ist dieser erhöht, kann sich der grüne Star ausbilden, bei dem der Sehnerv durch den ständig erhöhten Druck geschädigt wird. Bei Patienten mit einem engen Kammerwinkel im Auge können vor allem die trizyklischen Antidepressiva diesen Augeninnendruck erhöhen.

- EKG (Elektrokardiogramm)

Manche Antidepressiva beeinflussen die Reizleitung des Herzens. Herzrhythmusstörungen können die Folge sein. Besonders bei Vorerkrankungen des Herzens, erhöhtem Blutdruck und bei älteren Patienten ist vor einer Behandlung mit Antidepressiva ein EKG erforderlich. Während der antidepressiven Behandlung können Kontrollen notwendig werden, auch wenn bei der Erstuntersuchung ein normaler Befund vorlag.

- EEG (Elektroenzephalogramm)

Das EEG, das die Hirnströme, die bioelektrische Aktivität unseres Gehirns, misst, soll eine organische Funktionsstörung des Gehirns oder eine verstärkte Bereitschaft für epileptische Anfälle ausschließen. Bei einer erhöhten Anfallsbereitschaft scheiden einige Antidepressiva aus, weil sie diese Bereitschaft erhöhen können.

- Computertomographie des Kopfes (CCT) oder Magnetresonanztomographie (MNR)

Bei Verdacht auf Vorliegen einer organischen Ursache einer Depression und bei fast allen Depressionen älterer Menschen ist es notwendig, eine Veränderung der Hirngewebsstruktur auszuschließen, wie sie beispielsweise durch Alterungsprozesse, Durchblutungsstörungen oder entzündliche Vorgänge ausgelöst wird. Zu diesem Zweck wird heute die Computertomographie als Routineuntersuchung durchgeführt. Dabei wird der Schädel von Röntgenstrahlen kreisförmig durchleuchtet. Ein Computer errechnet aus den einzelnen Signalen ein Röntgenbild: Das Gehirn kann damit wie in Scheiben geschnitten auf dem Bildschirm dargestellt werden.

Die Magnetresonanztomographie (oder Kernspintomographie) funktioniert ähnlich. Bei ihr werden die Röntgenstrahlen durch ein Magnetfeld ersetzt. Diese Methode verursacht keine Strahlenbelastung. Meist genügt eine der beiden Methoden. Für psychiatrische Fragestellungen ist in der Regel die Magnetresonanztomographie vorzuziehen. Bei beiden Untersuchungen kann es notwendig werden, spezielle Kontrastmittel als Kurzinfusion während der

Untersuchung zu verabreichen. Der Röntgenarzt wird Sie darüber aufklären.

- Laboruntersuchungen

Nicht nur wegen bestehender innerer Erkrankungen, wie Hormonstörungen oder Herz-Kreislauf-Erkrankungen, sind für die Diagnose Blut- und Serumuntersuchungen je nach Einzelfall notwendig. Auch vor Beginn einer Behandlung mit Antidepressiva müssen verschiedene Laborwerte, aus denen man beispielsweise auf die Leber- und Nierenfunktion Rückschlüsse ziehen kann, erhoben werden. Im Verlauf der Therapie sind dann einige dieser Laboruntersuchungen regelmäßig zu wiederholen, um unerwünschte Wirkungen einzelner Medikamente rechtzeitig zu erkennen und gegenzusteuern. Auch während einer erfolgreichen Behandlung kann im Einzelfall die Kontrolle der Medikamentenspiegel im Blut sinnvoll sein. Dies gilt vor allem für Betroffene, die ihre Medikamente besonders schnell oder besonders langsam abbauen.

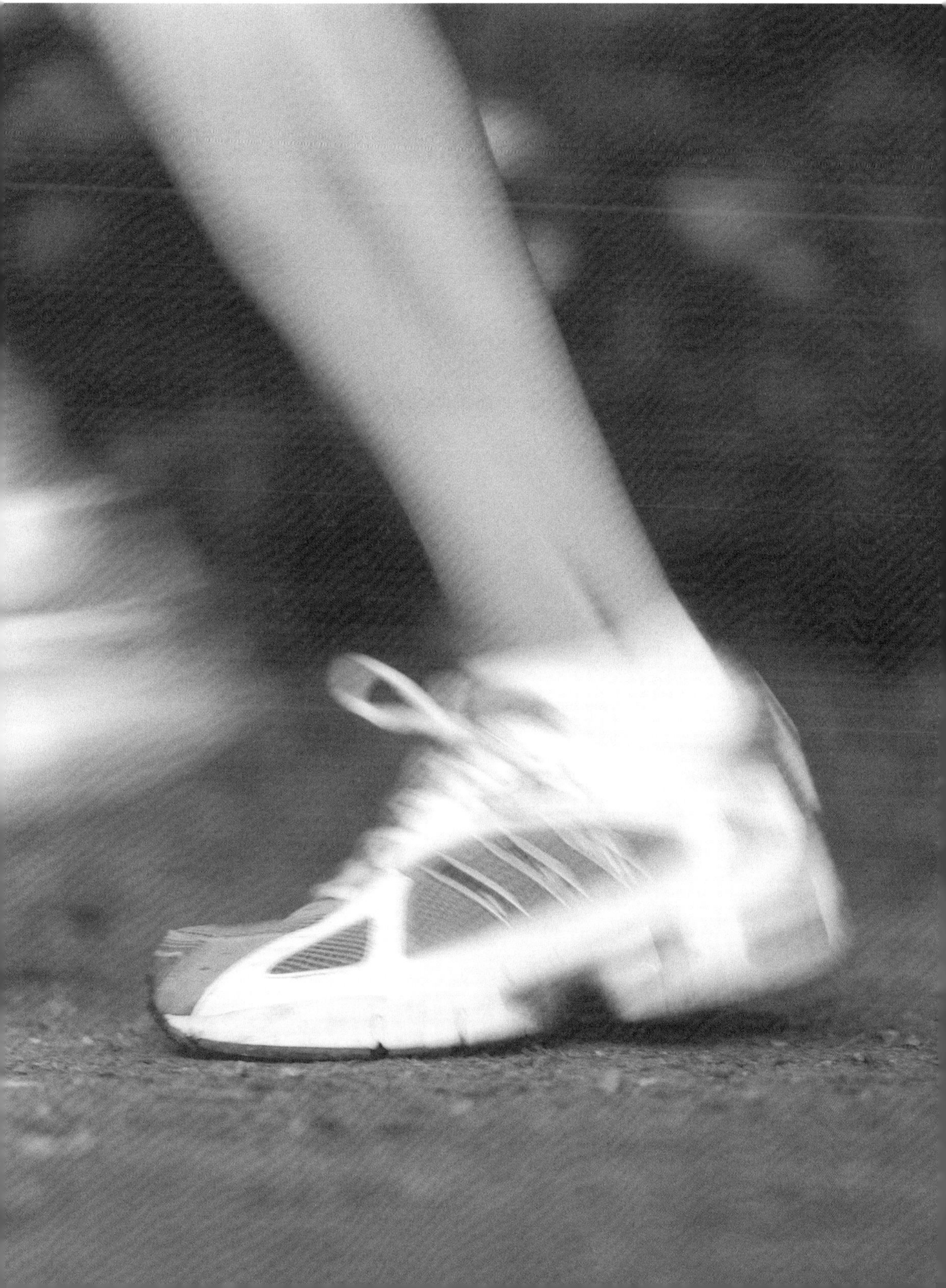

Bisher haben wir uns auf die beiden Hauptsäulen konzentriert, auf denen eine Depressionsbehandlung ruht, die Psychotherapie und die Behandlung mit Medikamenten. Daneben gibt es jedoch eine Vielzahl weiterer biologischer Behandlungsverfahren, die mit Erfolg eingesetzt werden können. Sie reichen von körperlicher Aktivierung (wie Sport und Massagen) über Lichttherapie bis hin zu Schlafentzug oder Schlafphasenverlagerung, Elektrokrampftherapie, Magnetstimulation und dem neuen Verfahren der Vagusnerv-Stimulation.

Biologisch nennt man diese Methoden, weil sie wie Medikamente die Funktionsweise der neuronalen Strukturen unseres Gehirns verändern.

Manche dieser Verfahren sind eigenständige Behandlungsmethoden, die auch für sich allein (also ohne gleichzeitige Medikamentengabe) eingesetzt werden können, wie die Elektrokrampftherapie, andere werden eher nur in Ergänzung angewandt, wie etwa Sport- oder Lichttherapie. Einige dieser Therapieverfahren kommen nur zur Behandlung bestimmter Unterformen depressiver Erkrankungen infrage.

Sport als Therapie

Viele von uns kennen die angenehme Wirkung körperlicher Aktivität: Ob Sie gern joggen, Ski fahren oder Tennis spielen oder ob Sie begeisterte Fußballerin oder Volleyballer sind, Sie wissen, wie gut man sich nach vollbrachter Tat fühlt. Eine entspannte Müdigkeit im Körper macht sich breit, und Sie sind stolz auf die absolvierte Leistung.

Vor allem Ausdauersportler (zum Beispiel Langstreckenläufer) kennen darüber hinaus noch eine weitergehende Wirkung ihrer sportlichen Aktivität: die Aufhellung ihrer Stimmung. Sie erleben eine euphorisierende Wirkung. Diese erklärt man sich heute unter anderem mit der Ausschüttung von „Endorphinen“. Auch das sind körpereigene Botenstoffe, Neurotransmitter. Sie ähneln dem Morphium und machen „high“. Kein Wunder also, dass man diese Endorphine, die durch sportliche Aktivität vermehrt ausgeschüttet werden, für die Behandlung einer Depression gern nutzen würde. Viele Ärzte empfehlen ihren Patienten daher körperliche Betätigung, weil sie deren positive Wirkung auf psychische Funktionen kennen. Aber: Gerade für depressive Menschen ist es ausgesprochen schwer, Aktivität zu entwickeln – und ohne diese entsteht auch keine euphorisierende Wirkung!

Sport als Medizin

Eine Studie an Patienten mit leichten Depressionen konnte überzeugend den positiven Einfluss von regelmäßig betriebenem Ausdauersport auf den Verlauf der Depression belegen. Mittlerweile kann als gesichert gelten, dass sich dies nicht nur über die Wirkung der Endorphine, die erst bei langen Ausdauerleistungen ausgeschüttet werden, sondern auch über einen Einfluss der körperlichen Betätigung auf den Serotonin-Stoffwechsel erklären lässt.

Wenn in Ihrem Leben bis zur Depression körperliche Aktivität eine große Rolle spielte, wenn Sie daran gewöhnt sind, Sport zu treiben, werden Sie vielleicht in der Depression diese Gewohnheit fortsetzen können. Es wird Ihnen leichter gelingen, die allgemeine depressive Verlangsamung zu überwinden, auch wenn die Freude daran nicht so recht aufkommen will. Hier liegt dann auch die Aufgabe für Angehörige, Freundinnen und Freunde. Holen Sie Ihre Freundin weiterhin zum Volleyball ab, auch wenn sie zurzeit wenig spricht und eigentlich „keine Lust" hat. Motivieren Sie Ihren Mann, wie gewohnt mit Ihnen zu joggen, auch wenn er dabei vielleicht wie versteinert wirkt. Ihre Aufforderung wird zum notwendigen äußeren Reiz. Also, ermuntern Sie sie/ihn, es wird ihr/ihm gut tun.

Viel schwieriger ist es, depressive Menschen zu körperlicher Aktivität hinzuführen, in deren Leben Bewegung bisher keine große Rolle spielte. Die Aufforderung dazu wird zu einem der vielen guten Ratschläge, die sie in ihrer Depression doch nicht befolgen können. Hier sind Angehörige, Freundinnen und Freunde oft überfordert.

Auch wenn es schwer fällt – Bewegung!

- Wenn Sie bisher Sport getrieben haben: Weiter, auch wenn Sie es sich nicht vorstellen können!
- Wenn Sie bisher ein Bewegungsmuffel waren: Suchen Sie Hilfe bei einem Bewegungstherapeuten oder einer Krankengymnastin. Die Adressen finden Sie in Ihrem örtlichen Telefonbuch.
- Denken Sie daran: Aktiv ist besser als passiv! Keine Massagen, sondern laufen!
- Behalten Sie nach Abklingen der Depression die körperliche Aktivität bei.

Viele depressive Menschen brauchen die Unterstützung eines Bewegungstherapeuten, der ihnen hilft, die depressive Antriebslosigkeit, das Gefühl der Sinnlosigkeit, die Müdigkeit und Lethargie zu überwinden. In der Bewegungstherapie lernen sie nach und nach wieder, Freude an der Bewegung zu empfinden, und nehmen ihren eigenen Körper wieder wahr.

In vielen Kliniken, die schwerpunktmäßig depressive Störungen behandeln, gehören sportliche Aktivitäten unverzichtbar zum Behandlungsplan. Sie haben im Übrigen auch den Vorzug, dass ein Teil der körperlichen Symptome, wie beispielsweise die in der Depression sehr häufige Verstopfung, sich ohne zusätzliche Medikamente bessert.

Lichttherapie

Die Wirkung von Licht auf Stimmung und Antrieb ist uns allen geläufig. Wer kennt nicht die bleierne Müdigkeit, die sich an einem düsteren regennassen Novembertag einstellt? Und wer kennt nicht das Gegenteil, etwa die schwungvoll optimistische Stimmung an einem sonnenklaren Frühsommermorgen? Viele Menschen erleben auch die stimmungsverändernde Wirkung des Lichtes, wenn sie im Winter einen Urlaub im Süden verbringen oder im Skiurlaub eine Woche strahlenden Sonnenschein haben. Schon in den 20er-Jahren des vorigen Jahrhunderts bezogen Ärzte elektrisches Licht wegen dieses bekannten positiven Effekts systematisch in die Behandlung von depressiven Störungen ein.

Warum das Licht depressionslösend wirkt, ist jedoch bis heute nicht eindeutig geklärt. Es gibt verschiedene Erklärungsmodelle, die sich zum Teil auf die in der Depression gestörten inneren Rhythmen beziehen.

Leider ist das Anwendungsgebiet für die Lichttherapie eher schmal. Sie hilft nur bei einem kleinen Teil depressiver Störungen.

Wem hilft Lichttherapie?

Ihr Hauptanwendungsgebiet ist die saisonal abhängige Depression oder „Winterdepression“, eine Unterform depressiver Erkrankungen, die eng an die Jahreszeit gebunden ist (→ Seite 79). Das heißt: Sie hilft den Menschen, die besonders in den Monaten Oktober bis März eine deutliche Verschlechterung ihres Befindens erleben und depressiv werden. Zu dieser Stimmungsveränderung kommen weitere Symptome, die für andere Formen der Depression eher untypisch sind: Heißhunger, vor allem auf kohlenhydrathaltige Nahrungsmittel, und ein übergroßes Schlafbedürfnis. Bei diesen Betroffenen sind die Krankenkassen im Einzelfall nach Prüfung bereit, die Kosten der Lichttherapie zu übernehmen. Gelegentlich werden auch die Kosten für Lichtschirme erstattet, damit die Behandlung auch zu Hause durchgeführt werden kann.

Wann hilft Lichttherapie?

Lichttherapie hilft, wenn

- Ihre Depression nur im Herbst und Winter auftritt
- Sie ein übergroßes Schlafbedürfnis und
- verstärkten Appetit bis hin zum Heißhunger besonders auf Kohlenhydrate haben – dies vor allem in der zweiten Tageshälfte – und Sie auch tatsächlich an Gewicht zunehmen.

Wie wird die Lichttherapie durchgeführt?

Die Behandlung mit Licht ist denkbar einfach. Wichtig ist nur, dass der Patient über einen bestimmten Zeitraum, meist wird etwa eine Stunde empfohlen, dicht vor einer ausreichend hellen Lichtquelle sitzt und abhängig von der Lichtstärke in einem bestimmten Rhythmus regelmäßig direkt in das helle Licht schaut. Es ist durchaus möglich, daneben ein Buch zu lesen. Manche Lichtschirme fordern den Patienten alle 30 Sekunden mit einem akustischen Signal auf, ins Licht zu blicken. In der Netzhaut befinden sich Lichtrezeptoren, über die bei Belichtung die Ausschüttung von Botenstoffen und Hormonen und die Regulation innerer Rhythmen erfolgen.

Wichtig ist, dass diese Rezeptoren auch angesprochen werden. Das heißt: Das Auge muss sich nahe genug am Lichtschirm befinden. Außerdem muss die Lichtquelle auch hell genug sein. Üblicherweise werden Lampen mit 2 500 oder 10 000 Lux (Maßeinheit für die Helligkeit) verwendet. (In Innenräumen sind Lichtstärken von 300 bis 500 Lux üblich, ein hell erleuchtetes Büro bringt es auf 500 bis 1 000 Lux.)

Hat die Lichttherapie Nebenwirkungen?

Bei den Lichttherapielampen wird nur ein bestimmtes Lichtspektrum eingesetzt. Die verwendeten Leuchtstoffröhren erzeugen keinen ultravioletten und infraroten Lichtanteil. Wenn es sich um technisch einwandfreie Beleuchtungsquellen handelt, sind also kaum unerwünschte Wirkungen zu beobachten. Manche Patienten berichten über gesteigerten Tränenfluss und Reizungen am Auge. Auch trockene Augen und Schleimhäute werden gelegentlich angegeben. Sehr selten kommt es zu Überaktivität und Gereiztheit, die jedoch noch Symptom der Depression sein können.

Schlafentzug – Wachtherapie

Oft sind es gerade Schlafstörungen, zum Beispiel Ein- und Durchschlafstörungen oder das typische Früherwachen ohne äußeren Anlass, die depressive Menschen am meisten und hartnäckigsten quälen. Die depressive Schlafstörung führt schnell zu weiterer psychischer Überanstrengung und zu körperlicher Erschöpfung, was wieder auf die Stimmung schlägt, energielos und antriebsarm macht. Umso mehr mag es verwundern, wenn der Entzug des Nachtschlafs als wirksame Methode in der Depressionsbehandlung empfohlen wird. Viele Patienten fühlen sich deshalb unverstanden, wenn ihr Arzt von einer Schlafentzugstherapie spricht. Ist nicht ein gesunder Schlaf die Basis jeder Erholung?

Geschichte des Schlafentzugs

Die beiden deutschen Psychiater Schulte und Tölle haben den Schlafentzug, auch „Wachtherapie" genannt, in die psychiatrische Standardbehandlung depressiver Erkrankungen eingeführt. Sie haben beeindruckend belegt, dass bei 60 bis 70 Prozent aller Patienten mit einer depressiven Erkrankung, vorwiegend bei einer typischen Depression, der Schlafentzug eine deutliche Stimmungsaufhellung bewirkt. Als besonders wirksam hat sich der Schlafentzug bei Patienten erwiesen, die unter Tagesschwankungen der Stimmung mit einer Aufhellung am Nachmittag oder Abend leiden. Auch bei Patienten mit einer Verkürzung des Zeitraums zwischen dem Einschlafen und dem ersten Auftreten der REM-Phase ist Schlafentzug besonders hilfreich.

Depressive Menschen schlafen anders

Der ungestörte Schlaf eines Gesunden wird nach dem Einschlafen zunehmend tiefer. Dabei werden vier verschiedene Schlafstadien durchlaufen. Die letzte dieser Phasen ist der Tiefschlaf, auf den dann die erste REM-Episode folgt. REM-Schlaf heißt: Rapid-Eye-Movement-Schlaf (diese Bezeichnung zeigt an, dass sich während dieser Phase beim Schlafenden die Augen rasch bewegen).

Ein Schlafzyklus besteht also aus einer Abfolge von vier Non-REM-Schlafepisoden und einer REM-Schlafepisode. Diese Abfolge tritt pro Nacht vier- bis sechsmal in Abständen von etwa 90 Minuten auf.

Bei depressiven Menschen ist dieser regelmäßige Ablauf gestört:

1. Die erste REM-Phase stellt sich früher ein als bei Menschen, die nicht depressiv sind.
2. Der REM-Schlaf verschiebt sich mehr in die erste Nachthälfte.
3. Die Tiefschlafphasen verringern sich.

4. Der Schlaf verliert seine Kontinuität, es kommt zu häufigem nächtlichen Erwachen und zu Früherwachen.

Wie wirkt Schlafentzug?

Paradoxerweise scheint der Schlaf bei depressiven Menschen eine depressionsverstärkende Wirkung zu haben. Es gibt Hinweise, dass besonders die Schlafzyklen in den Morgenstunden depressionsverstärkend sind. Beim Schlafentzug wird die Wirkung einzelner Schlafstadien unterbrochen (ein Effekt, den auch manche Antidepressiva haben, die ebenfalls einzelne Schlafzyklen, und vor allem den REM-Schlaf unterdrücken). Außerdem kann – so vermutet man heute – der Schlafentzug die gestörte Schlafregulation günstig beeinflussen.

Andere Erklärungsmodelle geben eine veränderte Ausschüttung von Botenstoffen und Hormonen, die sich beim Schlafentzug beobachten lässt, als Wirkmechanismus dieser Behandlung an.

Wie wird der Schlafentzug durchgeführt?

Schlafentzug bedeutet, einfach eine ganze Nacht nicht zu schlafen und den folgenden Tag bis zur gewohnten Schlafenszeit wach zu bleiben. Doch es ist nicht so leicht, „einfach" eine Nacht nicht zu schlafen. In Kliniken wird Schlafentzug meist in Gruppen durchgeführt. Die Nacht wird mit den verschiedensten Aktivitäten verbracht. Von Gesellschaftsspielen über Kochgruppen bis hin zu Nachtspaziergängen wird alles versucht, um die oft langsam verstreichende Zeit möglichst kurzweilig zu gestalten.

Es gibt auch die Möglichkeit des partiellen Schlafentzugs. Weil manche Patienten bevorzugt in den frühen Morgenstunden intensive REM-Phasen haben, wurde untersucht, ob ihnen auch nur der Entzug der zweiten Hälfte des Nachtschlafs nützt. Und in der Tat: Es macht bei sehr vielen keinen Unterschied, ob sie eine ganze Nacht oder nur die zweite Nachthälfte, also ab ein oder halb zwei Uhr morgens, wach sind. Deswegen führen manche Kliniken nur noch partiellen Schlafentzug durch.

Wer sollte besser auf Schlafentzugsbehandlungen verzichten?

Schlafentzug wirkt bei sehr vielen Menschen mit depressiven Störungen. Dennoch hat auch diese einfache Behandlungsform unerwünschte Wirkungen. Manche Patienten reagieren auf den Schlafentzug mit manischen Zuständen (→ Seite 73). Auch bei selbsttötungsgefährdeten Patienten kann Vorsicht geboten sein, weil durch den Schlafentzug diese Gefährdung über die eintretende Aktivitätssteigerung verstärkt werden kann.

Schlafentzug auch ambulant?

Im deutschsprachigen Raum wird der Schlafentzug in vielen psychiatrischen Kliniken zur Depressionsbehandlung eingesetzt. Die meisten Patienten lernen also den Schlafentzug bei einer stationären Behandlung kennen. Wenn die individuelle Wirkung dieser Behandlung einmal bekannt ist, spricht nichts dagegen, auch zu Hause Schlafentzug einzusetzen.

Die ersten Versuche sollten Sie nur in Absprache mit Ihrem Psychiater durchführen. Später setzen Sie selbst das Verfahren ein, wenn Sie es brauchen, oder auch regelmäßig.

Aber denken Sie daran: Sie müssen wirklich wach bleiben. Nur wenige Minuten Schlaf, zum Beispiel ein kurzes Einnicken vor dem Fernsehapparat, könnten die angestrebte Wirkung zunichte machen.

Eine besondere Form des Schlafentzugs – die Schlafphasenverlagerung

Ein Hauptnachteil des Schlafentzugs besteht darin, dass der positive stimmungsaufhellende Effekt in aller Regel nur einen Tag lang anhält. Nun kann man nicht jede Nacht auf den Schlaf verzichten, auch wenn die Depression noch so tief und anhaltend ist. Versuche, die positive Wirkung zu verlängern, ergaben: Eine Verlagerung der Schlafphasen nach einem Schlafentzug kann den positiven Effekt der Schlafentzugsbehandlung stabilisieren.

Wie wird die Schlafphasenverlagerung durchgeführt?

Nach ein oder zwei „ganz normalen" Nächten (für den Depressiven heißt dies oft: Nächte mit der ganz „normalen" Schlafstörung) findet ein Schlafentzug statt. Am folgenden Tag beginnt die Schlafperiode dann um 16 Uhr und dauert bis Mitternacht. Nach dieser halb durchwachten Nacht beginnt die Schlafperiode eine Stunde später als am Vortag, also um 17 Uhr. Dies verschiebt sich nun so lange jeweils um eine Stunde, bis die gewohnte Einschlafzeit um 22 oder 23 Uhr wieder erreicht ist. Wichtig ist es, dass die Patienten wie beim einfachen Schlafentzug in den nächtlichen Wachphasen nicht sich selbst überlassen sind.

Bislang wird diese Behandlungsmethode, die den nur kurze Zeit anhaltenden Effekt des Schlafentzugs verlängern kann, nur in Kliniken angeboten, die einen Behandlungsschwerpunkt für Depressionen (Depressionsstation, → Seite 173) haben.

Elektrokrampftherapie – EKT

Kaum eine andere psychiatrische Behandlungsform hat in der Öffentlichkeit ein schlechteres Image als die Elektrokrampftherapie. Unter der Bezeichnung „Elektroschockbehandlung" in Verruf geraten und fälschlicherweise mit nationalsozialistischer Psychiatrie in Verbindung gebracht, gilt sie in Deutschland heute immer noch in weiten Kreisen als eine Art wissenschaftlich verbrämter Folter. Unter dem Druck der öffentlichen Meinung lehnen es nicht wenige Kliniken oder deren Träger gänzlich ab, diese Methode zu praktizieren – eine inzwischen unangemessene und irrationale Entscheidung.

Denn seit ihrer ersten Anwendung in den 40er Jahren des letzten Jahrhunderts hat sich die EKT bis zur Entwicklung und Einführung antidepressiver Medikamente als die wirksamste Methode zur Behandlung schwerer Depressionen erwiesen. Und auch heute gilt sie nach wie vor als unverzichtbar bei der Behandlung lebensbedrohlicher und schwerer Depressionen, bei denen keine andere Behandlung wirkt.

Zur Geschichte der Elektrokrampftherapie

Wie so häufig in der Medizin spielte auch bei der Entdeckung der Elektrokrampfbehandlung der Zufall eine große Rolle. Ärzte beobachteten, dass sich bei Patienten, die sowohl unter epileptischen Anfällen als auch unter anderen psychischen Störungen litten, letztere häufig nach einem epileptischen Anfall besserten. Therapeutisch gezielt eingesetzt wurde die EKT dann zum ersten Mal 1938 von italienischen Psychiatern und in der Folgezeit als sehr erfolgreiche Methode weltweit angewandt.

Als „invasive" (eindringende) und den Patienten nicht zuletzt durch die notwendige Narkose belastende Methode geriet sie jedoch zunehmend ins Kreuzfeuer der Kritik. Erst in den letzten 20 Jahren erlebte sie vor allem in den USA ein Comeback. Besonders an der Ostküste der Vereinigten Staaten wird die EKT in großem Umfang angewandt, und zwar mit hoher Akzeptanz der so behandelten Patienten. Auch in Deutschland hat sich die Einschätzung der EKT in den letzten Jahren gewandelt und nicht selten fragen Patienten mit schwer zu behandelnden Depressionen aktiv bei Kliniken, die diese Behandlung durchführen, um diese Therapie an.

Wie wird die Elektrokrampftherapie durchgeführt?

Die EKT ist eine Behandlung mit elektrischem Strom. Im Wesentlichen besteht sie darin, dass – unter Vollnarkose – bestimmte Hirnareale mit elektrischem Strom durchflutet werden.

Wie bei einer Operation bekommt der Patient auch bei der EKT im Zusammenhang mit der Narkose Medikamente, welche die Muskeln „weich machen". Deshalb kommt es nicht – wie bei einem richtigen Krampfanfall – zu den rhythmischen Zuckungen der Muskulatur. Der Krampfanfall spielt sich nur im Gehirn ab, durch die elektrische Reizung des Gehirns werden also lediglich die typischen im EEG sichtbaren Krampfmuster ausgelöst.

Die EKT wird normalerweise stationär in einer Serie von sechs bis zwölf Behandlungen im Abstand von zwei bis drei Tagen durchgeführt. (In den USA, zunehmend auch in Deutschland, sind auch ambulante Anwendungen üblich.).

Wo wird die EKT überhaupt angeboten?

Aufgrund der geschilderten Vorurteile und der öffentlichen Diskussion wird die EKT bislang nur in spezialisierten Zentren und (den meisten) psychiatrischen Universitätskliniken durchgeführt. Ihr behandelnder Psychiater sollte die für Sie nächstgelegene Einrichtung kennen. Die Kassen übernehmen die Kosten der Behandlung.

Wie wirkt Elektrokrampftherapie?

Der genaue Wirkmechanismus ist bislang noch nicht hinreichend erforscht. Durch die EKT werden folgende Veränderungen erreicht:

- Die Hirndurchblutung, die bei einer schweren Depression vermindert sein kann, wird verstärkt, was möglicherweise antidepressiv wirkt.
- Es zeigt sich eine verstärkte Freisetzung körpereigener Eiweißstoffe (Neuropeptide) im Gehirn, denen beruhigende Wirkungen zugeschrieben werden. (Dies erklärt auch die gute Wirksamkeit dieser Behandlung bei manischen Zustandsbildern.)
- Einige Hormone werden vermehrt ausgeschüttet.
- Auch die Dichte der Rezeptoren im Gehirn für einige an der Depression beteiligte Botenstoffe erhöht sich.
- Einige Botenstoffe werden verstärkt freigesetzt.

Sehr wahrscheinlich wird man die antidepressive Wirkung dieser Behandlungsmethode nicht auf einen einzelnen dieser Faktoren zurückführen können, sondern eher auf ein Zusammenspiel all der genannten Wirkmechanismen – und wahrscheinlich auch noch auf einige bislang unbekannte.

Wann sollte eine Elektrokrampftherapie ins Auge gefasst werden?

Nicht bei allen Unterformen depressiver Erkrankungen kann eine Elektrokrampftherapie eingesetzt werden. Sie ist jedoch nach den vorliegenden wissenschaftlichen Ergebnissen als die erfolgreichste Behandlung schwerer typischer Depressionen (Major Depression → Seite 72) bei Erwachsenen anzusehen. Allerdings werden in Deutschland zuerst Medikamente eingesetzt. In den USA ist die EKT nach den dortigen therapeutischen Richtlinien die Behandlung der ersten Wahl bei schweren und lebensbedrohlichen Depressionen oder wenn für die Behandlung mit Medikamenten zu große Risiken bestehen (weil zum Beispiel bekannt ist, dass früher sehr ernste Nebenwirkungen auftraten). Ebenso wird sie empfohlen, wenn mehrere medikamentöse Behandlungen erfolglos waren. Besonders wirksam ist die Methode bei einer therapieresistenten Altersdepression. Allerdings nimmt die EKT keinen Einfluss auf die Wiederholungshäufigkeit von Depressionen, auch wenn sie innerhalb der jeweiligen Episode gut wirkt.

Wann ist eine EKT bei Depressionen angezeigt?

- Wenn die Depression und ihre Symptome – zum Beispiel Nahrungsverweigerung – lebensgefährlich zu werden drohen.
- Bei schweren typischen Depressionen, die sich durch Medikamente – trotz des Einsatzes unterschiedlicher Wirkstoffe – nicht bessern.
- Bei langwierigen und wahnhaft ausgestalteten Depressionen.
- Wenn ein Patient in der Vergangenheit gute Erfahrungen mit dieser Behandlungsmethode gemacht hat und sie wieder wünscht.

Bei welchen Vorerkrankungen sollte auf eine EKT besser verzichtet werden?

- Kürzlich erlittener Herzinfarkt
- Herzklappenschäden
- Schwere Herzrhythmusstörungen
- Koronare Herzerkrankung
- Gravierender Bluthochdruck
- Fortgeschrittene Herzschwäche
- Zurückliegende Hirnblutung
- Thrombose
- Blutgerinnungsstörungen
- Netzhautablösung

Repetitive transkranielle Magnetstimulation

Derzeit wird in Forschungskliniken und in einigen Versorgungskliniken die transkranielle Magnetstimulation in immer größerem Umfang bei der Behandlung depressiver Patienten eingesetzt. Bei dieser Methode wird ein kleines Areal der vorderen linken Hirnhälfte einem starken Magnetfeld ausgesetzt. Die magnetische Energie ist hoch, vergleichbar der eines Kernspintomographen. Dieses Verfahren – ursprünglich für die neurophysiologische Diagnostik etwa von bestimmten Bewegungsstörungen entwickelt – erwies sich in den ersten Studien als hilfreich, in manchen Fällen sogar bei Patienten, bei denen alle anderen Behandlungsversuche fehlgeschlagen waren.

Anfänglich nahm man an, dass sie eine Alternative zur Elektrokrampftherapie bieten könnte. Mittlerweile weiß man aber, dass diese Methode nicht wie die Elektrokrampfbehandlung besonders gut bei einer therapieresistenten Depression im höheren Lebensalter, sondern in erster Linie bei jüngeren Patienten mit leichten bis mittelschweren Depressionen und chronischer depressiver Verstimmung (Dysthymia) wirkt.

Die Wirkung kommt wahrscheinlich über die Normalisierung des Stoffwechsels in einem kleinen Gebiet der präfrontalen Hirnrinde zustande; während der Depression ist die Stoffwechselaktivität dort verringert. Durch die Magnetstimulation werden in diesem Teil des Gehirns auch der Sauerstoffgehalt und der Glukosestoffwechsel erhöht.

Man nimmt an, dass durch die magnetische Reizung auch vermehrt Botenstoffe ausgeschüttet werden.

Wie wird die Magnetstimulation durchgeführt?

Bei der repetitiven transkraniellen Magnetstimulation wird zunächst über der motorischen Hirnrinde, (den Hirnarealen, die unsere Bewegungen „steuern"), ein Punkt gesucht, bei dessen Stimulation mit magnetischer Energie es zu leichten und schmerzlosen Zuckungen im rechten Daumen kommt.

Ausgehend von diesem Punkt wird der Reizpunkt für die Stimulation ausgemessen und markiert. An diesem Punkt wird dann die Reizspule ausgerichtet. Die Stimulation besteht aus Serien von Mehrfachreizen von 5 bis 20 Einzelreizen pro Sekunde. Jede Therapiesitzung umfasst 20 bis 40 solcher Serien. An 14 bis 21 Tagen wird täglich eine Sitzung durchgeführt. Allerdings gibt es noch keine allgemeinen Richtlinien für die Magnetstimulation; die Methode ist bislang noch ein Heilversuch.

Die Magnetstimulation hat gegenüber der EKT den großen Vorteil, dass keine Narkose notwendig ist. Sie gilt als nicht-invasiv und bereitet keinerlei Schmerzen.

In der Routinebehandlung depressiver Störungen steht die Magnetstimulation allerdings noch nicht zur Verfügung. Weitere Untersuchungen müssen die Einsatzmöglichkeiten dieser neuen Methode genauer abklären. Eine überwiegende Zahl von klinischen Studien belegt die gute Verträglichkeit und die Wirksamkeit dieser Methode.

Vagusnerv-Stimulation

Die Vagusnerv-Stimulation kommt aus der Epilepsiebehandlung. Dabei wird unterhalb des Schlüsselbeins ein Neurostimulator chirurgisch eingepflanzt. Dieser Stimulator hat in etwa einen Durchmesser von 3 Zentimetern und arbeitet wie ein Herzschrittmacher: Er ist über ein feines Kabel mit dem Vagusnerv im Halsbereich verbunden. Der Vagusnerv ist ein (so genannter) Hirnnerv. Über ihn werden aus dem Stammhirn wichtige vegetative Funktionen (also Funktionen, die wir nicht willentlich beeinflussen können), wie etwa der Herzschlag, gesteuert. Bei dieser Behandlungsmethode werden milde elektrische Signale über den Vagusnerv ins Gehirn weitergeleitet.

Bislang wurde die Vagusnerv-Stimulation lediglich bei Patienten mit schwer einzustellenden Anfallsleiden (Epilepsie) eingesetzt. Bis heute wurde mehr als 15 000 Patienten ein solcher Neurostimulator eingepflanzt. Es mehrten sich Berichte, dass sich nicht nur die Anfallshäufigkeit, sondern auch das psychische Befinden, vor allem Depressionen von Betroffenen besserten. Zur genauen Wirkweise gibt es bisher nur Annahmen. Erste Untersuchungen weisen darauf hin, dass Serotonin, Noradrenalin und andere Botenstoffe vermehrt freigesetzt werden. Auch nimmt man an, dass bestimmte neuronale „Schaltkreise“, die bei der Stimmungsregulierung wichtig sind, indirekt über die Stimulation des Vagusnerves aktiviert werden. In ersten

Wem hilft die Vagusnerv-Stimulation?

Bislang ist diese Methode, obwohl schon europaweit auch zur Depressionsbehandlung zugelassen, noch in den Anfängen. Sie ist nur dann in Erwägung zu ziehen, wenn wirklich alle anderen Verfahren nicht hilfreich waren. Erst Langzeitbeobachtungen können zeigen, ob und bei welchen Depressionen Hilfe von dieser aufwendigen Behandlungsform zu erwarten ist. Die Vagusnerv-Stimulation wird nur in spezialisierten Zentren, meist psychiatrischen Universitätskliniken, angeboten. Die Kosten sind hoch: Rund 10 000 Euro sind einschließlich Operation zu veranschlagen. Die Krankenkassen übernehmen diese Kosten nur nach sorgfältiger Prüfung.

Studien konnte gezeigt werden, dass sich bei Betroffenen mit schweren Depressionen, die auf andere Therapien nicht ansprachen, in rund 40 Prozent der Fälle mit der Vagusstimulation eine deutliche und durchaus dauerhafte Besserung erzielen ließ.

Unerwünschte Wirkungen der Vagusnerv-Stimulation

Neben dem allgemeinen Narkose- und Operationsrisiko (beispielsweise Wundinfektionen) kann es auch hier wie bei allen Implantaten (allerdings sehr selten) zu Abstoßungsreaktionen kommen. Wird der Neurostimulator vertragen, können abhängig von der Reizstärke und der Reizfrequenz vor allem Heiserkeit, Hüsteln und Atembeschwerden auftreten. Jeder Patient hat einen Magneten, mit dem er, beispielsweise in Situationen, in denen diese Nebenwirkungen sehr stören, den Stimulator vorübergehend oder ganz ausschalten kann. Die Einstellung des Stimulators wird vom Arzt mit einer Steuerungseinheit vorgenommen, mit welcher der Stimulator durch die Haut hindurch angesprochen und einreguliert werden kann. Die bisherigen Untersuchungen der Methode zeigen, dass wenige unerwünschte Wirkungen auftreten. Bis zur erwünschten Wirkung können allerdings mehrere Monate vergehen.

Was hilft (vielleicht) sonst noch in der Behandlung?

Je häufiger eine Erkrankung ist und je stärker der Wunsch der Patienten nach Alternativen zu den oft nebenwirkungsbelasteten Arzneimitteln oder langwierigen Psychotherapien ist, desto mehr Therapieangebote werden Sie im nicht schulmedizinischen Bereich vorfinden. Dies gilt auch für die Depression. Kaum eine komplementäre oder alternative Heilmethode, die sich nicht auch für depressive Patienten zuständig erklärt. Die allerwenigsten dieser Heilmethoden mussten sich den strengen Prüfkriterien stellen, wie sie etwa bei der Zulassung eines neuen Medikaments gelten. Das heißt, sowohl ihre erwünschte Wirkung als auch mögliche unerwünschte Wirkungen sind meist nicht eindeutig und ausreichend belegt. Wissenschaftliche Daten existieren nur wenige, vor allem wurden für viele dieser Methoden keine Untersuchungen mit ausreichenden Patientenzahlen durchgeführt, was notwendig ist, um eine klare Aussage treffen zu können.

Eine erst kürzlich veröffentlichte große Übersichtsstudie über die Wirkung der verschiedensten alternativen Heilmethoden von Akupunktur bis Yoga (insgesamt wurden 55 verschiedene alternative Methoden untersucht) hinterlässt ein ungutes Gefühl, weil nur für ganz wenige Methoden ein auch nur bescheidener Therapieeffekt bei der Depression gezeigt werden konnte.

Akupunktur

Insgesamt wurden bisher nur neun wissenschaftliche Untersuchungen zu einer möglichen Rolle der Akupunktur in der Depressionsbehandlung publiziert. Eines lässt sich daraus ganz klar ableiten: Die Akupunktur ist keine Behandlungsmethode, welche die Antidepressiva ersetzen kann. In einigen Untersuchungen lässt sich allenfalls ein schwacher zusätzlicher Behandlungseffekt erkennen. Wie in der Schmerztherapie gibt es aber auch Untersuchungen, die keinen Unterschied zwischen der „echten" Akupunktur, bei der die Nadeln an die aus der chinesischen Medizin überlieferten Punkte gesetzt werden, und einer „Scheinakupunktur", bei der die Nadeln an beliebige Punkte des Körpers gestochen werden, erkennen. Wahrscheinlich spielen psychologische Faktoren (Zuwendung, Aufmerksamkeit, intensive Kommunikation), wie wir sie auch aus der „Wirksamkeit" von Scheinmedikamenten in der Depressionsbehandlung kennen, hier eine entscheidende Rolle.

Musiktherapie, Yoga und autogenes Training

Für Musiktherapie, Yoga und autogenes Training fand sich ebenso wie für die Akupunktur ein schwacher Hinweis, dass sie in der Depressionsbehandlung nützlich sein können. Der stärkste Effekt wurde für Musiktherapie und autogenes Training gefunden. Aber auch bei diesen Untersuchungen konnte die Wirkung nur an sehr kleinen Gruppen von betroffenen Patienten gezeigt werden.

Niemals allein

Um nicht missverstanden zu werden: Die genannten Verfahren oder andere Verfahren aus der alternativen Medizin können im Einzelfall durchaus unterstützend im Sinne einer ergänzenden Therapie wirken. Aber: Misstrauen Sie allen Helfern und Therapeuten, die Ihnen eine dieser Methoden als alleinig hilfreich empfehlen. Dafür gibt es keinerlei wissenschaftliche Daten. Auch in der Depressionsbehandlung sind viele Rattenfänger unterwegs, die einzig und allein das Ziel haben, sich selbst und „Profit“ aus Ihrer Krankheit schlagen zu wollen. Der Weg aus der Depression kann lang sein. Neben Medikamenten und Psychotherapie können zusätzliche Behandlungen wie autogenes Training oder Musiktherapie für manche Patientinnen und Patienten hilfreich sein, jedoch immer nur in Ergänzung zu den genannten etablierten Therapieverfahren.

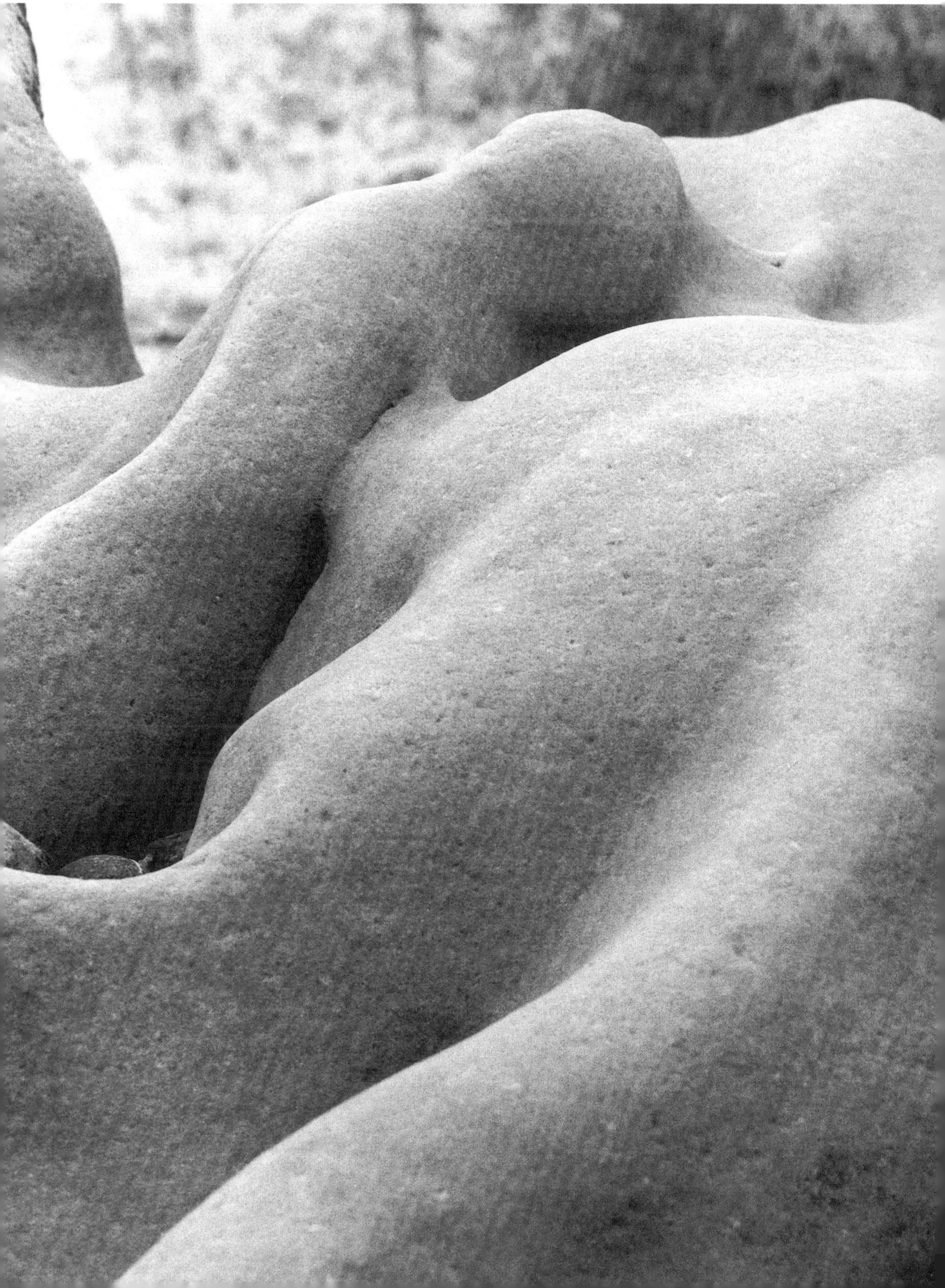

Leider gibt es auch Depressionen, bei denen alle Behandlungsversuche keinen Erfolg haben. Fachleute sprechen dann von therapieresistenten oder therapierefraktären Depressionen. Die Stimmung wird und wird nicht besser, immer neue Einzelsymptome der Depression treten hinzu, die Betroffenen und ihre Angehörigen beginnen zu verzweifeln und verfallen immer mehr der Hoffnungslosigkeit der Depression. Auch gegenüber neuen Behandlungsvorschlägen werden sie verständlicherweise zunehmend skeptischer. Manchmal resignieren aber sogar Fachleute – auch Psychiater, die es besser wissen müssten – zu früh. Es gibt Depressionen, die wirklich nicht abklingen und auf keine Behandlung nach heutigem Wissensstand ansprechen. Doch bei vielen Patienten, wenn nicht sogar bei den meisten, wird einfach zu schnell aufgegeben. Denn nicht alle diese Depressionen sind tatsächlich nicht zu bessern!

Neuere Untersuchungen mit längeren Beobachtungszeiten zwischen zwei bis fünf Jahren geben Raten von 10 bis 20 Prozent für diese Therapieresistenz an. Das wirkt hoch, ist jedoch in der Medizin häufig: Auch bei der Behandlung des Bluthochdrucks oder anderer chronischer Erkrankungen gibt es Menschen, die auf die verfügbaren Behandlungsformen nicht oder nur unvollständig ansprechen.

Haben Sie wirklich alles versucht?

Neun Punkte, die Sie noch einmal überdenken sollten:

1. Die richtige Diagnose finden

Vielleicht handelt es sich bei der scheinbar nicht behandelbaren Depression nicht um eine typische. Eine symptomatische Depression – also eine Depression als Symptom einer anderen körperlichen oder seelischen Krankheit – kann erst abklingen, wenn die Grunderkrankung richtig behandelt wurde. Oft werden auch andere parallel bestehende seelische Störungen wie Angsterkrankungen oder bipolare Störungen ungenügend berücksichtigt.

2. Unerwünschte Wirkungen anderer Medikamente beachten

Von einer Reihe von Medikamenten ist bekannt, dass sie Depressionen auslösen können. Vor allem Mittel gegen Bluthochdruck, bestimmte Antibiotika, Kortisonpräparate, aber auch empfängnisverhütende Wirkstoffe. Ihr Psychiater muss über alle Medikamente, die Sie einnehmen, Bescheid wissen.

3. Den unbekannten Dritten ausschließen

Depressionen sind die häufigsten psychischen Störungen bei Menschen mit Abhängigkeitserkrankungen. Exzessiver Alkoholkonsum oder aber die andauernde Einnahme von Beruhigungsmitteln (besonders Tranquilizer vom Benzodiazepintyp) können hinter einer therapieresistenten Depression stehen. Sie müssen Ihrem Arzt von einem entsprechenden Missbrauch berichten, auch wenn es Ihnen schwer fällt. Er muss davon wissen.

4. Den individuellen Konflikt erkennen

Die Depression ist eine äußerst komplexe Erkrankung, bei deren Entstehung immer biologische, seelische und soziale Faktoren zusammenwirken. Oft läuft eine Behandlung ins Leere, weil ein Betroffener nicht ganzheitlich in seinem familiären und beruflichen Umfeld und vor dem Hintergrund seiner individuellen Lebensgeschichte gesehen wird. Im Rahmen einer Depressionsbehandlung kann nur sehr selten auf eine psychotherapeutische Behandlung verzichtet werden.

5. Medikamente ausreichend dosieren

Antidepressiva werden häufig, besonders im Rahmen der ambulanten Behandlung, nicht ausreichend dosiert. Oft erleben Klinikärzte, dass Patienten, die wegen Nichtansprechens auf die antidepressive Behandlung in eine Klinik eingewiesen werden, bisher mit zu niedrigen Dosierungen behandelt wurden. Das heißt: Mit einer höheren Dosierung hätte bei manchen dieser Patienten die Klinikeinweisung vermieden werden können. Eine Bestimmung des Medikamentenspiegels im Blut hilft Licht ins Dunkel zu bringen. Sie gibt auch Aufschluss darüber, ob Ihr Körper die Medikamente zu schnell abbaut und deswegen bei den üblichen Dosierungen die Konzentration des Medikaments im Blut nicht hoch genug ist und deshalb nicht wirken kann.

6. Medikamente regelmäßig einnehmen

Viele Patienten – nicht nur depressive – nehmen ihre Medikamente nur unregelmäßig ein. Häufige Gründe sind: mangelhafte Aufklärung über die Krankheit, über den Wirkmechanismus der verordneten Medikamente, ihre erwünschten und unerwünschten Wirkungen und vor allem über ihre Rolle im Gesamtbehandlungsplan.

7. Medikamente lang genug einnehmen

Manche Patienten reduzieren nach der ersten leichten Besserung ihres Befindens die Medikamente, sei es aus falsch verstandener Vorsicht, sei es aus Nachlässigkeit. Im Rahmen der antidepressiven Behandlung kann dies dazu führen, dass die Depression rasch wieder „ausbricht“ und sich sogar verschlimmert. Noch viel häufiger geben Ärzte zu früh auf: Zu schnell erklären sie, dass ein Medikament nicht wirkt, nur wenige schaffen es, Patienten dazu zu motivieren, sechs oder mehr Wochen ohne Veränderung der Medikation abzuwarten und mit dem Patienten die Wartezeit durchzustehen. Nach völliger Wiederherstellung sollten die Antidepressiva immer noch weiter genommen werden, mindestens sechs Monate. Bei Patienten, die eine vorbeugende Behandlung brauchen, muss eine Medikation sogar sehr viel länger beibehalten werden, im Einzelfall auch lebenslang.

8. Andere Behandlungsmöglichkeiten, andere Therapeuten ins Auge fassen

Ärzte und Therapeuten sind überzeugt davon, dass die Mittel, die sie einsetzen, auch hilfreich sind. Diese Überzeugung überträgt sich auf den Patienten und macht ihm Hoffnung.

Ein „gesundes Selbstbewusstsein" des Arztes oder Psychotherapeuten hinsichtlich des von ihm praktizierten Verfahrens ist für den Heilungsprozess notwendig. Nur: Jedem Arzt, jedem Psychotherapeuten sollte es möglich sein, über den eigenen Tellerrand zu sehen und die hilfreiche Wirkung von Behandlungsmethoden, die er nicht selbst anwendet, anzuerkennen und in Betracht zu ziehen. Leider ist dies nicht allen gegeben, manche verteufeln geradezu die Methoden anderer. Aber: Nicht jedem Patienten hilft dieselbe Behandlung.

9. Zusätzliche Behandlungsmöglichkeiten ausschöpfen

Über zusätzliche Möglichkeiten, die so genannten Augmentationsbehandlungen, von der Zugabe von Lithium oder Schilddrüsenhormonen, über den Schlafentzug bis zur körperlichen Aktivierung, von der Lichttherapie bis zur Elektrokrampftherapie, muss nachgedacht werden. Immer mehr Untersuchungen zeigen, dass gerade die pragmatische Kombination verschiedener Behandlungsansätze besser hilft.

! Was nicht passieren sollte

Eine 45-jährige Patientin berichtete von einer psychotherapeutischen Behandlung, die sich seit ihrer ersten Depression im 28. Lebensjahr bis heute erstreckt. Im Verlauf dieser langen Behandlung erlebte sie mehrere schwere depressive Phasen. Zu keinem Zeitpunkt wurde die Patientin von ihrem ärztlichen Psychotherapeuten auf Alternativen der Behandlung hingewiesen. Niemals wurde ihr das Für und Wider des Einsatzes von Antidepressiva erläutert, auch erhielt sie keinen Hinweis auf ein alternatives psychotherapeutisches Verfahren.

Oder:

Ein 48-jähriger Patient geht wegen einer erstmalig aufgetretenen Depression, mit der er sich bereits über sechs Monate quält, zu einem Nervenarzt. Behandlungsversuche mit verschiedenen Medikamenten werden durchgeführt. Die Gespräche müssen wegen des starken Andrangs im Wartezimmer kurz bleiben. Nach fünf weiteren Monaten wird der Patient in eine Klinik eingewiesen. Auf dem Einweisungsformular steht „therapierefraktäre Depression". ►

Bei der Erhebung der Vorgeschichte wird eine berufliche Überlastungssituation deutlich. Erst nach mehreren ausführlichen Gesprächen kann der Patient, der sich selbst gern als stark und kompetent sieht, darüber sprechen, dass seine Ehe zerrüttet ist. Daraufhin wird die Ehefrau einbezogen und eine Familientherapie begonnen. Die bis dahin versäumte psychotherapeutische Behandlung bringt ihm dann endlich Besserung.

Gibt es das Recht auf effektive Behandlung?

Jede Depression hat für den Patienten, gleich an welcher Form er leidet, eine ganz persönliche Ausgestaltung, sie ist mit seiner bisherigen Lebensgeschichte und seiner aktuellen Lebenssituation eng verwoben. Bei der Behandlung müssen diese individuellen Ausgangsbedingungen berücksichtigt werden.

Aber: Mittlerweile gibt es auch eine Vielzahl von wissenschaftlichen Erkenntnissen zur Depressionsbehandlung, auf deren Berücksichtigung Ihr Arzt oder Psychotherapeut nicht verzichten darf. Was für eine körperliche Behandlung gilt, muss auch für psychische Störungen gelten. Niemand würde es akzeptieren, dass ein Diabetes mit Mitteln behandelt wird, wie sie vor der Ära des Insulins üblich waren. Ihr Arzt oder Psychotherapeut ist also verpflichtet, Ihnen oder Ihren Angehörigen die derzeit effektivsten und am besten nachgewiesenen Behandlungen zukommen zu lassen. Jeder Psychotherapeut, jeder Psychiater muss Sie auch – sollte seine Behandlungsmethode nicht den gewünschten Erfolg zeigen – über alternative Behandlungsmethoden und deren Wirksamkeit und Sicherheit informieren und Sie gegebenenfalls zur Weiter- und Zusatzbehandlung überweisen.

Der Fall Osheroff

In den USA wurde die Diskussion über „das Recht des psychiatrischen Patienten auf eine effektive Behandlung" weit über die Fachöffentlichkeit hinaus unter dem Namen „Osheroff-Case" bekannt. Mister Osheroff, selbst Arzt, erkrankte an einer Depression und suchte eine Klinik auf, in der ausschließlich psychotherapeutische Behandlungsmethoden angewendet werden.
Trotz monatelanger intensiver Behandlung wurde seine Depression immer tiefer, er verlor stark an Gewicht. Sein Zustand war schließlich derart besorgniserregend, dass seine Familie ihn in eine andere Klinik überführen ließ. Dort wurde sofort mit einer medikamentösen Behandlung begonnen, die nach wenigen Wochen seine Entlassung ermöglichte. Nachdem er seine Arbeit wieder aufgenommen hatte, verklagte er die erstbehandelnde Klinik auf Schadenersatz, weil die Ärzte ihm eine wesentliche Behandlungsmethode vorenthalten hatten. Die Parteien einigten sich außergerichtlich. Die Höhe der Entschädigungssumme ist nicht bekannt.

Wann ist eine Klinikbehandlung sinnvoll?

In aller Regel können Depressionen ambulant behandelt werden. Fast alle Behandlungsmaßnahmen stehen auch bei niedergelassenen Nervenärzten, Psychiatern und Psychotherapeuten, die den weitaus größten Teil der depressiven Patienten versorgen, zur Verfügung. Meist haben sie auch den gewünschten Erfolg, weitergehende Maßnahmen werden nicht notwendig.

Manchmal aber reichen die Möglichkeiten der ambulanten Behandlung nicht aus. Zum Teil liegt dies an der speziellen Form der Behandlung, die in der Praxis eines niedergelassenen Arztes nicht durchzuführen ist. So sind Schlafentzug, Schlafphasenverlagerung, Lichttherapie, Infusionsbehandlung mit Antidepressiva und Elektrokrampftherapie – zumindest zu Beginn der Behandlung – oft nur in einem stationären Behandlungsrahmen anwendbar.

Wenn Ihr Psychiater, Ihr Psychotherapeut eine dieser Behandlungsformen für erforderlich hält, kann er Ihnen eine Klinikeinweisung vorschlagen. Er wird eine Klinik „seines Vertrauens“ haben, von der er weiß, dass dort Depressionsbehandlungen professionell durchgeführt werden.

Eine stationäre Behandlung ist auch dann sinnvoll oder gar notwendig, wenn verschiedene Behandlungsansätze über mehrere Wochen hinweg ohne den gewünschten Erfolg bleiben, oder aber, wenn der Betroffene immer tiefer in die Depression versinkt, wenn das Gefühl der Hilflosigkeit, die Angst und Anspannung so groß werden, dass es zu Hause unerträglich wird. Jetzt kann nur noch ein Klinikaufenthalt die äußere Struktur bieten, die Halt gibt. Schwer depressiv Erkrankte erleben es auch als hilfreich, wenn sie die Verantwortung für sich und die Organisation ihres Alltags abgeben können. Bei all diesen Erscheinungen haben Arzt und Patient einen gemeinsamen Entscheidungsrahmen. Sie können verabreden, noch zwei Wochen abzuwarten. Vielleicht überlegen Sie (als Patient oder als Angehöriger), sich einige Kliniken zunächst anzusehen, bevor Sie eine Entscheidung treffen. Zwar vergeht auch hier oft kostbare Zeit, bevor eine wirkungsvolle Behandlung einsetzt, doch der Vorschlag einer Klinikeinweisung macht vielen Betroffenen erst einmal Angst. Sie brauchen einige Tage, bis wirklich der Entschluss für eine stationäre Behandlung reift.

Wenn die Verzweiflung des Patienten so groß ist, dass ihm die Selbsttötung als einziger Ausweg erscheint, wenn der Patient aufgrund seiner Depression nicht mehr in der Lage ist, die richtige Entscheidung zu treffen, muss sie ihm sein Arzt, sein Psychotherapeut abnehmen.

Entscheidungshilfen

Eine Aufnahme in eine Klinik ist dann ins Auge zu fassen, wenn
- nach Wochen (längstens sechs bis zehn) eine ambulante Behandlung keinerlei Besserung gezeigt hat oder sogar eine Verschlechterung eingetreten ist
- auch unterschiedliche ambulante Behandlungsversuche bisher ohne Erfolg blieben
- Angehörige und Betroffene „nicht mehr können"
- sich der körperliche Zustand des Patienten immer weiter verschlechtert.

Unabdingbar ist sie, wenn
- unabweisbare Selbsttötungsgedanken und -fantasien auftauchen, Selbsttötungsabsichten geäußert werden oder gar ein erster Versuch unternommen wurde.

Das Problem Selbsttötung – warum wollen Menschen sterben?

Der Versuch, sich selbst zu töten, ist immer das Ergebnis einer als ausweglos erlebten Situation. Wenn alles sinnlos scheint, wenn das Leid unerträglich geworden ist, kann der Tod wie eine Befreiung erscheinen. Ein Selbsttötungsversuch kann noch ein Hilferuf sein. Er kann aber auch einzige Alternative zu einem nicht mehr erträglichen Leben sein.

Wenn man Gefühle beiseite lässt, könnte man schlussfolgern: Das Leben ist dem Menschen, der es beenden möchte, nicht mehr lebenswert, weil das Negative überwiegt. Ist dann sein Selbsttötungsversuch, seine Selbsttötung nicht die logische Konsequenz und vielleicht die einzig sinnvolle Entscheidung? Zieht er nicht aus einer vernünftigen Bilanzierung einen richtigen Schluss?

Wenn der Stress zu groß wird

Forscher, die sich mit den psychologischen Voraussetzungen einer Selbsttötung beschäftigen, sprechen auch hier vom Stress, der offenbar so groß geworden ist, dass er nicht mehr zu bewältigen ist. Was als Stress erlebt wird, welche Möglichkeiten ein Mensch hat, mit Stress umzugehen, kann nur individuell betrachtet werden. Jeder hat seine ganz eigenen Fähigkeiten der Bewältigung. Menschen sind auch gegenüber Stress allgemein und besonders gegen jeden Stressfaktor im Einzelnen unterschiedlich gewapp- ►

net – oder umgekehrt formuliert: Jeder hat seine individuelle Verletzlichkeit – Vulnerabiliät –, die ihn bestimmte Lebensereignisse und Erfahrungen als zerstörerisch oder nicht erleben lassen. Diese Verletzlichkeit hängt ab

- von der Lebensgeschichte des Einzelnen
- von seiner genetischen Ausstattung
- von seiner augenblicklichen körperlichen und seelischen Verfassung
- von der Lebenssituation, in der er sich gerade befindet
- von der Hilfe, die ihm in der aktuellen Situation zuteil wird oder die er gerade jetzt für sich in Anspruch nehmen kann.

Selbsttötung als Symptom der Depression

Viele Symptome der Depression führen geradewegs in Selbsttötungsgedanken. Leider führen sie bei etwa 10 bis 15 Prozent der an einer schweren Depression Erkrankten zur tatsächlichen Selbsttötung, wenn sie nicht rechtzeitig und effektiv behandelt werden. Gehören die Gefühle der Ausweglosigkeit, der Hoffnungslosigkeit, der Sinnlosigkeit, der Verzweiflung, der Selbstverachtung, der Einsamkeit, die unerträgliche Anspannung, verbunden mit der Unfähigkeit, auf andere zuzugehen, sich aus der Selbstisolation zu befreien, nicht gerade zur depressiven Erkrankung? Bei schweren Depressionen können so auch Gedanken an Selbsttötung und entsprechende Handlungen ganz in den Vordergrund treten.

Aber: Die Gründe, die depressiv Erkrankten diesen Ausweg als letzte Möglichkeit vortäuschen, sind Symptome der Erkrankung. Die Situation ist nicht ausweglos, hoffnungslos, sinnlos. Die so vernünftig wirkende Bilanz ist falsch! Die eigene Lebenssituation so zu interpretieren, sie als unerträglichen und nicht zu bewältigenden Stress zu erleben, sich selbst zu verachten, zu verzweifeln, all dies ist Folge einer behandelbaren Erkrankung. Die Gedanken an Selbsttötung werden vorbei sein, sobald die depressive Phase abgeklungen ist. Die Gründe, die sie so plausibel erscheinen ließen, gibt es ebenfalls nicht mehr. Dies bestätigen alle, die einen Selbsttötungsversuch in der Depression überlebt haben.

Karl Kulitza

In einer Depression kann die Seele völlig „verrückt" spielen. Aus dieser Not heraus kann der Wunsch entstehen, das Leben zu beenden. Die schwer depressiv erkrankten Menschen leiden zu viel. Einige von ihnen halten es einfach nicht mehr aus. In Einzelfällen wird auch die seelische

Widerstandskraft weniger, je länger die Erkrankung anhält. Obwohl ich mit dieser „Todessehnsucht“ lange vertraut war, bin ich auch heute noch der Meinung, dass ich nicht in den Tod gehen wollte. Ich wollte nur nicht mehr leben.

Noch einmal: Der freie Wille und Selbsttötung

Von Laien wird die Selbsttötung gern als etwas Bewusstes, als Ausdruck der Freiheit eines Menschen, als „Freitod“ gesehen. Dem ist jedoch nicht so: Selbsttötungen sind höchst selten das Ergebnis einer freien Entscheidung. Der Wunsch, sich selbst zu töten, ist fast immer ein Symptom – bei 80 Prozent aller versuchten oder ausgeführten Selbsttötungen das Symptom einer Depression. Und wie alle Symptome einer Depression wird auch dieses mit dem Abklingen der Depression vergehen.

Deshalb: Die Selbsttötungsabsichten eines Menschen, der an einer Depression erkrankt ist, markieren den Punkt, an dem eine stationäre Behandlung unumgänglich wird. Etwa 5 Prozent aller Erkrankten werden stationär behandelt. Angehörige müssen erkennen, dass sie das Risiko einer drohenden Selbsttötung nicht mittragen können. Sie sind überfordert, weil ihnen die Erfahrung im Umgang mit Menschen, die nicht mehr leben möchten, und die notwendige Neutralität fehlen.

Und manchmal gibt es dann nur eine Entscheidung: Andere – Angehörige, der Arzt – müssen dem depressiven Menschen in dieser schweren Phase seiner Krankheit die Verantwortung für sein Leben aus der Hand nehmen und so versuchen, seine Gefährdung möglichst gering zu halten und es ihm unmöglich zu machen, sich umzubringen. Ein depressiver Mensch wird nach Abklingen der Depression dankbar sein!

Alarmsignale – die Gefahr rechtzeitig erkennen

Es ist schwierig zu erkennen, wer tatsächlich akut in Gefahr ist, und nicht selten bahnt sich der Wunsch, dem Leben ein Ende zu setzen, langsam an. Gedanken an den Tod tauchen für den Patienten wie für seinen Therapeuten und seine Umgebung oft überraschend und erschreckend auf. Deshalb muss bei der psychiatrischen Untersuchung depressiver Menschen die Frage der Selbsttötung eine zentrale Rolle spielen. Immer wieder wird Ihr Arzt oder Psychotherapeut auf diese Problematik zu sprechen kommen, weil er aus seiner Erfahrung weiß, wie plötzlich solche Gedanken bei einem depressiven Menschen auftauchen können. Und der Wunsch, sich umzubringen, macht Angst. Ein schwer depressiver Mensch kämpft meist dagegen an, versucht, an etwas anderes zu denken, und merkt dann doch, dass er nichts gegen diese düsteren Gedanken tun kann, dass er ihnen hilflos ausgeliefert ist. Und leider ist es dann oft nicht weit bis zur versuchten oder gar zur „erfolgreichen" Selbsttötung.

Deshalb: Auch wenn Gedanken an eine Selbsttötung nicht in jedem Fall die tatsächliche Selbsttötung einschließen, bedeuten sie größte Gefahr!

Selbsttötung: Die wichtigsten Alarmsignale

Depressive Menschen sind dann in einer solchen Gefahr wenn,

- sie von Gefühlen der Hoffnungslosigkeit, Sinnlosigkeit, Selbstverachtung überwältigt werden. Für Angehörige: Achten Sie auf Sätze wie: „Es hat doch alles keinen Sinn" oder: „Wen interessiert es, ob ich noch da bin" oder: „Ich kann nicht mehr".
- sie sich ganz von Angehörigen, Freunden und bisher noch möglichen Aktivitäten zurückziehen
- sie davon sprechen, mit allem Schluss zu machen oder von den Möglichkeiten, die dafür infrage kommen. Für Angehörige: Glauben Sie nicht den oft zitierten Unsinn: Wenn einer von Selbsttötung spricht, tut er es nicht!
- sie plötzlich zu selbstzerstörerischen und selbstgefährdenden Handlungen – wie riskantem Autofahren, Drogenmissbrauch, gefährlichen Klettertouren – neigen.
- sie beginnen geliebte oder für sie bedeutungsvolle Gegenstände – wie vielleicht den Ring der Mutter – zu verschenken oder Vermögens- und Erbschaftsregelungen zu treffen.
- sich ihr Verhalten unvermutet ändert. Oft zeigt sich die Gefährdung schwer depressiver Patienten an einer scheinbaren Besserung ihrer Depression. Sie erscheinen auf einmal ausgeglichener, sind aktiver und wirken vielleicht sogar wie befreit.
- der Alkoholkonsum steigt. Viele depressive Menschen trinken mehr. Was als eine Art Selbstheilungsversuch begann, verstärkt jedoch die Depression und setzt zudem Hemmschwellen herab. Eine dieser vom Alkohol herabgesetzten Hemmschwellen ist die, sich selbst zu töten!
- sie sich mit jemandem identifizieren, der sich selbst getötet hat. Man spricht zum Beispiel von einem „Werther-Syndrom".
- sie exakte Pläne offenbaren, wie man seinem Leben am sichersten, besten, schnellsten ein Ende setzen kann.
- sie schon einen oder gar mehrere Selbsttötungsversuche hinter sich haben.

Wie spreche ich mit meinem depressiven Angehörigen, Freund, Kollegen, wenn ich ihn in Gefahr sehe?

- Reden Sie nicht um den heißen Brei herum: Sprechen Sie Ihre Befürchtung offen aus. Auch Angehörige machen wie professionelle Helfer die Erfahrung, dass Betroffene dankbar sind, wenn das Thema Selbsttötung ganz offen angesprochen wird. In der Depression sind sie nicht in der Lage, spontan ihre eigenen festgefahrenen Gedanken auch noch auszusprechen.
- Aber werden Sie dabei nicht anklagend. („Wie kannst du nur auf solche Gedanken kommen, wo wir uns alle doch so um dich bemühen! Wie kannst du nur daran denken, uns allein zu lassen!").
- Wenn Ihr Angehöriger bis jetzt noch nicht in fachgerechter Behandlung ist: Spätestens jetzt braucht er professionelle Hilfe. Vertreten Sie dies ihm gegenüber offen und deutlich.
- Stellen Sie aktiv den Kontakt zu einem niedergelassenen Psychiater, einer Klinikambulanz oder einer Kriseninterventionseinrichtung her. Letztere sind Einrichtungen an Kliniken, die sich speziell um akut selbsttötungsgefährdete Patienten kümmern. Die Telefonseelsorge (→ Seite 281) kann Ihnen eine Adresse in Ihrer Nähe nennen.

In der Klinik

Aufgrund mangelnder Therapiemöglichkeiten wurden viele psychisch Kranke noch vor wenigen Jahrzehnten zum Teil über Jahre vom Alltagsleben ferngehalten und in psychiatrischen Krankenhäusern untergebracht, die irgendwo meist in landschaftlich schöner Umgebung im vorletzten Jahrhundert errichtet worden waren.

Noch vor 50 Jahren betrug die durchschnittliche Liegedauer in einem solchen psychiatrischen Krankenhaus rund 300 Tage. Wie für viele andere psychische Erkrankungen gab es auch für schwer depressive Patienten noch keine Möglichkeiten der Behandlung. Sie waren gezwungen, mit ihren Ärzten das Abklingen der depressiven Phase abzuwarten. Das Krankenhaus bewahrte sie vor ihren Selbsttötungsimpulsen, allenfalls standen Medikamente zur Beruhigung zur Verfügung.

Heute verbringen Patienten in psychiatrischen Abteilungen oder Krankenhäusern gerade noch durchschnittlich 20 bis 25 Tage. Die stationäre psychiatrische Versorgung findet mittlerweile immer häufiger in psychiatrischen Abteilungen an Allgemeinkrankenhäusern statt. Dies hat erheblich zum Abbau von Ängsten beigetragen.

Was erwartet mich im Krankenhaus …

Jede Krankenhausaufnahme – bei welcher Erkrankung auch immer – ängstigt. In welche Mühle gerate ich? Was kommt auf mich zu? Einige allgemeine Informationen mögen Ihnen helfen, Schwellenängste abzubauen.

Zunächst wird – sofern dies nicht schon ambulant geschehen ist – die notwendige diagnostische Abklärung durchgeführt. Es werden also all die beschriebenen Untersuchungen oder ein Teil davon zum Ausschluss einer körperlichen Ursache wie auch zur Vorbereitung der antidepressiven Behandlung vorgenommen (→ Seiten 82, 142). Dies nimmt ungefähr zwei bis drei Tage in Anspruch. Daneben finden Gespräche mit Arzt und Pflegepersonal statt, und ein individueller Behandlungsplan wird erstellt. Dieser Behandlungsplan wird neben der antidepressiven Medikation noch andere Therapien wie Gruppentherapie, Beschäftigungs-, Gestalt- und Musiktherapie bis hin zu Bewegungs- und Entspannungstherapien enthalten. Es finden regelmäßige Gespräche mit dem behandelnden Arzt, gegebenenfalls auch mit dem beteiligten Psychologen statt. In der Regel wird auch Ihre Familie einbezogen.

Ergänzt wird dieses Programm durch Therapieformen, die zu Hause schwer zu realisieren sind, zum Beispiel Schlafentzug oder Schlafphasenverlagerung (→ Seite 150). Unter Umständen werden die Antidepressiva in den ersten Tagen auch als Dauertropfinfusion gegeben. Manche Ärzte erwarten davon eine schnellere Wirkung.

… und wie lange muss ich bleiben?

Da Sie deshalb stationär aufgenommen werden, weil es unter ambulanten Bedingungen nicht zum gewünschten Behandlungserfolg kam oder Sie unter einer schweren Depression leiden, muss auch im Krankenhaus etwas Geduld aufgebracht werden. Wunderheilungen sind auch dort nicht möglich.

Wie lange dauert ein Klinikaufenthalt durchschnittlich?

In einer Studie wurde die Behandlungsdauer für Patienten mit einer typischen Depression in verschiedenen Krankenhaustypen untersucht: in einer Universitätsklinik, einem Fachkrankenhaus und in einer psychiatrischen Abteilung an einem Allgemeinkrankenhaus. Das Ergebnis: Eine stationäre Depressionsbehandlung dauert heute nach diesen Ergebnissen in den verschiedensten Krankenhäusern durchschnittlich fünfeinhalb Wochen. Dabei war erstaunlich: Die durchschnittliche Behandlungsdauer unterschied sich in den verschiedenen Kliniken kaum.

Die endgültige Entlassung aus dem Krankenhaus setzt eine Vorbereitungsphase voraus: Wochenendurlaube zu Hause zeigen, wie belastbar Sie geworden sind, was Sie sich zumuten können und mit welchem Stress Sie „draußen" rechnen müssen.

Gemeindenahe Versorgung: Psychiatrische Abteilungen im Allgemeinkrankenhaus

Die Zeit, in der Menschen mit psychischen Störungen in großen Nervenkliniken weitab von der Umgebung, aus der sie kamen, behandelt wurden, gehört (in zunehmendem Maße) der Vergangenheit an. Immer mehr psychiatrische Abteilungen werden heute an den bestehenden Allgemeinkrankenhäusern eingerichtet. Die stationäre Behandlung kann so in Wohnortnähe erfolgen, zudem erleichtert die Nähe zur Allgemeinmedizin den behandelnden Psychiatern, körperliche Ursachen der seelischen Störung zu erkennen und gegebenenfalls zu behandeln, weil ein Allgemeinkrankenhaus in aller Regel über weitreichende diagnostische Möglichkeiten verfügt. Dies kommt dem Patienten zugute: Alle diagnostischen Einrichtungen sind unter einem Dach, das bedeutet kurze Wege und oft eine Verkürzung der stationären Behandlungszeit.

Depressionsstationen

Seit mehr als zehn Jahren gibt es an psychiatrischen Fachkrankenhäusern und Fachabteilungen spezielle Depressionsstationen. Das sind Behandlungseinrichtungen, in denen auf die Erfordernisse eines depressiven Patienten in ganz besonderer Weise eingegangen werden kann, weil das gesamte Behandlungsangebot der Station, von der Schulung des Pflegeteams bis hin zu speziellen psychotherapeutischen Angeboten, darauf ausgerichtet ist. Die Idee einer solchen Spezialstation für depressive Patienten ist es, ihnen die Erfahrung zu vermitteln, dass sie nicht an einem Einzelschicksal leiden, und alle Behandlungsmöglichkeiten zu bündeln. Mittlerweile gibt es in Deutschland über 70 derartig spezialisierte Stationen. Sie erreichen bei den dort behandelten Patienten hohe Akzeptanz, wie Umfragen bestätigen konnten. Laufend entstehen neue derartig spezialisierte Behandlungseinrichtungen. Ein aktuelles Verzeichnis der Depressionsstationen in Deutschland finden Sie im Internet unter www.test.de im Ressort „Gesundheit • Kosmetik" unter „Specials".

Psychotherapeutische oder psychosomatische Kurkliniken – wenn die Depression besser wird

In Deutschland gibt es so viele psychosomatische Rehabilitationsbetten wie nirgendwo sonst. Viele Patienten mit diversen körperlichen Störungen, die auch seelische Ursachen haben, wie beispielsweise chronische Schmerzsyndrome oder bestimmte rheumatische Erkrankungen, profitieren davon. In vielen dieser Einrichtungen werden aber mittlerweile auch gezielt bestimmte psychische Erkrankungen wie Zwangsstörungen, Angsterkrankungen und Depressionen behandelt. Das Angebot dieser Kliniken ist sehr unterschiedlich. Für den einweisenden Arzt wie für den Patienten ist es schwierig abzuschätzen, ob die angebotenen Behandlungen wirklich von Nutzen sein werden.

SIEGLINDE *(39 Jahre)*

Sieglinde erkrankte an einer schweren Depression, in der sie auch über mehrere Wochen selbsttötungsgefährdet war. Die Behandlung gestaltete sich langwierig, mehrere Wochen war auch eine stationäre Aufnahme in einer psychiatrischen Abteilung notwendig.

In einer Phase andauernder Besserung bekam sie einen Krankenhauskoller. Sie wollte nur noch aus der Klinik entlassen werden. Ihre Ärztin schätzte die ganze Situation aber noch als recht instabil ein, und so fand man den Kompromiss der Weiterbehandlung in einer psychosomatischen Kurklinik.

Dort wurde ihr erklärt, die Verordnung von Psychopharmaka passe nicht ins Konzept der Klinik. Sie wurden abgesetzt. Zuerst sah es auch so aus, als ginge es ohne Medikamente. Doch dann setzte eine kontinuierliche Verschlechterung ein, die anfänglich von den Therapeuten als Widerstand gegen die verordneten psychotherapeutischen Einzel- und Gruppenbehandlungen interpretiert wurde.

Sieglinde wurde immer verzweifelter, sie spürte die Stagnation und ein tiefes Gefühl von Ausweglosigkeit. Nach einem Selbsttötungsversuch, der glücklicherweise folgenlos verlief, wurde sie wieder in die überweisende Klinik zurückverlegt. Was war geschehen? Ihre Ärztin hatte sich nicht gründlich genug über das Konzept der Kurklinik informiert und fälschlicherweise angenommen, die Behandlung mit Medikamenten werde dort fortgesetzt.

PETER *(51 Jahre)*

Peter wurde nach einem Selbsttötungsversuch in einer psychiatrischen Klinik aufgenommen. Seine Depression besserte sich zwar, er entwickelte aber immer deutlicher die Vorstellung, dass sich sein Leben, seine Einstellung grundlegend ändern müsse, wenn er nicht immer wieder in ähnliche Situationen kommen wollte. Schon zweimal war er nach Tren-

nungen von Lebenspartnerinnen an einer Depression erkrankt, beim dritten Mal hatte er versucht, sich umzubringen.
In vielen Gesprächen mit seinem Arzt kam er allmählich seinem Lebensproblem, einer Bindungsstörung, auf die Spur. Doch Peter merkte immer deutlicher, dass das Angebot der Klinik für ihn nicht ausreichte, zumal es in den dortigen Gruppentherapien mehr um das Problem der akuten Depression ging und um die Aufklärung über die Depressionsbehandlung an sich. Das, was ihn belastete, kam nicht zur Sprache. Als es ihm besser ging, sprach er mit seinem Arzt darüber. Beide kamen überein, dass eine Weiterbehandlung in einer psychotherapeutisch ausgerichteten Klinik für ihn nützlich sein werde.
Er wurde in eine Klinik verwiesen, deren Konzept sein Arzt gut kannte. Er wusste genau Bescheid über die Einstellung der Klinik zu Medikamenten und die vorhandenen psychotherapeutischen Angebote. So konnte Peters Therapie erfolgreich abgeschlossen werden.

Beide Beispiele sollen zeigen: Bei einer schweren akuten Depression ist eine Überweisung in eine psychotherapeutische Klinik oder eine psychosomatische Kurklinik nicht sinnvoll. Eine psychiatrische Klinik kann in einem solchen Fall schnelle und umfassende Hilfe gewähren. Psychotherapeutische Kliniken sind aber gut für Patienten geeignet, die noch oder schon wieder stabil und belastbar genug sind, tägliche psychotherapeutische Sitzungen auszuhalten. Auch die oftmals langen Wartezeiten sprechen eindeutig gegen psychotherapeutische oder psychosomatische Kliniken bei akuten schweren Depressionen. Sie sind sinnvoll, wenn es darum geht, nach Abklingen der Depression die Erfahrung der Erkrankung aufzuarbeiten und einen notwendigen Klärungsprozess einzuleiten, um einen Rückfall zu verhindern.

Ist eine Kur sinnvoll?

Eine unspezifische Kur ist – im Gegensatz zu einem Aufenthalt in einer psychosomatischen Kurklinik – kein Krankenhausaufenthalt. Sie dient allenfalls zur Erholung von einer schweren Krankheit, wenn deren Behandlung abgeschlossen ist. Deshalb ist eine Kur in der Behandlung der Depression nicht vorgesehen, sondern eher schädlich. Auch die Kostenträger erstatten sie nicht. Zudem: Das Ziel jeder Depressionsbehandlung ist die Wiedereingliederung des Patienten in die Familie, die Arbeit, die Freizeit, kurz: in den Alltag. Eine Kur entfernt ihn davon, denn ihre Zielsetzung ist es ja gerade, den Kurenden vom Alltag zu entlasten.

Aus diesen Gründen ist auch in direktem Anschluss an eine Depressionsbehandlung eine Kur meist nicht sinnvoll.

Depression – ein Lebensschicksal?

Aber, wenn alles wirklich nicht hilft? Wenn Jahre seit der ersten Depression vergangen sind und keine Änderung in Sicht ist? Wenn mehrere Behandlungen mit Medikamenten ausreichend lange, richtig dosiert und sorgfältig durchgeführt wurden? Wenn Psychotherapien bei mehreren Therapeuten mit verschiedenen Methoden ohne Erfolg blieben?

Depression als Lebensschicksal? Auch dies ist leider eine – wenn auch seltene – Möglichkeit im Verlauf einer Depression.

Anneliese *(60 Jahre)*

Nonresponder, was nun?

„Sie sind eben ein Nonresponder, bei Ihnen hilft einfach nichts." Dieser Satz, von meinem Nervenarzt offenbar einfach so hingeworfen, beschäftigte mich sehr. Was habe ich denn falsch gemacht? Was hätte ich denn dazu beitragen können, dass die Behandlung bei mir anschlägt? Warum gerade bei mir? Bin ich denn anders als die übrigen Patienten?

Viele Betroffene entwickeln Schuldgefühle, wenn bei Ihnen auch die soundsovielte neue Therapie nicht hilft. Sie haben das Gefühl, nicht entscheidend an ihrer Genesung mitgewirkt zu haben, werden immer verbissener und schließlich immer verzweifelter.

Bericht aus einer Gesundheitskampagne

Im Jahr 2000 nahm das Nürnberger Bündnis gegen Depression seine Arbeit auf. Es war eng verbunden mit einem Forschungsprojekt des Bundesforschungsministeriums, bei dem es um die Verbesserung der Diagnostik und Therapie depressiver Störungen ging. Im Rahmen dieses Projektes wurde in Nürnberg eine große PR-Kampagne gestartet, die unter anderem zum Ziel hatte, in der öffentlichen Meinung die Einstellung zu Menschen mit Depressionen zu verändern, zu verbessern. Die wesentlichen Botschaften der Kampagne in der Öffentlichkeit waren: Depressionen sind häufig und jeder kann davon betroffen sein, Depressionen können relativ leicht erfolgreich behandelt werden, und Depressionen sind kein Makel, sondern eine Erkrankung wie jede andere.

Die Ergebnisse zeigten: Durch die Kampagne konnte erreicht werden, dass die Zahl der Selbsttötungen wie die Zahl der Selbsttötungsversuche, beides Komplikationen nicht richtig erkannter depressiver Erkrankungen, erheblich abnahm. Die Resonanz auf zahlreiche Veranstaltungen war sehr groß. Und vielen Menschen konnte geholfen werden.

Aber: In den Diskussionen mit den Referenten meldeten sich auch Betroffene zu Wort, die die Botschaften der Kampagne als schönfärberisch erlebten, weil sie gar nicht mit ihren Erfahrungen zusammenpassen wollten. Sie berichteten über ihre eigene „Patientenkarriere" als depressiv Erkrankte, ihre vielen Therapieversuche, die leider bisher immer erfolglos geblieben waren. Dabei wurde deutlich: Auch Depressionen können sich, wie viele andere Krankheiten, über eine lange Phase als kaum beeinflussbar erweisen und zu einem Lebensschicksal werden.

Heinrich *(49 Jahre)*

Ich habe meine Frau beim ICE-Unglück von Eschede verloren. Wir saßen beide nebeneinander. Es gab einen Knall, und dann weiß ich nichts mehr, bis ich zu mir kam. Die Monate und Jahre danach waren für mich fürchterlich. Aus der Trauer wurde Depression, ich sah keine Zukunft mehr in meinem Leben. Wir hatten keine Kinder bekommen können, unser Leben war für unsere Zweisamkeit bestimmt gewesen, die nun so jäh unterbrochen wurde. Auch aus Freunden machten wir uns nicht viel, es gab niemand, der mir nahe stand.

Schon vor dem Unglück hatte ich einmal eine leichtere Depression gehabt. Sie war nach zwei Monaten vorbei. Die Depression nach dem Tod meiner Frau aber war die Hölle auf Erden. Ich habe alle Stationen der Therapie absolviert, bis zur Depressionsstation und zur Elektrokrampftherapie. Eines Tages habe ich mir gesagt, dass Schluss sein müsse, so kann es nicht weitergehen, von Therapie zu Therapie. Und so bin ich denn eines Montags wieder morgens in meiner Kanzlei erschienen, zum Erstaunen meiner Mitarbeiter, die nicht mehr mit mir gerechnet hatten.

Meine Tätigkeit als Anwalt, die ich früher so geliebt habe, macht mir keine Freude mehr. Es ist wohl egal, was ich mache, aber es hält mich in der Spur. Umbringen geht nicht, dafür bin ich religiös zu stark gebunden. Jeder Tag ist eine Qual und wenn ich ihn hinter mir habe, ist da trotzdem ein Gefühl, ein positives Gefühl, dem großen Sog auf die andere Seite widerstanden zu haben. Ich weiß nicht, wie lange das noch so gehen soll. Ich weiß auch nicht, was mir helfen könnte.

Doppelte Depression?

Ein anderer möglicher Verlauf der Depression wird von Experten als „double depression" bezeichnet. Gemeint ist damit ein Beginn der Depression wie bei einer typischen mittelschweren oder schweren depressiven Episode, die in aller Regel – wie der Name schon sagt – episodisch, das heißt zeitlich abgrenzbar abläuft. Bei wenigen Betroffenen stellt sich aber eine völlige Erholung nicht ein. Zwar bessern sich einige Symptome, wie etwa Schlafstörungen und Antriebshemmung, aber andere Symptome wie depressive Stimmung und depressives Denken bestehen fort. Nach und nach geht die Episode in eine Dysthymia, eine chronische depressive Verstimmung über. Diese chronische leichtere Depression kann jederzeit wieder durch eine depressive Episode unterschiedlicher Schwere abgelöst werden. Der Leidensdruck ist für Betroffene erheblich, nur vergleichbar mit einer anderen schweren chronischen Erkrankung.

BARBARA *(58 Jahre)*
Medikamente heilen meine Depression nicht. Sie bessern sie nur. Ich muss sehen, wie ich damit zurecht komme. Ich denke manchmal, ich bin ein Versager, weil die Depression bei mir nicht wie weggeblasen ist. Aber ich ziehe daraus, dass ich mit meiner Depression leben kann, dass ich sie im Griff habe, auch positive Energie. Manche Eindrücke sind unter der Depression auch deutlicher. Ich lebe bewusster.

Wer unter einer solchen Depression leidet, muss wissen: Er ist nicht allein. Anderen geht es auch so. Und: Die Depression zu beherrschen kann auch positive Gefühle vermitteln. Mittlerweile bilden sich vielerorts Selbsthilfegruppen für Depressive, eigentlich chronisch Depressive, was es lange Zeit nicht gab. Betroffene zogen sich zurück, empfanden tiefe Scham über ihr Lebensschicksal. Doch das öffentliche Bewusstsein hat sich verändert: Depression ist kein Makel mehr, und wenn die Krankheit einfach nicht besser werden will, lohnt es sich, den Kontakt zu Menschen mit demselben Schicksal zu suchen. Erkundigen Sie sich bei NAKOS (Adresse → Seite 281) oder Ihrem zuständigen Gesundheitsamt, ob es eine solche Selbsthilfegruppe in ihrer Nähe gibt.

Nicht aufgeben!

Auch wenn Sie vermutlich längst jede Hoffnung auf Besserung oder gar Heilung verloren haben: Wichtig für Sie ist, dass von einem Fachmann überprüft wurde, ob wirklich alle therapeutischen Möglichkeiten ausgeschöpft sind. Und Sie müssen Wege und Möglichkeiten finden, sich mit ihrer Erkrankung „einzurichten", sie vorübergehend auch als Lebensrealität zu akzeptieren. In einer solchen Phase der Erkrankung kann es hilfreich sein, mit psychotherapeutischer Hilfe nach Bewältigungsstrategien zu suchen: Was hält mich trotz der Depression noch am Leben? Was kann ich trotzdem tun? Was interessiert mich – und wenn auch nur wenig? Welche Organisation des Alltagslebens bietet mir den besten Rahmen für mein Leben? So könnten die Fragen lauten, die Sie sich in einer derartigen Überbrückungsphase (ja: vor dem nächsten Therapieversuch!) stellen.

Es gibt keine Merkmale, die anzeigen, ob ein Betroffener auf eine bestimmte Therapie anspricht oder nicht. Ganz allgemein kann zwar gesagt werden, dass schlechtes Ansprechen auf verschiedene Behandlungsansätze und die Gesamtdauer der Erkrankung einen Hinweis auf die so genannte Therapieresistenz geben. Andererseits sind jederzeit Entwicklungen zum Positiven möglich! Im Nachhinein kann sich herausstellen, dass das, was dem Betroffenen als ein nicht mehr veränderbarer Dauerzustand erschien, nur eine Phase einer ungewöhnlich langwierigen Depression gewesen ist. Es kann in solchen Fällen hilfreich sein, eine „therapeutische Pause" einzulegen und dies auch ganz ausdrücklich mit dem behandelnden Psychiater abzusprechen.

Therapiepause

Eine Therapiepause kann sinnvoll sein. Sie sollten sie planen. Auch hier gilt: Wer nicht plant, wird verplant.

- Legen Sie mit Ihrem Arzt einen Zeitraum fest.
- Vereinbaren Sie Regeln: etwa dass Sie, wenn Selbsttötungsgedanken auftauchen, kurzfristig einen Termin erhalten, auch wenn Sie ein halbes Jahr oder länger nicht mehr in der Sprechstunde waren.
- Benennen Sie gegenüber dem Arzt eine Person Ihres Vertrauens, die ihm gegebenenfalls Auskunft erteilt.
- Treffen Sie Festlegungen für eine eventuell notwendige Klinikaufnahme, bestimmen Sie besonders auch, in welche Klinik Sie aufgenommen werden möchten.

Leider kommt es bei den meisten Betroffenen zu dieser Therapiepause mehr aus Erschöpfung und Resignation denn als geplantem Ereignis. Diese Resignation, nicht selten Verzweiflung, birgt große Gefahren in sich: Jederzeit kann sich die Situation so zuspitzen, dass es zu einer Selbsttötung kommt.

INGE *(54 Jahre)*

Die erste Depression kam kurz nach meinem 50. Geburtstag. Am Anfang konnte ich den Beteuerungen der verschiedenen Psychiater, die ich nacheinander aufsuchte, noch Hoffnung abgewinnen. Immer wieder aufs Neue verband ich mit jedem Therapieversuch die Erwartung, dass „es" vorbeigehen werde. Nach 18 Monaten ohne wesentliche Veränderung, mittlerweile war ich frühpensioniert, hatte ich das Gefühl, am Ende angelangt zu sein. Tabletten schienen der einzige Ausweg.
Ich erwachte auf einer Intensivstation. Nach der Behandlung der Tablettenvergiftung wurde ich in die psychiatrische Abteilung verlegt. Und wieder war da ein Psychiater, der mich behandeln wollte. Er schlug

ein Antidepressivum vor, das mir schon am Anfang meiner Erkrankung nicht geholfen hatte. Mein Mann war sehr skeptisch und versuchte einige Tage lang zu erreichen, dass ich in eine andere Klinik verlegt werde. Das hat meine Zweifel noch verstärkt.
Mehr aus Resignation denn aus Überzeugung habe ich dann doch zugestimmt. Unerwartet veränderte sich mein Zustand schon nach drei Wochen. Ich spürte zunächst nur, dass ich mich morgens schon so fühlte wie am Abend, wo meist alles besser war. Der Arzt fragte mich daraufhin, ob ich damit einverstanden wäre, einmal eine unkonventionelle Medikamentenkombination zu versuchen. Das bedeutete, dass ich noch ein Mittel zusätzlich einnehmen musste. Es dauerte weitere drei Wochen, dann konnte ich nach Hause.

Im Verlauf chronifizierter depressiver Störungen sind jederzeit auch solche plötzlichen Wendungen zur Besserung möglich. Es lässt sich auch nicht mit Sicherheit vorhersagen, dass ein Behandlungsansatz, der zu einem früheren Zeitpunkt der Erkrankung ohne Erfolg war, zu einem späteren Zeitpunkt ebenfalls erfolglos sein wird. Wichtig ist es, niemals die Hoffnung auf eine Besserung aufzugeben. Hilfreich kann es sein, sich eine zweite Meinung eines Facharztes einzuholen, den Sie bisher noch nicht aufgesucht haben, wie dies nicht wenige Patienten mit körperlichen Erkrankungen ja auch tun. Dabei ist ein schlechtes Gewissen gegenüber Ihrem Arzt völlig unangebracht. Oftmals ist es gerade die nüchtern von außen kommende Neutralität eines solchen Ratgebers, aus der sich neue Perspektiven und Behandlungsansätze ergeben.

Depression und körperliche Erkrankungen: Wie hängen sie zusammen?

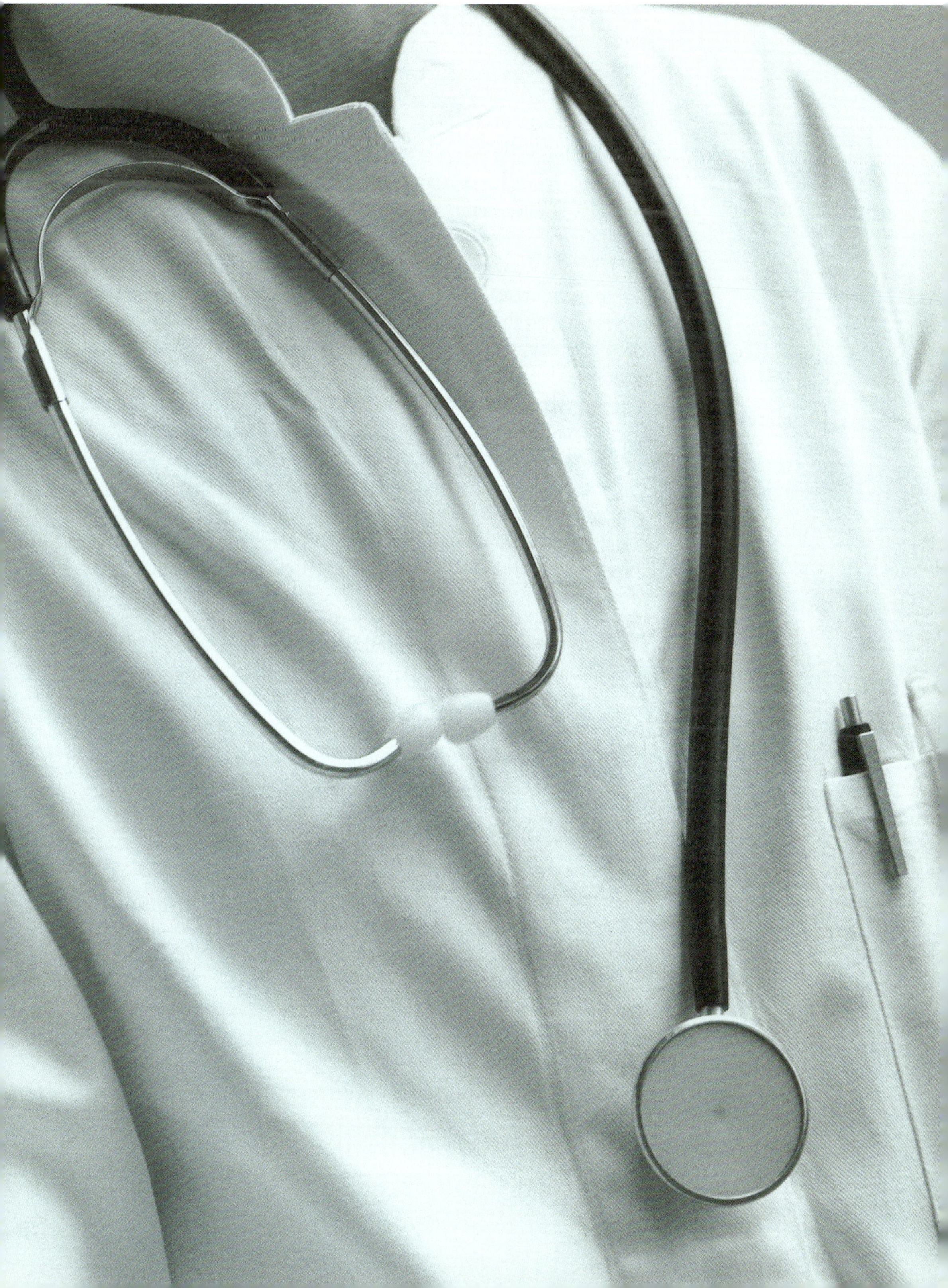

Depression als Risikofaktor

Neuere Untersuchungen haben gezeigt: Wenn Frauen und Männer, die über 65 Jahre alt sind, an einer Depression erkranken, erhöht sich für sie das Risiko, einen Herzinfarkt zu erleiden, um mehr als das Zweieinhalbfache. Damit gehören Depressionen neben Rauchen, Bluthochdruck, hohen Cholesterinwerten und Diabetes zu den größten Risikofaktoren für Herz- und Kreislauf-Erkrankungen.

Andere Studien haben gezeigt, dass ältere depressive Menschen sich weniger schnell von einem Herzanfall oder einer schweren Lungenentzündung erholen, dass selbst Knochenbrüche, zum Beispiel die im Alter häufige Hüftgelenksfraktur, schlechter heilen, dass im Grunde genommen sich jeder Heilungsprozess durch eine Depression verlangsamt.

Heute vermuten Experten auch, dass eine längere Depression die Funktionstüchtigkeit unseres Immunsystems insgesamt beeinträchtigt, depressive Menschen also einem weit höheren Risiko ausgesetzt sind, körperlich zu erkranken. Eine unbehandelte Depression wirkt als Dauerstress, der den Körper in seiner Fähigkeit schwächt, mit schädigenden äußeren und inneren Einflüssen umzugehen. Infektionskrankheiten, Autoimmunerkrankungen und bösartige Tumoren können die Folge sein.

Körperliche Erkrankungen und Depression

Körperliche Erkrankungen und eine Depression können sich auf unterschiedliche Weise beeinflussen:

- Beide treten gemeinsam auf, ohne eine gemeinsame Ursache zu haben. Die Depression ist die psychische Antwort auf den Stress, den die Symptome der körperlichen Erkrankung oder deren Behandlung bereiten.
- Für beide ist eine gemeinsame Ursache anzunehmen: Bei der so genannten vaskulären Depression (→ Seite 184) ist ein über Jahre bestehender Bluthochdruck die Ursache für Erkrankungen des Herz-Kreislauf-Systems und für feingewebliche Veränderungen des Hirngewebes, die dann beim Betroffenen zu einer Depression führen.
- Die seelische Erkrankung führt ihrerseits zu körperlichen Folgen: Eine Depression mit massiver Antriebshemmung, bei der Betroffene nur mit Mühe das Bett verlassen, kann eine Lungenembolie nach sich ziehen (vergleichbar mit der Immobilisierung auf langen Flugreisen).

Man kennt eine ganze Reihe von körperlichen Erkrankungen, bei denen recht häufig gleichzeitig eine Depression auftritt.

Dazu gehören:

- Krebs, besonders Bauchspeicheldrüsenkrebs
- Herz-Kreislauf-Erkrankungen
- Schlaganfall
- Hirntumoren
- Parkinson-Krankheit
- Hormonstoffwechselstörungen (Schilddrüse, Nebenniere)
- Vitaminmangelzustände (beispielsweise von Vitamin B_{12})
- Infektionserkrankungen (Borreliose, Aids, Hepatitis und andere)
- Autoimmunerkrankungen (so genannter Rheumatischer Formenkreis), insbesondere der Schilddrüse.

An dieser Stelle werden wir genauer auf Herz-Kreislauf-Erkrankungen, die Parkinson-Krankheit und den Schlaganfall eingehen. Dies sind die körperlichen Krankheiten, in deren Verlauf am häufigsten eine Depression auftritt. Welcher Zusammenhang besteht zwischen der Depression und diesen Krankheiten, und wie sollte die Depression bei diesen Patienten behandelt werden?

Depression nach einem Schlaganfall

Depressionen nach Schlaganfällen sind häufig. Ein Schlaganfall entsteht bekanntlich aus dem Verschluss einer Hirnarterie. Der Verschluss einer solchen Arterie führt dann dazu, dass das Hirngewebe in der Umgebung untergeht, weil es nicht mehr mit Sauerstoff und Nährstoffen versorgt wird. Abhängig von der Lage dieses Verschlusses kommt es in der Folge zu neurologischen Ausfallerscheinungen. Im günstigsten Fall können diese ganz fehlen: dann nämlich, wenn die Durchblutungsstörung ein Hirnareal betrifft, das keine umschriebene Körperfunktion steuert. Große Areale des Frontalhirns gehören dazu.

Schlaganfall – eine der häufigsten neurologischen Erkrankungen

Schlaganfälle gehören zu den am weitesten verbreiteten Erkrankungen des Gehirns. In Deutschland erkranken pro 100 000 Einwohner jährlich 174 Menschen an einem Schlaganfall, also rund 120 000 Menschen. Die Erkrankungshäufigkeit nimmt dabei mit steigendem Alter zu. Eine Depression stellt sich nach fast der Hälfte aller Schlaganfälle ein. Mittlerweile ist man sich relativ sicher, dass es keine Rolle spielt, welche Hirnregion von dem Schlaganfall betroffen war, das Risiko, in der Folge an einer Depression zu erkranken, ist hoch. Nach Abklingen der Akutphase des Schlaganfalls ist immerhin noch bei rund einem Drittel aller Betroffenen eine Depression festzustellen. Geschlechtsunterschiede gibt es dabei nicht.

Die Depression nach einem Schlaganfall hat ihre Gründe mit Sicherheit in der vorangegangenen Hirnschädigung. Sie ist aber auch eine psychische Reaktion auf die erlittene Behinderung und das Erleben der Hilflosigkeit. Auch hier kommen biologische und psychosoziale Faktoren in der Entstehung der Depression zusammen.

Wichtig ist, dass entgegen aller Annahmen die Schwere der durch den Schlaganfall verursachten körperlichen Behinderung nicht mit dem Schweregrad der Depression in wechselseitiger Beziehung steht. Dank der modernen bildgebenden Verfahren wie Computertomographie und Magnetresonanztomographie ist die Medizin in der Lage, auch „klinisch stumme" Schlaganfälle nachzuweisen, also Schlaganfälle, die von den Betroffenen als Ereignis überhaupt nicht wahrgenommen wurden. Dabei zeigte sich, dass bei Depressionen, die zum ersten Mal nach dem 60. Lebensjahr auftreten, sehr häufig derartige Hinweise auf abgelaufene Durchblutungsstörungen des Gehirns zu finden sind. Die Betroffenen leiden meist nicht nur unter einer Depression, sondern es liegen auch Risikofaktoren für einen Schlaganfall und andere Herz-Kreislauf-Erkrankungen vor wie ein über Jahrzehnte bestehender Bluthochdruck.

Diese Formen der Depression werden von Experten mittlerweile als „vaskuläre Depression" bezeichnet, weil sie einen engen Zusammenhang mit dem zugrunde liegenden Gefäßleiden aufweisen.

Depressiv nach einem Schlaganfall – was tun?

Obwohl Depressionen nach einem Schlaganfall sehr häufig sind, ist die Ansicht, dass eine Behandlung überflüssig ist – auch unter Fachärzten – noch sehr weit verbreitet. „Wenn ich halbseitig gelähmt wäre, hätte ich auch keine Freude mehr am Leben" – solche oder ähnliche Äußerungen stammen durchaus auch von Ärzten. Klar ist, dass die Behandlung des Schlaganfalls und der auslösenden Risikofaktoren wie Diabetes und Bluthochdruck in der Akutphase zunächst im Vordergrund stehen müssen. Die Schwierigkeiten beginnen aber schon hier: Nicht wenige Medikamente zur Behandlung eines Bluthochdrucks können Depressionen verursachen oder auslösen. Die Depression wird häufig übersehen, und sinnvolle Behandlungsmöglichkeiten werden nicht wahrgenommen. Nach Schätzungen werden nur etwa 15 Prozent aller Betroffenen zureichend behandelt. Dies wiegt umso schwerer, als man sicher weiß, dass eine Depression den Krankheitsverlauf kompliziert, zu längeren Krankenhausaufenthalten und zu einer langsameren Erholung führt.

Welche Antidepressiva sind zu bevorzugen?

Serotonin-Wiederaufnahmehemmer sind nach einem Schlaganfall Medikamente der ersten Wahl – wegen der geringeren unerwünschten Wirkungen. Manchmal können sie aber Bewegungsstörungen wie Zittern verursachen, dann sollen sie abgesetzt und ein anderes Antidepressivum gewählt werden.
Auch Wirkstoffe, die nur einen Noradrenalinmangel ausgleichen, wie Nortriptylin, zeigen günstige Effekte.
Weniger günstig sind die klassischen trizyklischen Antidepressiva: Das Risiko unerwünschter Arzneimittelwirkungen ist bei Schlaganfallpatienten hoch.
Weitere Informationen zu den verschiedenen Wirkstoffen → Seite 110.

Depression bei Herz-Kreislauf-Erkrankungen

Eine Depression kann herzkrank machen! Mittlerweile lässt sich dies so sicher sagen. Große wissenschaftliche Studien mit mehreren zehntausend untersuchter und über längere Zeiträume beobachteter Patienten konnten belegen, dass Depressionen ebenso schädlich für das Herz-Kreislauf-System sein können wie Rauchen, Übergewicht und Bluthochdruck. Bei Menschen, die unter Depressionen leiden, ist das Risiko, dass sie an einer Verengung der Herzkranzgefäße erkranken, doppelt so hoch wie bei Menschen ohne Depressionen.

Wie die Verursachungskette im Einzelnen aussieht, ist noch nicht hinreichend geklärt. *Ein* Zusammenhang ist jedoch klar: Die Depression ist – wie auch die Angststörungen – eine seelische Störung, bei der Stress eine große Rolle spielt. Chronische Stressbelastung kann einerseits depressiv machen, andererseits kann chronische Stressbelastung auch zu Stoffwechselveränderungen wie erhöhter Kortisol-Freisetzung, verminderter Insulin-Ausschüttung mit Neigung zu Diabetes und Fettstoffwechselstörungen führen. Dies wiederum sind Risikofaktoren für eine Herz-Kreislauf-Erkrankung. Beide Krankheiten haben also viel mit Stress zu tun.

Depression bei Herz-Kreislauf-Erkrankungen – was tun?

Eine Depression ist ein eigenständiger Risikofaktor für eine Herz-Kreislauf-Erkrankung und für bleibende Schäden am Herz-Kreislauf-

System. Aber umgekehrt gilt ebenso: Eine Herz-Kreislauf-Erkrankung erhöht das Risiko, depressiv zu werden. Beide Krankheiten stehen in einem engen Zusammenhang und beeinflussen sich gegenseitig ungünstig. Dies wird bislang häufig nicht genügend berücksichtigt. Wichtig ist, dass Herz-Kreislauf-Patienten nicht nur internistisch untersucht werden, sondern dass auch darauf geachtet wird, ob sie nicht darüber hinaus an einer depressiven Störung leiden. Daher sollten „Herzpatienten" auch einen Psychiater aufsuchen. Wenn eine Depression festgestellt wird, muss diese ausreichend behandelt werden. Bei wiederkehrenden Depressionen sollte spätestens nach der dritten depressiven Episode auch unbedingt über eine vorbeugende Behandlung beispielsweise mit Antidepressiva oder Lithium nachgedacht werden. (Zu diesen Medikamenten > Seiten 110 und 261.)

Eine Depression ist kein Stigma. Bei Herz-Kreislauf-Erkrankungen gehört sie in den Zusammenhang einer übermäßigen Stressbelastung und nicht ausreichender Kompensationsmöglichkeiten unseres Körpers. Man kann es auch so sehen: Die Depression ist ein Schutzreflex des Organismus; sie zwingt den Betroffenen zur Untätigkeit und hält ihn so von bisherigem Stress fern. Auf die Dauer aber wird solcher Schutz selbst zum Stress.

Deswegen: Bei Herz-Kreislauf-Patienten erinnert die Depression an die notwendige Änderung des Lebensstils, ohne die eine glückliche Bewältigung einer Herz-Kreislauf-Erkrankung nicht möglich sein wird.

Depression bei Parkinson-Krankheit

Die Parkinson-Krankheit ist eine der häufigsten neurologischen Erkrankungen. Durch Mangel an dem Botenstoff Dopamin, der für die Bewegungssteuerung entscheidend ist, kommt es zu den bekannten Bewegungsstörungen bei dieser Erkrankung: Es stellt sich eine allgemeine Bewegungsarmut, auch der Mimik, der Gestik und der Mitbewegung etwa der Arme beim Gehen ein. Der Gang wird kleinschrittig und tippelig. Viele Patienten beklagen auch feinmotorische Störungen. Sie bemerken dies beispielsweise an einer Veränderung ihrer Handschrift, die immer kleiner und schwerer lesbar wird. Der Muskeltonus ist häufig erhöht, dadurch geht die Flüssigkeit von Bewegungen verloren. Die Erkrankung kann unterschiedlich schnell fortschreiten. Die Prognose ist heute angesichts deutlich verbesserter medikamentöser Behandlungsmöglichkeiten sehr viel günstiger als noch vor zwanzig oder dreißig Jahren.

Nach Schätzungen in der wissenschaftlichen Literatur sollen bei 20 bis 50 Prozent aller Parkinsonpatienten Depressionen im Verlauf der Erkrankung auftreten. Das Umfeld der Betroffenen „versteht" diese Depressionen nur allzu gut: „Wenn ich unter solchen Einschränkungen zu leiden hätte, wäre ich auch depressiv." Sicherlich: Depressive Reaktionen auf das Erleben zunehmender Beeinträchtigung sind besonders zu Beginn häufig. Die Depression ist eine psychische Reaktion auf diese chronische Erkrankung. Es wird aber auch ein biologischer Zusammenhang zwischen der Parkinson-Krankheit und der Depression diskutiert. Experten vermuten, dass der Dopaminmangel, der die Bewegungsstörungen verursacht, auch zu einer Reduktion von Serotonin führt, was dann die Depression auslöst. Denn der Botenstoff Serotonin nimmt eine Schlüsselstellung bei der Entstehung von Depressionen ein (→ Seite 48). Aber auch (hier) Noradrenalin: Bevor sich beim Parkinsonpatienten der Dopaminmangel einstellt, kommt es zu einem Mangel an Noradrenalin.

Psychische Problembereiche bei Parkinsonpatienten

- Erhöhter psychischer Stress aufgrund der zunehmenden körperlichen Einschränkungen
- Antrieb und Motivation können durch die Erkrankung beeinträchtigt sein
- Betroffene haben Angst, hilflos zu werden
- Im sozialen Umgang kommt es zu Unsicherheiten, nicht mehr alle Aktivitäten können mit Freunden und Verwandten geteilt werden.

Wie jede andere Depression?

Die Depressionen Parkinsonkranker zeigen ein etwas anderes Erscheinungsbild als Depressionen, die allein auftreten: Betroffene sind häufiger gereizt, leicht irritierbar, traurig und pessimistisch. Sie leiden weniger unter typischen depressiven Denkinhalten wie Schuldgefühlen, Versagensangst und deren wahnhafter Ausgestaltung.

Parkinsonpatienten mit Depressionen müssen häufiger in eine Klinik eingewiesen werden als Parkinsonpatienten, die nicht depressiv sind.

Depression bei Parkinson-Krankheit – was tun?

Größere kontrollierte Studien liegen nicht vor. Gleichwohl sind eine ganze Reihe von Antidepressiva bei Parkinsonkranken auf ihre Wirksamkeit – allerdings nur bei kleineren Patientengruppen – untersucht worden. Danach kann gesagt werden, dass keinerlei Anlass zu therapeutischer Hoffnungslosigkeit besteht, der Betroffene oft ausgesetzt sind. Depressionen bei Patienten mit Parkinson-Krankheit werden immer noch unzureichend behandelt. Trizyklische Antidepressiva wie Imipramin oder Nortriptylin zeigten Ansprechraten bis rund 60 Prozent. Bei Behandlungsversuchen mit Serotonin-Wiederaufnahmehemmern fand sich eine gute antidepressive Wirkung, jedoch kam es in Einzelfällen zur Verschlechterung motorischer Störungen und zu Tremor (Zittern). Insgesamt sind nach derzeitiger Studienlage Medikamente, die die Wiederaufnahme von Noradrenalin hemmen, wie zum Beispiel Nortriptylin, für Parkinsonpatienten vorteilhafter. Weitere Informationen zu den verschiedenen Wirkstoffen → Seite 110.

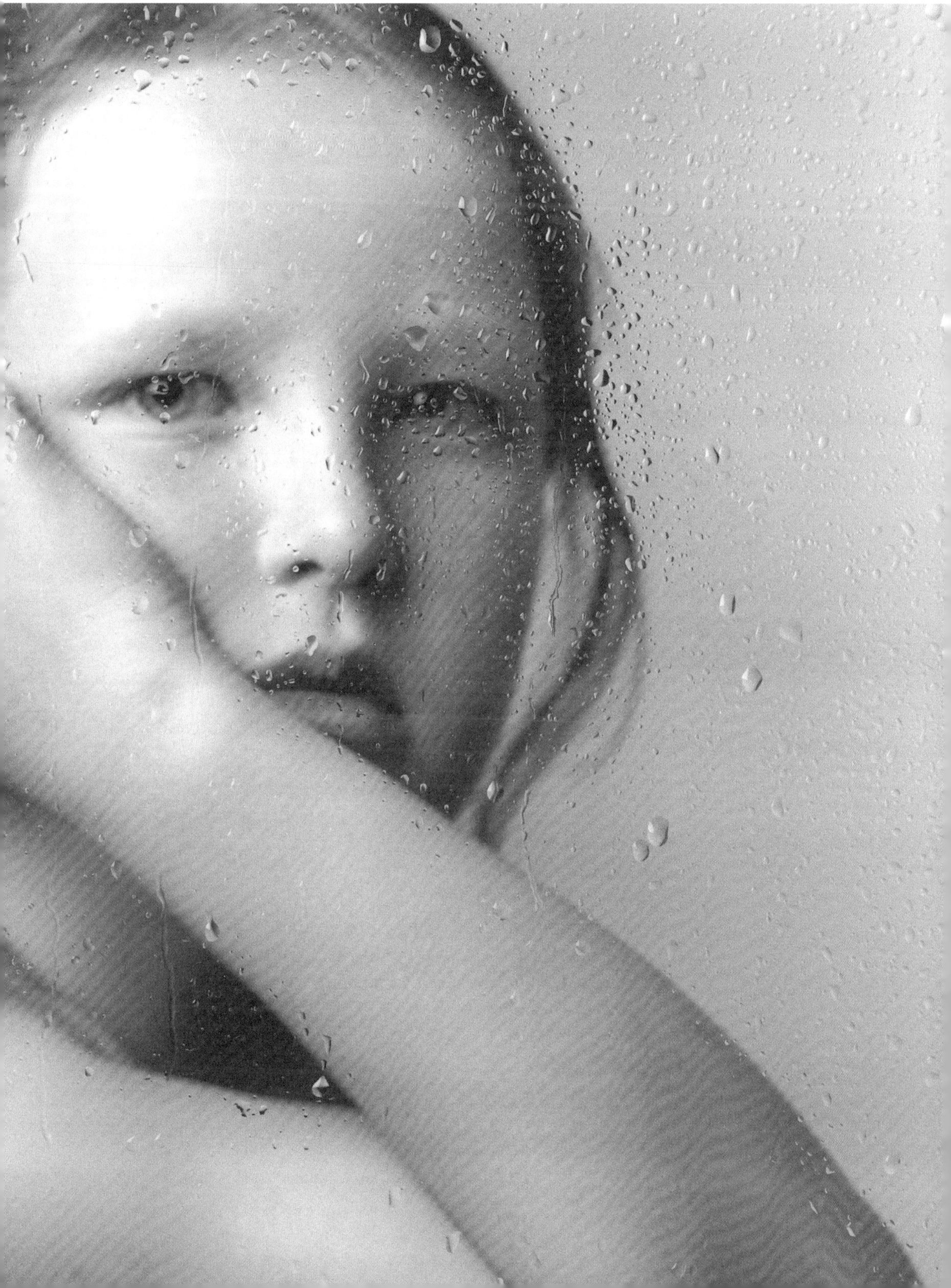

Depressive Symptome sind bei Kindern und Jugendlichen nicht seltener als bei Erwachsenen. In manchen Statistiken erscheinen Depressionen sogar nicht nur als die häufigste aller psychischen, sondern auch als die häufigste aller chronischen – körperlichen wie seelischen – Krankheiten, unter denen Kinder und Jugendliche leiden können. Studien ergaben, dass 3 bis 10 Prozent aller Jugendlichen zwischen 12 und 17 Jahren unter Depressionen leiden. Bei Kindern unter 12 Jahren wird von Experten die Häufigkeit sehr viel geringer zwischen 0,3 und 2,5 Prozent geschätzt.

Wie depressive Kinder und Jugendliche leiden

Grundsätzlich leiden Kinder und Jugendliche unter denselben Symptomen, die auch depressive Erwachsene zeigen. Einfühlsame Beobachter spüren und erkennen eine traurige, depressive Grundstimmung, Niedergeschlagenheit, Weinerlichkeit, oft aber auch eine alles überlagernde Unzufriedenheit und Gereiztheit, die das Kind streitsüchtig und aggressiv machen.

Depressive Kinder und Jugendliche haben zu nichts Lust, scheinen gelangweilt, zeigen plötzlich auch kein Interesse mehr an Dingen und Aktivitäten, die ihnen bisher Spaß gemacht haben, können sich über nichts mehr freuen.

Auch depressive Kinder erleben sich selbst als minderwertig, wertlos und haben unangebrachte Schuldgefühle.

Viele haben Angst vor wirklichen und eingebildeten Gefahren: vor dem Dunkeln, dem Alleinsein, vor Menschen, Tieren und Monstern, vor Strafen, „Peinlichkeiten" und Kränkungen, vor Dieben, Mördern, Bomben, Feuer und Wasser, vor der Gegenwart und vor der Zukunft.

Wie Erwachsene zeigen sie eine Hemmung im Denken und Handeln: Depressive Kinder können sich schlecht konzentrieren, haben Schwierigkeiten, bei der Sache zu bleiben, sind vergesslich. Sie grübeln über die verschiedensten Wenn und Aber, können sich nicht entscheiden und verlieren damit den Anschluss, „kommen nicht mit". Die Hemmung im Handeln zeigt sich in einem Rückzug von allen alterstypischen Aktivitäten. Depressive Kinder hängen in ihrem Zimmer oder vor dem Fernsehapparat herum, anstatt zu spielen, sich mit Freunden zu verabreden oder Sport zu treiben. Sie sind müde, ohne Energie.

Viele depressive Kinder und Jugendliche sind auch besonders unruhig, erscheinen fahrig, hyperaktiv und „ohne Sitzfleisch".

Wie depressive Erwachsene klagen sie über körperliche Beschwerden und Schlafstörungen (können nicht ein- und durchschlafen oder kommen morgens nicht aus dem Bett). Sie leiden unter Essstörungen: Appetitlosigkeit oder extremer Naschsucht.

Schwierigkeiten, eine Depression zu erkennen

Dennoch ist es nicht leicht, depressive Erkrankungen bei Kindern und Jugendlichen zu erkennen.

- Kinder, vor allem jüngere, sind kaum in der Lage, ihre Gefühle mit dem Lebensgefühl anderer Kinder zu vergleichen, sich selbst als trauriger, hoffnungsloser, unruhiger als ihre gleichaltrigen Kameraden zu erkennen und zu beschreiben. Auch Jugendliche ziehen sich – das ist ebenfalls alterstypisch – oft lieber in sich zurück, als gerade mit Eltern oder anderen Erwachsenen über ihre Gefühle zu sprechen. Eltern und Lehrern bleibt dadurch häufig die depressive Gestimmtheit verborgen. Meist sind es körperliche Symptome und Hemmungen im Denken und Handeln, die sie beunruhigen.
- Kinder und Jugendliche neigen dazu, durch Verhaltensauffälligkeiten sich selbst vor den Gefühlen der Leere, der Niedergeschlagenheit und Hoffnungslosigkeit zu schützen. Die typischen depressiven Symptome wie geringes Selbstwertgefühl, Pessimismus, Leere werden also oft von anderen auffälligeren Symptomen überlagert, die es Erwachsenen schwer machen, die dahinter verborgene Grundstimmung zu erkennen.
- Die depressiven Symptome hängen bei Kindern und Jugendlichen weitaus mehr als bei Erwachsenen vom Alter, vom körperlichen, seelischen und geistigen Entwicklungsstand und von den altersentsprechenden Anforderungen ab, denen sich das Kind gegenübergestellt sieht, aber auch von seinen aktuellen intellektuellen und verbalen Möglichkeiten. So zeigen Kinder und Jugendliche oft ganz typische Symptome, ohne dass wir als Erwachsene die grundlegende traurig-depressive Stimmung erkennen können. Und je jünger das Kind, desto schwieriger ist es, hinter den verschiedenen körperlichen Anzeichen und Verhaltensauffälligkeiten Symptome einer depressiven Erkrankung zu erahnen.
- Dazu kommt: Jede Entwicklungsstufe kann ganz unterschiedliche Symptome mit sich bringen, ohne dass wir diese als Neuauflage eines „alten" depressiven Symptoms erkennen.

Die Folge: Auch Fachleute, Lehrer, Kinderärzte, Schulpsychologen, haben oft Schwierigkeiten, die Depression eines Kindes zu erkennen. Sie diagnostizieren Entwicklungsrückstände, Spiel- und Lernstörungen, Konzentrationsschwäche oder Aufmerksamkeitsstörungen, Aggressivität, Destruktivität und Kontaktstörungen. Andere – körperliche – Symptome wie zum Beispiel Einnässen und Einkoten, Schlafstörungen, Essstörungen und vor allem Kopfschmerzen bei älteren Kindern und Jugendlichen werden isoliert als Störung oder Krankheit betrachtet und behandelt (ähnlich den Symptomen einer larvierten Depression des Erwachsenen, → Seite 70). Dass sich dahinter jedoch oft eine depressive Störung verbirgt, wird selten erkannt.

Glückliche Kindheit?

Halten wir nicht alle zu gern am Bild einer glücklichen, sorgenfreien Kindheit fest und an unserer Fähigkeit, diese zu garantieren? Kinder traurig, niedergeschlagen, hoffnungslos und ohne Zukunftsoptimismus zu sehen, lässt uns Erwachsene die eigene Hilflosigkeit erkennen, rührt vielleicht an eigene depressive Seiten. Wir neigen dazu, das Problem zu verleugnen, und verkennen deshalb depressive Kinder oft als schüchtern, ruhig, immer gelangweilt und langweilig, einfach zu faul zum Spielen oder besonders weinerlich und „ewig unzufrieden und nörglerisch". Den jugendlichen „Weltschmerz" – mögliches Anzeichen einer Depression bei Heranwachsenden – bagatellisieren wir als pubertäre Launenhaftigkeit, die schon vorbeigehen wird, und die depressive ständige Gereiztheit als Aufsässigkeit. Als Folge dieser Fehleinschätzung ahnden wir dann die verschiedenen Symptome, unter denen depressive Kinder und Jugendliche leiden, als Kinderfehler, Unarten und bewusstes Verweigern. Oder wir verstehen sie als Folgen von Erziehungsfehlern, die wir dann, wenn wir nicht selbst betroffen sind, zur eigenen Erleichterung den Eltern des „auffälligen" Kindes anlasten können.

Jedes Alter hat seine Symptome – Anhaltspunkte für eine Früherkennung

Das erste Lebensjahr

Ein Verlust der Bezugsperson oder ein grundlegender Mangel an Geborgenheit kann – so haben Kinderärzte und Psychiater erkannt – zu depressiven Symptomen führen. Fehlen einem Baby Geborgenheit und Zuwendung, wird es apathisch, nimmt vielleicht nicht mehr richtig zu, wächst weniger, als es seinem genetischen Fahrplan entspräche und entwickelt sich insgesamt in allen – körperlichen, seelischen, sozialen und motorischen – Bereichen langsamer als seine Altersgenossen. Kinderärzte und Kinderpsychiater sprechen in einem solchen Fall von einer „psychosozialen Gedeihstörung" als möglichem Symptom einer Depression. Im Gegensatz zu Gedeihstörungen, deren Grund entweder in falschem oder ungenügendem Nahrungsangebot oder in bisher unentdeckten körperlichen Ursachen liegt, wächst und gedeiht das depressive Baby deshalb nicht, weil ihm das dafür nötige Gefühl der Geborgenheit fehlt.

Kleinkindalter (erstes bis drittes Lebensjahr)

Auch Kleinkinder reagieren vor allem auf den Verlust einer Bezugsperson oder auf das Fehlen von Nähe, Zuwendung und Sicherheit mit depressiven Symptomen. Depressive Kleinkinder zeigen meist eine Entwicklungsverzögerung. Sie lernen später laufen und sprechen, werden später sauber und trocken und entwickeln geringere grob- und feinmotorische Geschicklichkeit. Sie lernen zum Beispiel spät, selbstständig zu essen, bauen mit Klötzen ungeschickt, laufen lange unsicher, klettern schlecht, zeigen insgesamt ein unsicheres Körpergefühl. Auch ihre kognitiven Fähigkeiten, wie etwa das Sprachvermögen, können sich langsamer entwickeln.

Viele essen schlecht. Sie haben Ein- und Durchschlafstörungen oder ein übergroßes Schlafbedürfnis.

Nächtliche Ängste und Alpträume quälen sie oft mehr als für dieses Alter üblich. Depressive Kleinkinder sind meist überanhänglich, jammern viel, können keine Minute allein im Zimmer bleiben. Manche scheinen aber ganz resigniert zu haben und verfallen in Teilnahmslosigkeit.

Andere wieder „entgleisen" in ihrer Entwicklung. Sie schaukeln hin und her, schlagen mit dem Kopf gegen die Wand, beißen sich selbst oder reißen sich die Haare aus. Manche onanieren bis zur Selbstverletzung.

Kindergartenalter (drei bis sechs Jahre)

Depressive Kindergartenkinder weisen meist ähnliche Symptome wie Kleinkinder auf. Viele sind auffällig ängstlich, können Vater und Mutter nicht gehen lassen.

Die Trennungsangst hindert sie, ihre altersgemäße Selbstständigkeit auszuprobieren und neugierig zu sein. Ihre Teilnahmslosigkeit und Antriebslosigkeit lässt sie wenig Spaß daran finden, neue motorische Fähigkeiten auszuprobieren (zum Beispiel Roller und Rad fahren).

Innere Unruhe und Gereiztheit zeigen sich als Aggressivität und Destruktivität. Depressive Kinder sind nicht selten Kinder, die weder allein noch mit anderen spielen können, mit Gleichaltrigen immer in Streit geraten, scheinbar unmotiviert zuschlagen und das schönste Spiel durch ihr destruktives Verhalten stören.

Körperliche Symptome wie Ess- und Schlafstörungen sind häufig. Viele depressive Kindergartenkinder klagen über Bauch- und Kopfschmerzen.

In depressiven Episoden kehren Kinder oft zu früheren Entwicklungsstadien und vielleicht schon abgelegten Verhaltensweisen zurück. Ständiges Daumenlutschen, Einnässen und Einkoten zum Beispiel sind typische depressive Symptome. Schon erworbene motorische und feinmotorische, intellektuelle und sprachliche Fähigkeiten können wieder verloren gehen.

Daneben berichten erschrockene Eltern auch über erste Vorformen typisch „erwachsener" Symptome. Schon vierjährige Kinder können in einer depressiven Phase behaupten, dass keiner mit ihnen spielen wolle. Sie nehmen an, keiner liebe sie und keiner habe Zeit für sie.

Jüngere Schulkinder (sechs bis etwa zwölf Jahre)

Immer stärker treten jetzt die psychischen Symptome einer Depression in den Vordergrund. Depressive Schulkinder leiden wie Erwachsene unter dieser depressiven Stimmung. Sie sind niedergeschlagen, resigniert und ängstlich.

Ihre geistige und seelische Entwicklung erlaubt ihnen immer mehr soziale Einsichten und ganz neue Möglichkeiten, über sich selbst nachzudenken. Jetzt tauchen auch unangemessene Schuldgefühle oder unangebrachte Selbstkritik als depressive Symptome auf.

Häufig sind Denkhemmungen wie Konzentrationsschwierigkeiten und Gedächtnisstörungen.

Manchmal bleiben diese psychischen Symptome die einzigen. Doch oft wirken sie sich auf das Verhalten und die Leistungsfähigkeit des Kindes aus und verursachen weitere Symptome. Diese erst alarmieren dann Lehrer und Eltern. Denn der Verlust von Motivation, Begeisterung, Interesse und Aufmerksamkeit sowie depressive Gedächtnisstörungen und die Unfähigkeit, sich zu konzentrieren, beeinträchtigen die schulischen Leistungen. Auch die Angst zu versagen und vor möglichen Strafen machen gezieltes und effektives Lernen unmöglich.

Depressive Kinder können auch ihre Freizeit nicht gestalten. Sie spielen wenig und verbringen weniger Zeit mit Gleichaltrigen als für das Alter üblich. Wenn sie mit anderen spielen, sind sie oft aggressiv und können sich nur schwer auf andere einstellen.

Manchmal fallen depressive Kinder jetzt auch durch ihre Unruhe auf. Sie hampeln herum, können nicht bei einer Sache bleiben, versuchen, ihre depressive Stimmung vor sich und den anderen hinter einer Maske aus Umtriebigkeit und Clownerie zu verbergen. Diese Unruhe wird nicht selten mit dem hyperkinetischen Syndrom verwechselt. Auffällig bei der depressiven Hyperaktivität ist aber immer die freudlose (dysphorische) Grundstimmung.

Ebenso wie Kindergartenkinder leiden auch depressive Schulkinder häufig unter Essstörungen. Sie essen zu wenig oder zu viel. Sie nehmen also ab oder nicht ihrem Alter und Wachstum entsprechend zu oder werden zu dick. Sie klagen häufig über Bauchschmerzen, Übelkeit und Kopfschmerzen.

Immer gefährlicher werden im Lauf der kindlichen Entwicklung depressive Selbsttötungsfantasien oder -versuche.

Jugendalter (12 bis 18 Jahre)

Eltern von Jugendlichen können ein Lied davon singen: Viele Merkmale, die hier als typische depressive Symptome aufgezählt werden, scheinen normaler Bestandteil der jugendlichen Entwicklung zu sein. Himmelhoch jauchzend, zu Tode betrübt, gereizt, verschlossen, gelangweilt oder grüblerisch, oft mit sich und der Welt unzufrieden – all dies sind Eigenschaften, die wir Jugendlichen zuschreiben. Häufig sind schulische Probleme bis hin zur Arbeitsverweigerung oder Ärger am Arbeitsplatz und plötzlicher oder schleichender Leistungsabfall. Dass sich dahinter eine depressive Erkrankung verbergen kann, ziehen wir nur selten in Betracht, und Fachleute tun sich ebenfalls mit einer eindeutigen Diagnose schwer, weil die Grenzen fließend sind.

Hilfen und Unterstützung sind nicht einfach: Jugendliche sind gerade Erwachsenen gegenüber häufig misstrauisch. Schwächen, als die sie depressive Stimmungen oft betrachten, und Hilfsbedürftigkeit einzugestehen, fällt ihnen schwer. Oftmals kommt es dann zu „Selbstheilungsversuchen" durch Alkohol oder Drogen. Auch das unter Jugendlichen nicht seltene antisoziale Verhalten wie zum Beispiel jugendlicher Vandalismus oder Rowdytum als Demonstration der Stärke ist in vielen Fällen Ausdruck einer depressiven Störung.

Körperliche Symptome sind jetzt vor allem Kopfschmerzen und Essstörungen bis hin zu den extremen Formen, unter denen vor allem Mädchen leiden: Bulimie (Essanfälle mit selbstverursachtem Erbrechen) und Anorexie (Magersucht). Viele depressive Jugendliche haben Schlafstörungen. Manche scheinen ihre Depression regelrecht verschlafen zu wollen. Sie leiden unter übermäßigem Schlafbedürfnis. Wobei Jugendliche häufig lang schlafen. Es ist daher nicht einfach, das altersgemäße Schlafbedürfnis von einem übermäßigen zu unterscheiden.

Anders als bei Kindern vor der Pubertät, stehen bei Jugendlichen meist die psychischen Symptome des depressiven Syndroms im Vordergrund. Depressive Jugendliche sind traurig, resigniert, hoffnungslos, grübeln viel, haben Minderwertigkeitsgefühle. Sie fühlen sich den sozialen und emotionalen Anforderungen bis hin zu ersten sexuellen Erfahrungen, die der Umgang mit Gleichaltrigen bedeutet, nicht gewachsen und isolieren sich manchmal völlig. In dieser scheinbar selbstgewählten Einsamkeit hegen viele depressive Jugendliche Fantasien, mit allem Schluss zu machen. Für die meisten bleibt dies glücklicherweise eine vielleicht entlastende Fantasie, die manchmal als Hilfeschrei oder als Drohung gegenüber anderen geäußert wird.

Aber die Selbsttötungsversuche steigen gerade in der Pubertät stark an. Am häufigsten davon betroffen sind Jugendliche zwischen 15 und 19 Jahren. Es gibt Schätzungen für die Vereinigten Staaten, dass bis zu 9 Prozent der depressiven Jugendlichen dieser Altersgruppe wenigstens einmal einen Versuch unternehmen (im Gegensatz zu Kindern, für die dieselbe Schätzung von etwa 1 Prozent ausgeht).

Macht die Pubertät depressiv?

Zeitgleich mit dem Eintritt in die Pubertät steigt das Risiko, an einer Depression zu erkranken, sprunghaft an. Nicht das Alter spielt dabei eine Rolle, sondern die körperliche Reife.
Dabei bedeutet die Pubertät vor allem für Mädchen einen entscheidenden Einschnitt. Während im Kindesalter ungefähr gleich viele Jungen wie Mädchen an einer Depression erkranken, ist das Verhältnis depressiver junger Männer zu jungen Frauen etwa 1 : 2. Hierzu → Seite 216.
Auch bipolare Störungen (→ Seite 73) scheinen verstärkt – nach Ansicht mancher Psychiater sogar erst – in der Pubertät aufzutreten. Im Gegensatz zu den einzelnen Episoden erwachsener Betroffener werden bei Jugendlichen jedoch kürzere Phasen beschrieben. Innerhalb weniger Tage sind Stimmungsschwankungen zwischen himmelhoch jauchzend und zu Tode betrübt festzustellen. Vor allem hier ist die Selbsttötungsgefahr besonders groß.

Die Risiken der Depression – warum ist Früherkennung wichtig?

Depressive Kinder leiden. Das allein genügt, um ihnen so früh wie möglich die Hilfen zukommen zu lassen, die sie jetzt brauchen. Dazu kommt: Eine Depression bleibt nie ohne Auswirkung auf die weitere Entwicklung des Kindes. Zwei Gefahren haben Kinderärzte und Kinderpsychiater erkannt:

- Depressive Kinder fallen zurück. Sie „regredieren" (gehen zurück) auf frühere Stufen ihrer Entwicklung, um sich die Auseinandersetzung mit der als schmerzlich erlebten Gegenwart zu ersparen. Sie ziehen die Notbremse!
- Andere Kinder fahren zwar weiter – um in diesem Bild zu bleiben –, kommen jedoch vom richtigen Gleis der Entwicklung ab. Fehlentwicklungen sind die Folge.

In beiden Fällen verhindert eine Depression die altersgemäße Weiterentwicklung, die es dem Kind oder Jugendlichen erlaubt, die Entwicklungsaufgaben in Angriff zu nehmen, die jetzt gerade „dran" sind.

Erfahrungen zeigen leider auch, dass sich depressive Symptome bei Kindern zwar im Lauf der Entwicklung verändern, sich jedoch meist nicht einfach „auswachsen". Experten gehen davon aus, dass mehr als die Hälfte dieser Kinder (manche Untersuchungen stellten sogar bis zu 80 Prozent fest) im späteren Leben wieder depressive Phasen erleiden werden. Depressionen in der Kindheit bedeuten also ein hohes Risiko, auch als Erwachsener einmal an einer Depression zu erkranken.

Eine weitere alarmierende Tatsache: Die Selbsttötung gehört zu den häufigsten Todesursachen im Jugendalter, und in vielen Fällen ist sie das letzte in einer langen Reihe depressiver Symptome. Viele Jugendliche und Erwachsene, die einen Selbsttötungsversuch verüben, haben – so ergibt sich in der Rückschau – schon in der Kindheit unter Symptomen gelitten, die unschwer als depressive Symptome erkannt werden können. Umgekehrt formuliert: Depressive Kinder – so die Statistik – unterliegen einem um das Dreifache erhöhten Risiko, irgendwann einmal einen Selbsttötungsversuch zu unternehmen. Eine Früherkennung kann Leben retten.

Selbsttötung – Gefahr im Verzug

Jede Depression – sei es die eines Kindes, eines Jugendlichen oder eines Erwachsenen – birgt als letzte Konsequenz der depressiven Gefühle und Gedanken die Gefahr der Selbsttötung. Obwohl davon ausgegangen werden kann, dass Jugendliche mehr Selbsttötungsversuche unternehmen als Kinder, muss auch bei depressiven Kindern, die Selbsttötungsfantasien äußern oder ahnen lassen, dieses Risiko immer im Auge behalten werden. Eine Selbsttötungsabsicht bei Kindern zu erkennen, ist häufig auch im Hinblick auf die Zukunft des Kindes lebensnotwendig. Zwar fehlt Kindern glücklicherweise meist die Fähigkeit oder der letzte Impuls, sich umzubringen, jedoch haben 75 Prozent der Jugendlichen, die durch Selbsttötung umkommen, bereits als Kind Versuche unternommen.

Wer ist besonders gefährdet?

Nicht nur depressive Kinder und Jugendliche versuchen sich selbst zu töten. Dennoch lassen viele Untersuchungen, Beobachtungen und Langzeitstudien erkennen, dass gerade eine depressive Erkrankung ein hohes Risiko birgt. Kinder und Jugendliche, die wegen eines Selbsttötungsversuchs in eine Klinik für Kinder- und Jugendpsychiatrie aufgenommen wurden, zeigten vor allem Hoffnungslosigkeit als vorherrschendes depressives Symptom. Auslösende Faktoren – so haben diese Untersuchungen ergeben – sind gerade bei Kindern und Jugendlichen andauernde familiäre Schwierigkeiten, unlösbar scheinende Konflikte mit den Eltern oder der Eltern untereinander und ein Mangel an Unterstützung, Zuwendung und Beistand durch die Familie. Kinder, die einen Selbsttötungsversuch unternommen haben, klagen besonders häufig darüber, dass in ihrer Familie kaum ein Zusammengehörigkeitsgefühl existiere, dass es sehr viel Streit gebe und die Familie nicht als Zufluchtsort erfahren werden könne. Häufig mangelt es besonders den Kindern und Jugendlichen, die keinen Rückhalt in der Familie haben, auch an Unterstützung durch Gleichaltrige, da sie „unbeliebt" sind. Sie hatten wenig Möglichkeiten, sozial akzeptable Verhaltensweisen zu erlernen. Dazu kommt: Gerade depressive Kinder und Jugendliche – dies ist nicht anders als bei Erwachsenen – haben sich meist zurückgezogen und dadurch oft Freundschaften aufs Spiel gesetzt.

ANNA *(16 Jahre)*

Nach der Scheidung meiner Eltern passierte nur noch Mist. Wir mussten aus dem Haus ausziehen, was schlimm genug war. Meinen Vater habe ich dann auch nicht mehr gesehen, und meine Mutter hat abends meist versucht, ihren Frust mit Martini runterzuspülen. Mit ihr konnte ich ohnehin schon länger kein vernünftiges Wort mehr reden. „Meine Tochter vertraut mir alles an", hat sie jedem erzählt, ob er es wissen wollte oder nicht, oder dass ich „ihre beste Freundin" sei. Dabei war das absoluter Blödsinn! Ihr dauerndes Gejammer hat mich völlig runtergezogen. Dass mein Vater eine andere hat, ist Scheiße, aber deswegen ist er ja nicht an allem schuld. Die Sache mit Sven, meinem neuen Freund, hat sie auch von Anfang an madig gemacht. Er würde sowieso nur kiffen ... Dabei hat sie ja selbst öfter ein paar Gläser zu viel getrunken. Wenn er anrief, hat sie ihn einfach angelogen und gesagt, dass ich nicht da sei. Logisch, dass Sven das gestunken hat. Als er sich dann bei der Klassenfete an Andrea ranmachte und plötzlich mit ihr verschwunden war, hat es mir den Boden unter den Füßen weggezogen. Ich habe dann einfach diese blöden Pillen geschluckt, die meine Mutter immer von ihrem Hausarzt zur Beruhigung kriegt.

Das Alter spielt bei der Beurteilung der Selbsttötungsgefahr von Kindern und Jugendlichen und der Einschätzung des aktuellen Risikos eine wichtige Rolle. Der Ernst einer Selbsttötungsabsicht und die möglichen Folgen hängen von der aktuellen entwicklungspsychologischen (emotionalen, kognitiven und intellektuellen) und körperlichen Situation des Heranwachsenden ab und muss ganz anders eingeschätzt werden als bei Erwachsenen.

Ein kleines Kind, das hin und wieder weint: „Am liebsten wäre ich tot", ist sicher nicht so gefährdet wie ein Erwachsener, der so etwas sagt. Umgekehrt kann sich ein kleines Kind, das sich – vielleicht nach der Geburt eines Geschwisterchens – nicht mehr geliebt fühlt, durch Weglaufen in akute Lebensgefahr bringen. Es ist nicht in der Lage, das Risiko abzuschätzen.

Wann heißt es besonders aufzupassen?

Es ist nicht leicht zu erkennen, wer gefährdet ist und wer nicht. Viele depressive Jugendliche wirken, als ob sie mit ihrem Leben Schluss machen wollten, ohne die Absicht zu haben, dies zu tun. Umgekehrt gibt es auch Selbsttötungen und Selbsttötungsversuche, die für Außenstehende wie aus heiterem Himmel passieren.

Die Auswertung vieler Krankengeschichten und Gespräche mit Kindern und Jugendlichen, die einen Selbsttötungsversuch unternommen haben, aber gerettet wurden, beziehungsweise mit Eltern und Freunden von Kindern und Jugendlichen, die sich das Leben genommen haben, hat Ärzte und Psychologen typische Konstellationen und Begleitumstände erkennen lassen, die überdurchschnittlich häufig einem Suizid oder Suizidversuch vorausgehen. Dazu gehören ein heftiger Streit mit den Eltern oder dem Freund/der Freundin, Schulversagen oder der Verlust des Arbeitsplatzes, Zurückweisungen oder Bestrafungen durch Menschen, die den Betroffenen emotional nahe stehen, und bei Mädchen eine unerwünschte Schwangerschaft. Oft spielen Alkohol und Drogen eine entscheidende Rolle, da sie die Hemmschwelle herabsetzen. Auffällig häufig sind auch Nachahmungen eines anderen Jugendlichen (sei es in der Realität oder in einem Roman, einem Film oder Ähnlichem), der sich in irgendeiner Form zur Identifikation anbietet.

Selbsttötung aus Nachahmung ist keine moderne Erscheinung. Schon der Roman Goethes „Die Leiden des jungen Werther" im 18. Jahrhundert hat zur damaligen Zeit eine Reihe von Selbsttötungen ausgelöst.

Alarmsignale für Eltern, Lehrer und Freunde depressiver Jugendlicher

Es gibt erste Anzeichen der drohenden Gefahr! Sie zu bemerken und ernst zu nehmen, kann Leben retten!

- Dass ein Abschiedsbrief solch ein dringendes Alarmsignal darstellt, braucht nicht betont zu werden. Solche Briefe werden häufig Stunden, wenn nicht gar Tage vor der Selbsttötung geschrieben und oft so hinterlegt, dass sie gefunden werden können. Reagieren Sie auf einen Abschiedsbrief! Suchen Sie – wenn nötig – Ihr Kind! Sie müssen es finden! Nehmen Sie keine Rücksicht auf Zurückweisung oder Bagatellisierung! Wenn nötig, rufen Sie in der für Ihr Wohngebiet zuständigen Klinik für Kinder- und Jugendpsychiatrie oder aber auch in einer Klinik oder Abteilung für Erkrankungen des Kindes- und Jugendalters an.

- Äußert Ihr depressives Kind klare Pläne, wie am effektivsten eine Selbsttötung zu geschehen habe, ist dies ebenfalls ein ernstes Alarmzeichen. Klingen diese Pläne in irgendeiner Weise realistisch, zum Beispiel, weil sie Mittel und Wege einbeziehen, die dem Kind zugänglich und möglich sind, ist sofortige professionelle Hilfe nötig!
- Die meisten Selbsttötungen passieren in der Einsamkeit. Zieht sich Ihr Kind immer mehr zurück, vermeidet es offensichtlich Ihren Kontakt, müssen Sie hellhörig werden!
- Wenn Sie einen unerwarteten, scheinbar positiven Umschwung im Verhalten und in der Stimmung Ihres depressiven Kindes innerhalb weniger Stunden oder Tage bemerken, müssen Sie immer auch an einen drohenden Selbsttötungsversuch denken. Denn die plötzliche „Heilung" einer schweren Depression ist weniger wahrscheinlich, als dass die Betroffenen allein durch den Entschluss, ihrem vermeintlich hoffnungslosen Leben ein Ende zu setzen, Erleichterung verspüren und deshalb ausgeglichener wirken. Manche Kinder und Jugendliche scheinen – ebenso wie Erwachsene – ihren inneren Frieden gefunden zu haben, wenn sie erst einmal die Entscheidung, mit allem ein Ende zu machen, gefasst haben. Leider kann auch eine Verschiebung in der Symptomatik – von extremer Energielosigkeit in Unruhe und Getriebenheit – die Realisierung von lange gehegten Selbsttötungsfantasien möglich machen, allein deshalb, weil die Betroffenen erst jetzt genug Energie verspüren, aktiv zu werden.
- Fällt Ihnen auf, dass sich Ihr depressives Kind sehr stark mit Themen beschäftigt, die an Tod oder Selbsttötung denken lassen, oder mit Personen, die sich selbst getötet oder dies versucht haben, ist ebenfalls Gefahr im Verzug. Selbsttötung aus Nachahmung ist gerade für depressive Jugendliche eine große Gefahr.

Hat Ihr Kind bereits einmal versucht, sich selbst zu töten, kann jede neue depressive Episode eine tödliche Gefahr bedeuten. Denken Sie daran!

Was macht Kinder depressiv?

Kinder und Jugendliche werden aus denselben Gründen depressiv wie Erwachsene. Auch die Depression eines Kindes ist eine bio-psycho-soziale Erkrankung mit einer langen bio-psycho-sozialen Geschichte und aktuellen Auslösern.

Besondere psychosoziale Risikofaktoren sind – viele Studien und Untersuchungen haben es bestätigt – der Tod eines Elternteils (vor allem in den ersten Lebensjahren eines Kindes), der Tod eines Geschwisterkindes, der Missbrauch und die Vernachlässigung durch ein Elternteil. Auch kann die Scheidung der Eltern – so zeigen viele Beobachtungen – zum Auslöser einer depressiven Störung werden.

Wenn Eltern sich trennen ...

Eine Trennung der Eltern bedeutet für alle Kinder eine Krise. Für eine solche Situation gibt es viele Möglichkeiten der Verarbeitung. Nicht jedes Kind ist depressionsgefährdet. Doch verletzliche Kinder müssen sich hier einer ganzen Reihe „auslösender Faktoren" stellen. Sie erleben den Verlust eines Elternteils, oft auch den Verlust der vertrauten Umgebung, der Freunde, der sozialen Sicherheit. Sie müssen das Bild einer mehr oder weniger intakten Familie aufgeben, das für viele lebensnotwendig ist. Und vor allem müssen sie mit ihren eigenen Ängsten und Selbstvorwürfen umgehen: Wenn Mutter/Vater wegzieht, wer garantiert, dass Vater/Mutter bleibt? Wäre Mutter/Vater gegangen, wenn ich weniger böse, schlecht, wenn ich liebenswerter, wertvoller gewesen wäre?

Auch chronische Krankheiten der Mutter, des Vaters können zum Risikofaktor werden. Oft sind es Schuldgefühle, die Kinder solcher Eltern quälen, verbunden mit dem – vielleicht berechtigten – Gefühl, eine Last zu sein, für den kranken Vater, die kranke Mutter.

Besonders die Depression eines Elternteils bedeutet ein erhöhtes Risiko für ein Kind, selbst an einer Depression zu erkranken. Dafür gibt es mehrere Gründe:

Zum einen die genetische Komponente der Depression: Es ist zwar nicht die Depression, die erblich ist, aber eine erhöhte Verletzlichkeit (Vulnerabilität) und Anfälligkeit für diese Krankheit kann eine Belastung sein, die einem Kind mitgegeben wurde.

Zum anderen spielen auch immer psychologische Gründe eine Rolle. Depressive Eltern sind aufgrund ihrer Erkrankung häufig nicht in der Lage, den emotionalen Bedürfnissen ihres Kindes gerecht zu werden. Auch dies kann – so haben viele rückschauende Untersuchungen ergeben – eine größere Erkrankungsbereitschaft zur Folge haben und erhöht für das Kind das Risiko, später einmal an einer Depression zu erkranken.

Dazu kommt: Kinder lernen von ihren Eltern. Vielleicht hat das Kind von seiner depressiven Mutter, seinem depressiven Vater „gelernt", auf Stress, Konflikte, Verlust und Kränkung depressiv zu reagieren.

Zu solchen gravierenden Risikofaktoren kommen nun wie bei Erwachsenen eine Vielzahl möglicher Auslöser hinzu. Dennoch gibt es einige Besonderheiten. Da Kinder, vor allem jüngere, sehr viel stärker als Erwachsene – physisch wie psychisch – von ihrer Familie abhängen, bedeuten für sie undurchschaubare familiäre Veränderungen eine größere – existentielle – Bedrohung.

Aber auch Schwellensituationen, die mehr Selbstständigkeit und Ablösung erfordern – wie zum Beispiel der Kindergarten- oder Schuleintritt, der Beginn einer Lehre – können das schon immer labile emotionale Gleichgewicht eines Kindes stören.

Außerhalb der Familie sind es vor allem ein schwerwiegender Streit mit der besten Freundin, der Verlust von Freunden, der erste große Liebeskummer, aber auch Misserfolge und Kränkungen in der Schule, im Sport oder in den üblichen Auseinandersetzungen um die Rangordnung in Cliquen und Gruppen, die für manche Kinder und Jugendliche zum Auslöser einer depressiven Störung werden können.

Wie für Erwachsene gilt auch für Kinder: Immer sind eine Reihe von Faktoren zusammengekommen, die gerade für dieses Kind, für diesen Jugendlichen mit seiner ganz persönlichen Erkrankungsbereitschaft (→ Seite 56) die Grenze des Erträglichen überschreiten haben lassen. Die Folge: eine Krankheit, die behandelt werden kann und muss.

Ist mein Kind depressiv?

Mein Kind

- hat plötzlich oder schleichend das Interesse an all dem verloren, was ihm vor kurzem noch Spaß gemacht hat (auszunehmen ist hier die quasi natürliche Entwicklung, die zum Beispiel das Barbiepuppenspiel von einem Tag auf den anderen uninteressant, da „für Babys", werden lässt).
- hat plötzlich Minderwertigkeitsgefühle. Es erzählt, dass keiner es mag, hält sich für dumm, hässlich, unfähig.
- zeigt völlig veränderte Schlafgewohnheiten. Es schläft schlecht ein, wacht mehrmals auf oder ist ständig müde und schläft auffällig viel.

▶

- kann sich nicht mehr konzentrieren und vergisst ständig auch Dinge, die es ganz persönlich angehen.
- isst plötzlich viel weniger oder viel mehr, hat nie oder ständig Appetit, nimmt ab oder legt sich einen „Kummerspeck" zu.
- ist sehr viel ängstlicher als sonst. Es vermeidet Situationen und Aktivitäten wegen ganz neuer Befürchtungen.
- hat überhaupt keine Energie mehr. Es hängt herum, kann sich zu nichts aufraffen, schiebt Unerfreuliches, aber auch Aktivitäten, die ihm sonst Spaß gemacht haben, vor sich her.
- ist auffällig unruhig, ständig „auf Achse", wirkt fahrig und hektisch, beginnt die Schule zu schwänzen oder zeigt plötzlich besonders riskantes oder selbstschädigendes Verhalten.
- ist auffällig gereizt, aggressiv, was sonst „gar nicht seine Art war".
- klagt über Schmerzen, vielleicht auch „Zipperlein" – Bauchschmerzen, Ohrenschmerzen –, die keine organische Ursachen zu haben scheinen.
- spricht über Tod oder Selbstmord oder scheint darüber nachzudenken. Manche Kinder zeichnen plötzlich Bilder, die wegen ihrer Thematik oder durch die Farbgebung (alles ist immer grau in grau, schwarz, düster) Todesfantasien ahnen lassen, oder lassen sich von Themen, die mit Sterben, Unglücksfällen und Ähnlichem zu tun haben, plötzlich besonders anziehen.
- zieht sich vor anderen Kindern auffällig zurück.

Eine Depression bei einem Jugendlichen zu erkennen, ist vielleicht noch schwieriger. Jeder von uns erinnert sich an eigene „Weltschmerzphasen" als Teenager, an Tage, an denen man alles hätte „an die Wand klatschen" können.

Depression bei Jugendlichen

Haben Sie die Befürchtung, Ihr jugendliches Kind könne über das übliche und altersentsprechende Maß hinausgehend unter depressiven Symptomen leiden, achten Sie außer auf die oben beschriebenen Alarmzeichen auf:

- extreme Veränderungen im Verhalten und Aussehen (Kleidung, Aufmachung, Körperpflege)
- extremen Leistungsabfall in der Schule, Schwänzen, Schulabbruch
- Rückzug von allen Hobbys und alterstypischen Aktivitäten
- Weglaufen von zu Hause
- Alkohol- und Drogenmissbrauch
- Selbstisolierung, sei es von der Familie oder von Gleichaltrigen.

Diagnose: Depression?

Sicher, jede Mutter, jeder Vater wird die eine oder andere Frage für das eigene Kind mit Ja beantworten können. Die meisten der genannten Symptome treten mit hoher Wahrscheinlichkeit bei Kindern hin und wieder auf, ohne dass Eltern sich Sorgen machen müssen.

Zur Schwierigkeit, hinter den verschiedensten Symptomen und Auffälligkeiten eine depressive Störung zu erkennen, kommt ein altes Problem hinzu: Wo liegen die Grenzen zwischen normaler Trauer, normaler Angst, normalen Selbstzweifeln und Schuldgefühlen, normaler Energielosigkeit, normalen Appetitschwankungen und Schlafschwierigkeiten, normalen Verhaltensproblemen und den Symptomen einer depressiven Störung?

Depressionen im Kindes- und Jugendalter zeigen, wie bei Erwachsenen, verschiedene Schweregrade und Verläufe, die sich – auch wie bei Erwachsenen – in bestimmte Untergruppen unterteilen lassen (→ Seite 68). Auch bei Kindern und Jugendlichen kann der Übergang aus einer „normalen" Verstimmung in eine behandlungsbedürftige Depression schleichend sein. Wichtig ist es, einzelne Symptome aufmerksam zu beobachten, sich nicht an den veränderten Zustand des eigenen Kindes zu gewöhnen. Im Zweifelsfall sollten Eltern sich lieber einmal zu viel als einmal zu wenig um professionelle Hilfe für ihr Kind bemühen.

Wie Eltern, Lehrer und Erzieher helfen können

Die wichtigste Hilfe ist die Einsicht: Ein depressives Kind ist nicht faul, nicht böse, es ist depressiv. Diese Einsicht ist oft nicht einfach. Vor allem Eltern beginnen häufig grundlegend an ihren elterlichen Fähigkeiten zu zweifeln. Ist es nicht – so glauben sie – ihre ureigenste Aufgabe, ihr Kind glücklich zu machen? Haben sie versagt? Schuldgefühle, eine Depression nicht verhindern zu können oder gar „schuld" an der Erkrankung ihres Kindes zu sein, gehören zu den belastendsten Erfahrungen, die Eltern depressiver Kinder durchmachen. Zu den Selbstvorwürfen kommen oft Schuldzuweisungen aus der Umgebung. Zu dieser Umgebung gehören entferntere Familienmitglieder und Nachbarn ebenso wie pädagogische Experten und vor allem solche, die sich dafür halten. Viele Eltern schämen sich: Immer noch wird eine psychische Krankheit allzu häufig als Makel erlebt und auch in der Öffentlichkeit so behandelt. Zur Sorge um das Kind kommen emotionale Belastungen, die Eltern häufig zu groß erscheinen, als dass sie sich mit ihnen auseinander setzen könnten.

Lieber verschließen sie die Augen in der Hoffnung, das Problem werde sich auswachsen. Diese Verleugnung der Krankheit ist weit verbreitet, und nicht nur Eltern greifen auf sie zurück.

Aber: Nichts ist jetzt so wichtig wie schnelle Hilfe. Denn gerade für Kinder bedeutet eine depressive Erkrankung einen Einbruch in ihrer Entwicklung. Jeder weiß um die immensen Entwicklungsaufgaben, die jedes Alter für ein Kind oder einen Jugendlichen bereithält. Eine Depression verhindert ihre Bewältigung und kann negative Langzeitfolgen haben, die nur schwer wieder gutgemacht werden können.

Eltern sind die besten Experten

Psychotherapeuten, die mit depressiven Kindern und deren Eltern arbeiten, wissen aufgrund langer Erfahrung, dass Eltern depressiver Kinder wie Seismographen auf die Erkrankung ihrer Kinder reagieren. Beobachten Sie also auch sich selbst, und nehmen Sie Ihre Beobachtungen ernst! Dies sollte Sie hellhörig machen:
War es so, dass

- Sie selbst in letzter Zeit oft das Gefühl hatten, von Ihrem Kind abgelehnt zu werden, keine Nähe mehr herstellen zu können?
- Sie selbst auf Distanz gegangen sind, weniger Lust und Interesse verspürt haben, mit Ihrem Kind zusammen zu sein?
- Sie enttäuscht waren, weil all Ihre Bemühungen, Ihrem Kind Gutes zu tun, verlorene Liebesmüh zu sein schienen?
- Sie das Gefühl hatten, nicht mehr zu können, von den Bedürfnissen Ihres Kindes aufgefressen zu werden?
- Sie sich von den Problemen und Konflikten Ihres Kindes mit Ihnen, der Familie als ganzer, der Schule, den Freunden überfordert fühlten?
- Sie sich um Ihr Kind weit mehr Sorgen als sonst gemacht haben, dass Sie selbst ängstlich und angespannt im Umgang mit Ihrem Kind waren?
- Sie sich allein gelassen, einsam gefühlt haben?
- Sie in Ihren nun vielleicht sehr häufigen Auseinandersetzungen mit Ihrem Kind überreagiert haben, harscher als sonst waren, lauter geworden sind, sich vielleicht auch danach oftmals schuldig gefühlt haben?
- Sie selbst häufiger ein „Glas zur Beruhigung“, eine „Zigarette zur Entspannung“ brauchten, sich körperlich ausgelaugt fühlten oder tatsächlich öfter krank waren?
- Sie an sich selbst plötzlich depressive Symptome wie Niedergedrücktheit, Teilnahmslosigkeit, Freudlosigkeit, Mangel an Energie, Schlaf-, Gewichts-, Konzentrationsprobleme verspürt haben?

Wenn Sie sich in manchen dieser oben aufgelisteten möglichen Reaktionsweisen wiederfinden, mag dies von der seelischen Störung Ihres Kindes herrühren. Sie sehen also, die Erkrankung Ihres Kindes beeinträchtigt auch Sie und erschwert Ihnen vielleicht erst einmal den Umgang mit Ihrem Kind.

Doch gerade jetzt sind Sie gefordert. Der erste Schritt: Nehmen Sie Ihre Beobachtungen ernst. Versuchen Sie, sie als Symptome einer Krankheit zu begreifen, die behandelt werden kann und muss. Dazu gehört:

- Informieren Sie sich! Versuchen Sie, sich über die Krankheit kundig zu machen und vor allem über ihre Behandlungsmöglichkeiten.
- Hören Sie Ihrem Kind zu! Es wird ihm schwer fallen zu sprechen. Signalisieren Sie jedoch immer Gesprächs- oder besser Zuhörbereitschaft. Stellen Sie Fragen, ohne Ihr Kind zu bedrängen. „Warum"-Fragen zum Beispiel wirken oft wie ein Verhör.
- Vermeiden Sie gut gemeinte Ratschläge, Erklärungen, Bagatellisierungen. Versuchen Sie zum Beispiel nicht, die Gefühle Ihres Kindes als unberechtigt abzutun!
- Denken Sie immer daran: Ihr Kind braucht Sie jetzt. Es braucht Sie vor allem zur Stärkung seiner Selbstachtung.

Wie baue ich mein Kind auf?

- Achten Sie Ihr Kind als Menschen (es ist nicht Ihr Erziehungsobjekt) mit all seinen Gefühlen (guten und schlechten, fröhlichen und traurigen, liebevollen und hasserfüllten).
- Vermeiden Sie Situationen, die Ihr Kind in irgendeiner Form herabsetzen, in denen es sich als peinlich erleben muss.
- Loben Sie – aber realistisch. Unangebrachtes, falsches oder geheucheltes Lob bewirkt das Gegenteil!
- Ermöglichen Sie ihm Erfolgserlebnisse.
- Lassen Sie ihm Raum für eigene Entscheidungen und Eigenverantwortung.

Professionelle Hilfen

Gerade weil Sie „angesteckt" werden können, sich die depressive Stimmung also auf Sie übertragen kann, verkehren sich noch so gut gemeinte Unterstützung und Nähe manchmal in ihr Gegenteil. Untersuchungen haben gezeigt, dass beispielsweise sehr große Nähe manchmal einem depressiven Kind mehr schaden als nützen kann. Geben Sie Ihrem Kind und sich selbst Raum! Suchen Sie professionelle Hilfe!

Wo finde ich Hilfe?

Der Kinder- oder Hausarzt der Familie ist meist und nicht zu Unrecht die erste Anlaufstelle für Eltern, die sich Sorgen um ihr Kind machen. Er kennt ihr Kind meist seit langem, kann – hoffentlich –

ihren Bericht einordnen in das Bild, das er sich bisher von ihrem Kind, seinem Gesundheitszustand und seiner körperlichen, geistigen und seelischen Entwicklung machen konnte. Er kennt die Familie, ihre Stärken, vielleicht auch ihre Probleme, Konflikte, Krisen und Schwächen. Er kann eine mögliche organische Ursache der Depression erkennen oder ausschließen. Nicht alle Kinderärzte sind jedoch in der Lage, selbst eine Therapie der Depression durchzuführen, es sei denn, es handelt sich um eine Depression, deren Ursache in einer anderen Krankheit liegt (symptomatische Depression, → Seite 77) etwa als Folge eines Diabetes. Die Therapie jeder anderen Depression jedoch ist das Spezialgebiet von Kinderpsychiatern, Kinder- und Jugendlichen-Psychotherapeuten, klinischen Kinderpsychologen und oft auch Sozialarbeitern und Sozialpädagogen. Zu ihnen wird der Kinderarzt Ihr Kind überweisen.

Weitere Anlaufstellen sind Erziehungs- und Familienberatungsstellen. Kommunale Einrichtungen, in vielen Städten auch die Caritas, das Diakonische Werk, verschiedene Wohlfahrtsverbände und andere freie Träger bieten auch therapeutische Hilfen an. Das Therapieangebot richtet sich dabei immer nach den dort arbeitenden Fachkräften und deren Ausbildung: (klinische) Psychologen mit und ohne Zusatzausbildung in einem der gängigen Therapieverfahren (→ Seite 91), analytische Kinder- und Jugendlichen-Psychotherapeuten, Verhaltenstherapeuten für Kinder und Jugendliche, Sozialpädagogen und Sozialarbeiter mit entsprechenden Zusatzausbildungen.

Wann ist eine stationäre Behandlung erforderlich?

- Dies ist zum Beispiel der Fall, wenn ein Kind, ein Jugendlicher selbstschädigende Tendenzen zeigt wie Selbstverletzungen, Drogenkonsum oder chronische Weglauftendenzen.
- Eine kurze stationäre Aufnahme ist auch sinnvoll, wenn eine kontrollierte Behandlung mit Medikamenten notwendig ist, dies aber zu Hause nicht gewährleistet scheint.
- Auch eine tägliche intensive psychotherapeutische Behandlung oder über den Tag verteilte unterschiedliche Therapieangebote sind ambulant kaum möglich.
- Dies gilt auch dann, wenn ein Kind stark selbsttötungsgefährdet ist. Eine intensive Betreuung und Überwachung rund um die Uhr kann eine Familie oft nicht leisten.
- Nach einem Selbsttötungsversuch kann für ein Kind eine „Verschnaufpause" wichtig sein, in der es von allem, was es nicht mehr aushalten konnte, abgeschirmt wird.

Kein Tabu: die stationäre Behandlung

Fast alle depressiven Kinder und Jugendlichen können ambulant behandelt werden. Doch in manchen – ganz seltenen – Fällen kann eine stationäre oder teilstationäre (= tagesklinische) Behandlung, also eine kurz- oder längerfristige Behandlung in einer kinder- und jugendpsychiatrischen Abteilung notwendig werden.

Welche Therapiemöglichkeiten gibt es?

Sowohl ambulant, entweder in freier Praxis oder in einer öffentlichen Beratungsstelle, als auch in Kliniken werden verschiedene Therapieformen für Kinder und Jugendliche angeboten. Der Fülle der Therapieangebote liegen grundsätzlich dieselben Überlegungen und Hypothesen über Entstehung und Behandlungsmöglichkeit zugrunde, die auch für Erwachsene gelten (→ Seiten 45, 83). Der jeweilige Behandlungsplan muss aber noch viel mehr als bei Erwachsenentherapien die ganz individuelle Situation des betroffenen Kindes oder Jugendlichen berücksichtigen. Dazu gehören neben Alter und Entwicklungsstand das familiäre und schulische Umfeld sowie die Möglichkeiten und Kompetenzen, die Familie, Freunde und Lehrer besitzen.

Jeder gute Therapeut wird Eltern helfen, die eigenen Stärken zu erkennen, die es ihnen ermöglichen, ihrem Kind selbst zu helfen. Deshalb sind in allen Therapieangeboten auch die Eltern miteinbezogen, sei es in gemeinsamen Sitzungen mit dem Kind oder Jugendlichen – etwa im Sinne einer Familientherapie –, sei es in einer gesonderten begleitenden Psychotherapie, die ebenfalls von den Krankenkassen übernommen wird.

Psychotherapie

Psychotherapie ist der Oberbegriff für die unterschiedlichsten Therapieformen – für Kinder und Jugendliche ebenso wie für Erwachsene. Dabei hat sich die psychiatrische, psychologische und medizinische Forschung mit dem Thema Kinderpsychotherapie nicht so intensiv beschäftigt wie mit der Therapie Erwachsener, die an einer Depression erkrankt sind. Viele Therapieansätze fußen deshalb eher auf klinischer Erfahrung als auf wissenschaftlichen Untersuchungen oder werden allein aus der Beobachtung und wissenschaftlichen Auswertung der Erwachsenentherapie abgeleitet. Eine Ausnahme bildet die analytische Kinder- und Jugendlichen-Psychotherapie.

In der Behandlung depressiver Kinder und Jugendlicher wird dabei vor allem eine der folgenden Methoden angewendet: tiefenpsychologisch fundierte Psychotherapie oder Psychoanalyse, Gesprächspsychotherapie, kognitive Verhaltenstherapie und Familientherapie. Die gesetzlichen Krankenkassen und Ersatzkassen und viele Privatversicherungen übernehmen im Allgemeinen nur die Behandlung durch kassenärztlich zugelassene Ärzte, Psychologen und Kinder- und Jugendlichen-Psychotherapeuten. Diese Psychotherapeuten (→ Seite 66) müssen zusätzlich zu ihrer Ausbildung als Ärzte, Psychologen, Lehrer oder (Sozial)Pädagogen mit langjähriger Berufspraxis eine aufwendige und mindestens dreijährige Weiterbildung mit Abschlussprüfung nachweisen.

Auch bei Kindern und Jugendlichen kennen die Krankenkassen Richtlinienverfahren. Darunter fallen – wie bei Erwachsenen – die analytische Psychotherapie und die Verhaltenstherapie. Dass auch andere Verfahren helfen können, wird dadurch nicht bestritten.

„Spieltherapie“

Bekannt als besonders auf Kinder bezogene Therapie ist die Spieltherapie. „Spieltherapie“ deshalb, weil dem Kind das ihm eigene Ausdrucksmittel zugestanden wird, nämlich das Spiel.

Was landläufig so genannt wird, kann ganz unterschiedliche therapeutische Richtungen meinen. Zum einen wird die Kindertherapie nach den Grundprinzipien der klientenzentrierten Gesprächstherapie (→ Seite 102) so bezeichnet, zum anderen verstehen viele darunter auch die zu den Richtlinien-Therapieformen zählende psychoanalytische oder tiefenpsychologisch fundierte Kinderpsychotherapie. Auch Verhaltenstherapeuten für Kinder und Jugendliche arbeiten mit Elementen des kindlichen Spiels.

Andere psychosoziale Therapieformen

Für Säuglinge und Kleinkinder mit Depressionen haben sich auch Mutter-Kind-Trainingsprogramme bewährt, bei denen es um die Verbesserung des Kontaktes zwischen Mutter und Kind geht. Diesen Behandlungsformen liegt die Einsicht zugrunde, dass ein häufiger Grund für eine Depression eines Kindes in diesem frühen Alter eine Störung der Mutter-Kind-Beziehung ist. Für größere Kinder und Jugendliche gibt es aus den USA erste erfolgversprechende Ergebnisse mit speziell für diese Altersgruppe modifizierten Therapieansätzen nach der kognitiven Verhaltenstherapie von Beck (→ Seite 100). Ebenso erfolgversprechend sind die Ergebnisse bei einer für Jugendliche abgewandelten Form der interpersonellen Therapie nach Klerman. Es ist also auch in der Therapie der Depression bei Kindern und Jugendlichen eine Tendenz hin zu speziell für eine psychische Störung entwickelten Psychotherapieverfahren zu beobachten.

Behandlung mit Medikamenten

Auch bei Kindern und Jugendlichen ist abhängig vom Schweregrad der Depression eine Behandlung mit Medikamenten sinnvoll und notwendig. Die trizyklischen Antidepressiva sind in dieser Altersgruppe nicht eindeutig zu empfehlen. Ihre Wirksamkeit bei Kindern und Jugendlichen ist aufgrund der Studienlage nicht sicher belegt. Dies liegt aber auch daran, dass es sehr schwierig ist, bei Kindern und Jugendlichen klinische Studien mit großen Fallzahlen durchzuführen. Gleichwohl kann eine Therapie mit einem derartigen Medikament angezeigt sein. Es gibt breite klinische Erfahrung, dass auch Kinder und Jugendliche von diesen trizyklischen Antidepressiva profitieren. Etwas anders verhält es sich mit Medikamenten aus der Gruppe der selektiven Serotonin-Wiederaufnahmehemmer (SSRI): Auch bei Kindern und Jugendlichen haben diese Medikamente weniger unerwünschte Wirkungen. Positive wissenschaftliche Daten für die antidepressive Wirkung liegen für die Substanzen Fluvoxamin, Fluoxetin, Paroxetin und Sertralin vor, aber auch hier ist die Datenbasis nicht breit (zu diesen Wirkstoffen → Seite 110). Andererseits gibt es mittlerweile beunruhigende Hinweise, dass diese Wirkstoffe bei Kindern und Jugendlichen die Selbsttötungsgefahr erhöhen *können*. Die Behandlung gehört deswegen in die Hand eines kinderpsychiatrisch erfahrenen Arztes, am besten eines Facharztes für Kinder- und Jugendpsychiatrie.

Insgesamt sind bei Kindern und Jugendlichen sehr viel weniger kontrollierte Studien zur Wirksamkeit von Antidepressiva durchgeführt worden als bei Erwachsenen. Dies liegt unter anderem schlicht und einfach daran, dass Eltern in aller Regel große Vorbehalte dagegen haben, ihre Kinder in klinische Studien einschließen zu lassen. Mehr noch als bei Erwachsenen sind Medikamente nur im Zusammenhang mit einer weitergehenden psychotherapeutischen Behandlung und/oder sozialpädagogischen Begleitung einzusetzen. Wie bei Erwachsenen ist jedoch immer eine langfristige Einnahme erforderlich. Antidepressiva sind keine „Glückspillen", die schnell wirken. Auch bei Kindern und Jugendlichen müssen Sie damit rechnen, dass die Wirkung erst nach drei bis fünf Wochen einsetzt. Und auch bei Kindern und Jugendlichen gilt, dass die kontinuierliche Einnahme der Antidepressiva, auch über das Verschwinden der Symptome hinaus, vor Rückfällen schützen kann.

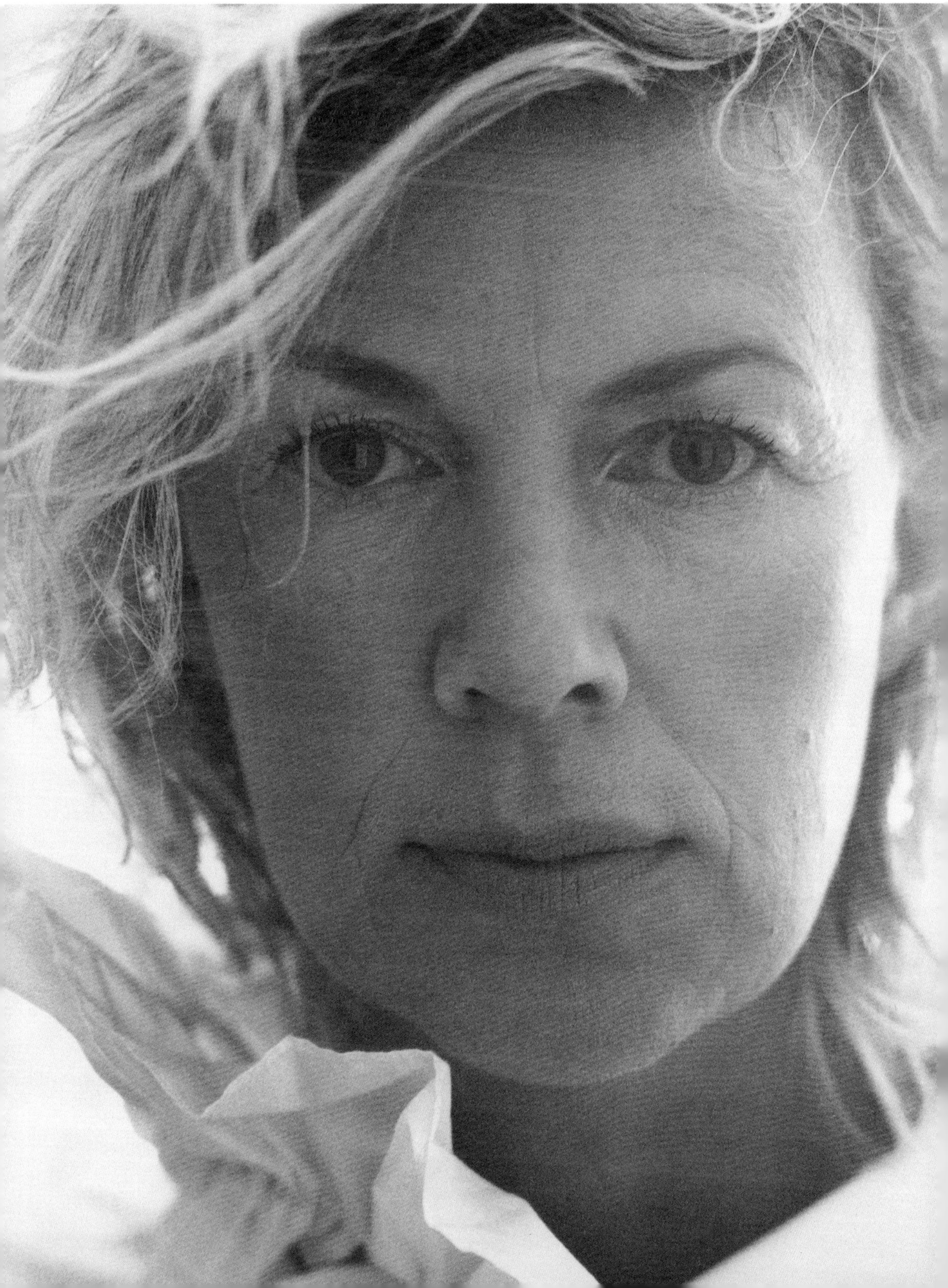

Dass Frauen weitaus häufiger unter Depressionen leiden, ist seit langem bekannt. Studien ergaben: Frauen sind etwa doppelt bis dreifach so häufig betroffen wie Männer. Von vier Frauen wird eine Frau mindestens einmal in ihrem Leben unter einer Depression leiden, während dies nur auf einen Mann unter acht Männern zutrifft. Ein entsprechendes Verhältnis ergibt sich, wenn man die Zahlen der Selbsttötungsversuche unter Frauen und Männern vergleicht. Auch hier gilt: Doppelt so viele Frauen wie Männer unternehmen einen Selbsttötungsversuch, wovon mindestens 80 Prozent als Symptom einer Depression verstanden werden müssen. Allerdings haben alte Männer das höchste Risiko durch Selbsttötung zu versterben.

Allerdings: Zahlen sind erst einmal nur Zahlen. Und so gibt es Wissenschaftler, die den statistischen Befund von der doppelten Erkrankungsrate bei Frauen grundsätzlich in Zweifel ziehen. In vielen Untersuchungen und neuen Erhebungen gingen sie der Frage nach, ob hinter den genannten Zahlen vielleicht eher methodische Ungenauigkeiten, falsche Fragestellungen, nicht vergleichbare Daten und Ähnliches mehr steckten als tatsächliche Unterschiede in der Erkrankungshäufigkeit.

Das Problem mit den Zahlen

Kritiker dieser statistischen Ergebnisse fragten zum Beispiel: Kommen Frauen deshalb häufiger in den Untersuchungen zur Häufigkeit von Depressionen vor, weil sie sich eher depressive Symptome eingestehen, eher bereit sind, Hilfen in Anspruch zu nehmen?
Oder umgekehrt: Sind Männer in unserer Gesellschaft so erzogen, dass sie, anstatt die typischen depressiven Symptome zu zeigen, dazu neigen, diese zu verbergen (→„larvierte Depression", Seite 79)? Vielleicht entwickeln sie eher körperliche Symptome, verarbeiten Stress anders und bekommen Herz-Kreislauf-Erkrankungen oder flüchten sich in Alkohol, Drogen oder in Arbeit, setzen also ein Suchtverhalten als Selbstheilungsversuch ein? Finden sich vielleicht deshalb Männer seltener in Depressionsfragebögen wieder, ohne deshalb weniger depressiv zu sein? (→ Depression bei Männern, Seite 232.)
Die höheren Zahlen für Frauen können damit zusammenhängen, dass Frauen häufiger wiederkehrende depressive Episoden haben und länger an diesen depressiven Episoden leiden. Der größte Faktor ist allerdings die erhöhte Ersterkrankungsrate bei Frauen.

Aber auch die Suche nach möglichen methodischen Fehlern ergab keine neuen Erkenntnisse: Frauen sind tatsächlich häufiger depressiv als Männer – und zwar beginnt dies mit der Pubertät und gilt für eine Vielzahl von Kulturen. Warum dies so ist, ist bis heute unklar und endlich zum Gegenstand intensiver Forschung geworden. Dass Depressionen bei Frauen häufiger auftreten, hat nicht nur für deren Gesundheit Folgen: Auch die Gesundheit ihrer Kinder und der Familien ist durch die höhere Rate von Depressionen bei Frauen mit beeinträchtigt. Umso wichtiger ist es, dass diese Depressionen erkannt und richtig behandelt werden. Denn: Nach einer Untersuchung der Weltgesundheitsorganisation ist bei Frauen die Depression die Erkrankung, die am häufigsten zu Arbeitsunfähigkeit führt.

Auf der Suche nach den Ursachen

Die Biologie?

Lange galt es als unumstößliche Tatsache: Frauen werden depressiv, wenn sie in die Wechseljahre kommen, Frauen neigen zu Depressionen um ihre „Tage“ herum. Und auch die Wochenbettdepression im Gefolge des hormonellen Umschwungs nach der Geburt schien die These zu bestätigen: Die Hormone sind schuld.

Inzwischen ist man längst von dieser einfachen Gleichung – weibliche Sexualhormone (seien sie nun zu viel oder zu wenig) = Anfälligkeit für Depressionen – abgekommen. Zwar gibt es einzelne Frauen, bei denen depressive Symptome oder Episoden mit hormonellen Veränderungen wie Pubertät, Wochenbett und den Wechseljahren regelmäßig oder häufig auftreten. Diese Frauen sind aber in der Minderzahl. Große Studien haben gezeigt, dass hormonelle Umstellungen bei den meisten Frauen nicht mit Stimmungsveränderungen und Depressionen verknüpft sind. Es gibt auch keine abgesicherten Daten, dass hormonelle Umstellungen eine wesentliche Ursache der bei Frauen höheren Depressionsrate sind. Leider ist diese Annahme aber immer noch sehr populär. Dies geht so weit, dass manche Frauenärzte die Depression bei ihren Patientinnen durch alleinige Hormonverordnungen kurieren wollen.

In der medizinischen Grundlagenforschung geht man heute der Frage nach, ob und wie Geschlechtsunterschiede die Neurotransmittertätigkeit im Gehirn (→ Seite 48) beeinflussen. Es sind also wieder die uns schon bekannten Neurotransmitter, Noradrenalin und Serotonin, die offenbar unterschiedlich auf Sexual- und Stresshormone reagieren. Inzwischen weiß man auch, dass die Hormone Östrogen und Progesteron direkten Einfluss auf diese Neurotransmitterrezeptoren im Gehirn haben.

Die neurobiologische Forschung hat mittlerweile folgende Hypothesen aufgestellt: Die biologischen Unterschiede zwischen Mann und Frau – dies gilt auch für bestimmte Hirnregionen, die für Gefühle und Wahrnehmung verantwortlich sind – scheinen eine Ursache für die unterschiedliche Verletzlichkeit, Vulnerabilität zu sein. Geschlechtsspezifische Unterschiede im Hirnstoffwechsel scheinen auch beteiligt zu sein, wenn es um die verschiedenen Verläufe der Krankheit bei Männern und Frauen oder um ihr unterschiedliches Ansprechen auf bestimmte Medikamente geht. Frauen haben wahrscheinlich eine genetisch vermittelte erhöhte Verletzlichkeit für die Ausbildung von Depressionen. Auch dürften andere ebenfalls in den weiblichen Genen begründete Reaktionsweisen auf Stress für die erhöhte Erkrankungswahrscheinlichkeit bei Frauen verantwortlich sein. Im Vorfeld einer Depression leiden Frauen offenbar häufiger an Angst, während Männer im Vorfeld depressiver Störungen häufiger Abhängigkeiten, etwa von Alkohol, oder Verhaltensauffälligkeiten entwickeln.

... oder die Gesellschaft?

Inzwischen sind soziale und psychosoziale Faktoren für die Entstehung von depressiven Störungen unbestritten. Welchen dieser Risikofaktoren sind besonders Frauen ausgesetzt, und haben sie vielleicht einen ganz spezifischen Umgang mit bestimmten Stressfaktoren gelernt?

Untersucht wurde zum Beispiel der Einfluss der Berufstätigkeit auf die emotionale Gesundheit. Herausgefunden wurde, dass berufstätige Frauen einem geringeren Risiko unterliegen, depressiv zu werden, als Frauen, die ihren Beruf der Kinder wegen aufgeben mussten – es sei denn, diese Berufstätigkeit führt zu Schwierigkeiten und Problemen mit der Kinderbetreuung und den häuslichen Aufgaben.

Ein spezifisch „weiblicher" Stress sind auch Konflikte mit der sozial erwarteten Rolle („eine Mutter hat für ihre Kinder da zu sein") und dem eigenen idealen Selbstbild – etwa einer Supermutter oder Superhausfrau.

Eine Vielzahl von Statistiken weist den engen Zusammenhang von depressiver Erkrankung mit Armut, Arbeitslosigkeit, Diskriminierung in der Arbeitswelt nach, aber auch mit erlittener Gewalt und sexuellen Übergriffen, mit Faktoren also, die immer noch eher Frauen als Männer betreffen.

Als besonders bedeutsam für die Entstehung einer Depression zeigten sich auch soziale Rollen, die eng mit dem Geschlecht zusammenhängen. Viele typische Frauenrollen, wie beispielsweise die Doppelbelastung oder besonderer Stress unter bislang eher männertypischen Karrieren im Beruf, erfahren weit weniger Achtung, was zu mangelndem Selbstbewusstsein und einem geringen Selbstwertgefühl führt und damit das Risiko erhöht, depressiv zu werden.

Diese Faktoren zählen eher zu den Auslösern; es gibt aber auch eine Reihe sozialer Faktoren, die sich in einer typisch weiblichen Erkrankungsbereitschaft auswirken können. Zum Beispiel wurde ein enger Zusammenhang zwischen einem sexuellen Missbrauch in der Kindheit, den mehr Mädchen als Jungen erleiden, und einer späteren depressiven Krankheit entdeckt. Aber nicht nur solche gravierenden schädigenden Erlebnisse scheinen den Boden für eine zukünftige

Depressionsanfälligkeit zu bereiten. Von Geburt an machen Mädchen andere Erfahrungen, stehen einer anderen Erwartungshaltung gegenüber als Jungen, was sich unweigerlich in ihrer gesamten psychischen Ausstattung bemerkbar macht. Das Ergebnis scheint immer noch verstärkte Passivität, Abhängigkeit und Hilflosigkeit zu sein. Dazu gehören zum Beispiel auch die viel besprochenen Minderwertigkeitsgefühle. Dass sie unter Frauen weiter verbreitet sind als unter Männern, ist seit langem bekannt. Frauen sind eher pessimistisch, stärker von äußeren – positiven wie negativen – Rückmeldungen abhängig, messen sich an strengeren Maßstäben und trauen sich weniger zu.

Mädchen lernen zudem in vieler Hinsicht einen „typisch weiblichen" Umgang mit bestimmten Stressfaktoren. Sie reagieren auf Konflikte mit Rückzug und Nachgiebigkeit, während Jungen schon früh Durchsetzungsfähigkeit üben dürfen. Psychologen sehen aber gerade in dieser „erlernten Hilflosigkeit" (→ Seite 54), also in der mangelnden Fähigkeit, sich selbst die Kontrolle der Umwelt zuzutrauen und sie auch selbst in die Hand zu nehmen, einen wesentlichen Risikofaktor für eine Depression. Bei der Behandlung von depressiven Frauen müssen diese Umgebungsfaktoren immer mit in die Therapie einbezogen werden. Dies muss so weit gehen, dass auch ganz praktisch darüber nachgedacht und entschieden werden muss, wie sich Stress im familiären und beruflichen Umfeld vermindern lässt.

… oder beides?

Noch ist die Grundlagenforschung nicht so weit, endgültige Antworten zu geben. Aber es gibt endlich eine engagierte Forschung, die sich zum Ziel gesetzt hat, dem Zusammenhang zwischen biologischen und sozialen Faktoren bei der Entstehung depressiver Störungen auf die Spur zu kommen, ohne entweder den „kleinen Unterschied" oder die Gesellschaft als Ursache allen Übels zu identifizieren. Schon heute kann man sagen, dass soziale und familiäre Erfahrungen direkten Niederschlag in der Formierung und Reifung bestimmter Hirnregionen und ihrer Funktionsmöglichkeiten finden. Solange kleine Mädchen von Geburt an andere Erfahrungen machen als kleine Jungen, scheint sich auch an dem Zahlenverhältnis von 2:1 in Bezug auf die Erkrankungsrate von Frauen und Männern wenig ändern zu können.

Dennoch wird sich die Biologie nie einfach verleugnen lassen. Tatsächlich sind Pubertät, bestimmte Phasen innerhalb des weiblichen Zyklus, Wochenbett und die Wechseljahre als Zeiten eines hormonellen Umbruchs auch Phasen, in denen manche Frauen verstärkt über Stimmungsschwankungen, Reizbarkeit, Schlafstörungen, Erschöpfungszustände und Angst berichten.

Frau werden ist nicht einfach – weibliche Pubertät

Wie jede/r aus Erfahrung weiß, ist die Pubertät eine schwierige Zeit. Stimmungsschwankungen gehören einfach dazu. Jungen wie Mädchen sind davon betroffen. Dennoch müssen wir unterscheiden. Denn ebenso wie in anderen Lebensaltern kann auch hinter dem Niedergeschlagensein, der Traurigkeit, dem „Weltschmerz" einer/s Jugendlichen eine Depression im Sinn einer schweren depressiven Störung stecken. Die Pubertät zeigt sich sogar als besonders risikoreich. Schaubilder, die die Erkrankungsrate im Längsschnitt eines Lebenslaufs darstellen, zeigen gerade in der Pubertät einen sprunghaften Anstieg depressiver Erkrankungen. Dies gilt besonders für Mädchen in der Altersgruppe von 11 bis 14 Jahren. Zum ersten Mal zeigt sich hier, was Frauen bis zum Eintritt ins Alter begleiten soll: Ihr Risiko, an einer Depression zu erkranken, wird doppelt so hoch wie bei Männern.

Die Ursachen kennt keiner so recht. Sicher ist jedoch, dass auch hier nicht nur Hormone eine Rolle spielen. Frauen, die sich an ihre eigene Pubertät erinnern, wissen, wie sehr sie in diesem Alter mit sich, ihrem Aussehen, ihrer Beliebtheit, ihren Möglichkeiten und Fähigkeiten haderten. Kurz: Sie wissen, wie schwierig es gerade für Mädchen ist, ein gesundes Selbstwertgefühl und Selbstbewusstsein, was sie als kleines Mädchen vielleicht durchaus besaßen, über die schwierigen Jahre der Pubertät hinüberzuretten.
Und sind die Ideale und Idole der Gesellschaft, die wir Erwachsenen bieten, die Bilder von Mann und Frau, die Rollen, die ihnen zugewiesen werden, und die Möglichkeiten, die ihnen offen stehen, etwa dazu angetan, junge Mädchen mit Selbstbewusstsein und Vertrauen in die eigenen Fähigkeiten in die Zukunft blicken zu lassen?

Selbstwertgefühl und Depression

Viele Untersuchungen haben gezeigt, dass gerade mangelndes Selbstwertgefühl eng mit dem Risiko verknüpft ist, an einer Depression zu erkranken. Untersuchungen bei Jugendlichen, die an einer Depression erkrankt waren, ließen sogar den Schluss zu, dass der Grad ihres Selbstwertgefühls Vorhersagen darüber zulässt, wie schnell die Betroffenen sich von ihrer Depression erholen werden. Das aktuelle Selbstwertgefühl der erkrankten Jugendlichen erwies sich für eine Prognose des weiteren Verlaufs (Untersuchungen nach drei Monaten und nach einem Jahr) sogar als aussagekräftiger als die Bestimmung des Schweregrads der Depression.

So ist vor allem für erkrankte Jugendliche eine begleitende Psychotherapie zur Stärkung des Selbstwertgefühls ausschlaggebend für den Behandlungserfolg.

Für Eltern depressiver junger Mädchen

- Wahrscheinlich fühlt sich Ihre Tochter ihrem Kinderarzt „entwachsen". In vielen Fällen jedoch ist gerade der Besuch beim Kinderarzt, den Ihre Tochter seit langem kennt, zu dem sie – hoffentlich! – Vertrauen hat, am sinnvollsten. Er wird Ihre Tochter gegebenenfalls an einen Facharzt für Kinder- und Jugendpsychiatrie oder auch zu einem Kinder- und Jugendlichen-Psychotherapeuten überweisen.
- Kinder- und Jugendlichen-Psychotherapeuten führen längerfristige psychotherapeutische Behandlungen in freier Praxis durch. Die Krankenkassen übernehmen diese Kosten der Psychotherapie, wenn der Jugendlichen-Psychotherapeut eine Kassenzulassung hat (→ Seite 105). Ihre Krankenkasse kann Ihnen eine Liste der für Sie infrage kommenden Psychotherapeuten zuschicken. Psychotherapeutische Unterstützung und Beratungsgespräche bieten auch die Familienberatungsstellen der Gemeinden und Länder oder freie Träger wie Caritas und Diakonisches Werk, Arbeiterwohlfahrt und andere an. Ein Besuch beim Arzt ist jedoch immer sinnvoll.
- Wie auch bei Erwachsenen kann manchmal ein Klinikaufenthalt notwendig werden (→ Seite 166). Fragen Sie in diesem Fall Ihren Arzt nach einer kinder- und jugendpsychiatrischen Abteilung.
- Kümmern Sie sich um mögliche ärztliche und psychotherapeutische Hilfen für Ihre depressive Tochter. Aber: Ermuntern Sie sie, ihr Schicksal selbst in die Hand zu nehmen, übernehmen Sie also nicht automatisch die Planung oder Organisation weiterer Gespräche und Termine. Vor allem drängen Sie sich nicht zwischen Arzt/Therapeut/Berater und Ihre Tochter.

Das Problem mit den „Tagen" – PMS und PDS

Das prämenstruelle Syndrom – PMS

Schon Hippokrates hat es beschrieben, und viele Frauen kennen es – das prä(vor)- oder peri(um, herum)menstruelle Syndrom, kurz das PMS und seine psychischen Auswirkungen: Viele Frauen machen die Erfahrung, dass sie abhängig von Zyklusphasen Stimmungsschwankungen unterworfen sind. Sie klagen darüber, dass sie sich in der Woche vor Eintritt der Menstruation auffällig traurig, wert- und hoffnungslos fühlen, meist auch ängstlich sind, häufig weinen und gefühlsmäßig oft unangemessen und unkalkulierbar auf Kleinigkeiten reagieren. Vor allem Letzteres beschreiben sie als starke innere Anspannung und Gereiztheit, was – ohne dass sie es eigentlich wollen – zu häufigeren Auseinandersetzungen mit Partnern, Kindern, Freunden und Kollegen führt.

... und die prämenstruelle dysphorische Störung – PDS

Diese psychischen Anzeichen des PMS können so stark ausgeprägt sein, dass es den betroffenen Frauen schwer fällt, ihren sozialen und beruflichen Alltag aufrecht zu erhalten. Ärzte sprechen dann von einer zyklusabhängigen oder prämenstruellen Depression oder von einer prämenstruellen dysphorischen Störung, oft abgekürzt als PDS oder PMDD (Premenstrual Dysphoric Disorder).

Bei allen Frauen lassen diese Symptome der PDS mit Eintritt der Blutungen innerhalb weniger Tage nach beziehungsweise verschwinden vollständig, wenn es sich tatsächlich um eine zyklusabhängige depressive Störung handelt.

Zum gegenwärtigen Stand der wissenschaftlichen Diskussion

Bisher beeinflussen eine Reihe von Vorurteilen und Fehleinschätzungen ausgesprochen oder unausgesprochen Hausärzte, Gynäkologen und Psychiater in ihren Behandlungsansätzen und -angeboten:

Dazu gehören zum Beispiel die Vorurteile, zyklusabhängige Verstimmungen gehörten entweder gewissermaßen zum Frausein oder wiesen umgekehrt auf ein Nichtakzeptieren der Frauenrolle hin.

Dazu gehört auch das Vorurteil, Frauen, die darüber klagen, seien wehleidig, im Grunde genommen gebe es keine wirklichen behandlungsbedürftigen Probleme.

Dazu gehören auch die einander widersprechenden Hypothesen: Entweder die PDS sei nur Ausdruck einer sonstigen depressiven oder anderen psychischen Störung, könne also nicht als eigenständiges Krankheitsbild aufgefasst und behandelt werden, oder aber die PDS sei Folge einer Hormonstörung, könne und müsse also auch mit Hormonen behandelt werden.

Dagegen betonen medizinische Forscher heute: Eine zyklusabhängige Depression als Krankheitsbild gibt es tatsächlich, und zwar in vielen Kulturen und Ländern. Sie ist weder politisch noch medizinisch oder psychologisch wegzudiskutieren. Dazu kommt, dass die Behandlungsmöglichkeiten einfach sind, doch leider immer noch zu wenig bekannt.

Diese Forschungen haben ergeben, dass bis zu 80 Prozent aller Frauen unter mindestens einem bis zwei der Symptome (→ Kasten) leiden, dass etwa 20 Prozent Hilfe brauchen und in Anspruch nehmen sollten und dass 2 bis 10 Prozent jeden Monat durch diese Symptome so sehr in ihrem privaten und beruflichen Leben eingeschränkt sind, dass dies in ihren Auswirkungen einer schweren depressiven Störung gleichkommt. Allerdings dauern diese Symptome nur maximal einige Tage an, und erfüllen damit nicht die für die Diagnose einer depressiven Episode geforderte Mindestzeit von zwei Wochen.

Zyklusabhängige Depression

Ihre Symptome sind:

- Niedergeschlagenheit
- Konzentrationsschwierigkeiten
- Angst und Anspannung
- Energiemangel
- Stimmungsschwankungen
- Heißhunger
- verstärkte Reizbarkeit
- Schlafschwierigkeiten
- körperliche Beschwerden wie Kopf- und Brustschmerzen, Völlegefühl
- Interessenverlust

Bis heute ist nicht klar, ob und wie die zyklusbestimmenden Sexualhormone Östrogen und Progesteron bei dieser Störung eine Rolle spielen. Die Symptome können auftreten sowohl beim Ansteigen als auch beim Abfallen dieser Hormonproduktion. Bis heute konnte bei Frauen, die unter einer zyklusabhängigen Depression leiden, weder ein besonders hohes noch ein besonders niedriges „Hormonniveau“ für Östrogen oder Progesteron nachgewiesen werden.

Nachgewiesen ist jedoch, dass die Behandlung mit Hormonen entgegen früherer Annahmen nicht wesentlich zur Besserung der PDS beiträgt. Im Gegenteil: Neueste Forschungen haben gezeigt, dass Frauen das Sexualhormon Progesteron ganz unterschiedlich verarbeiten. Es gibt Frauen, deren Körper Progesteron so verstoffwechselt, dass ein Produkt entsteht, welches seinerseits das serotonerge System blockiert. Das heißt: Eine zusätzliche Hormongabe verstärkt bei ihnen depressive Symptome, anstatt sie zu bessern.

Es kristallisiert sich mittlerweile die Einsicht heraus, dass bei Frauen die Serotoninbildung im zentralen Nervensystem unter dem Einfluss der Sexualhormone steht. Auch PDS-Symptome scheinen mit einem Serotoninmangel zu tun zu haben. Frauen, die unter einer PDS leiden, haben vor dem Einsetzen der Regel niedrigere Serotoninwerte als kurz danach. So erklärt sich auch, warum Antidepressiva, die eine erhöhte Bereitstellung des Botenstoffs Serotonin zwischen den einzelnen Nervenzellen bewirken, insbesondere die selektiven Serotonin-Wiederaufnahmehemmer, bei einer PDS so gut wirken.

Eine medikamentöse Behandlung dieser Störungen kommt infrage, wenn der subjektive Leidensdruck hoch ist, wenn an diesen Tagen überhaupt nichts mehr „geht“.

Welche Antidepressiva wirken bei PMS und PDS?

Nicht alle Antidepressiva wirken bei einer PDS gleich gut. Nach neueren Untersuchungen zeigen sich

- Citalopram
- Clomipramin
- Escitalopram
- Fluoxetin
- Paroxetin
- Sertralin
- Venlafaxin

als besonders wirksam gerade in der Behandlung einer PDS.

Bei all diesen Wirkstoffen wird vorwiegend die Serotoninaufnahme beeinflusst. Ausführlichere Informationen zu diesen Mitteln → Seite 111.

Entgegen vielen Vorurteilen weiß man heute, dass Frauen, die unter einer PDS leiden, nicht mehr und nicht weniger als andere Frauen unter sonstigen psychischen Erkrankungen leiden. Die PDS kann aber Symptome einer depressiven Störung verstärken. Umgekehrt wird häufig leider immer noch eine behandlungsbedürftige Depression als PMS verkannt.

Was können Sie selbst tun, damit es wieder besser geht?

- Vielen Frauen hilft schon das Wissen, dass ihr monatlicher „Ausnahmezustand" weder persönliches Versagen oder eigene Schuld, noch Hinweis auf eine grundlegende psychische Störung ist. Sie sind dann in der Lage, auch gemeinsam mit ihrem Partner, Strategien zu entwickeln, mit den einzelnen Symptomen besser umzugehen.
- Machen Sie sich wegen Ihrer Stimmungsschwankungen, Ihrem Hang zu Tränen, Ihrer Energielosigkeit und des Krachs mit Partner und Kindern in den Tagen vor Ihren Tagen keine Vorwürfe!
- Gönnen Sie sich auch einfach die Ruhe, die Sie jetzt brauchen.
- Scheuen Sie sich nicht, offen mit Ihrem Partner, Ihren Freunden und Kollegen, vielleicht auch mit älteren Kindern über Ihr Problem zu sprechen. Ein bisschen mehr Rücksicht tut Ihnen gut.
- Verschiedene Ernährungsvorschläge haben sich bewährt. Zum Beispiel scheint eine verstärkte Kohlenhydrataufnahme (also Nudeln, Kartoffeln, Brot, Müsli, Cornflakes) die depressive Stimmung des PMS günstig zu beeinflussen. Inzwischen weiß man auch, dass sich Serotoninmangel oft in einer wahren Gier auf kohlenhydratreiche Nahrungsmittel (leider oft auch auf Süßigkeiten, Schokolade und Kuchen) anzeigt. Der als Symptom bekannte Heißhunger ist also vielleicht eine erfolgreiche Art der Selbstheilung.
- Wenn Ihre Beschwerden jedoch besonders stark ausgeprägt sind, wenn Sie vor allem Stimmungsschwankungen, Reizbarkeit, unerklärliche Angst und Anspannung, Niedergeschlagenheit und Interessen- und Energieverlust quälen, Sie also möglicherweise unter einer prämenstruellen dysphorischen Störung leiden, nehmen Sie Hilfe in Anspruch! Klären Sie mit Ihrem Arzt, ob und welche Behandlung sinnvoll ist.
- Führen Sie über mindestens zwei bis drei Monate Tagebuch über Ihre jeweilige Stimmung und Ihr emotionales und körperliches Befinden. Denn nicht selten werden behandlungsbedürftige Depressionen als PDS verkannt und den betroffenen Frauen die notwendige Behandlung ihrer Depression versagt. Wenn Sie nicht mindestens eine Woche pro Monat wirklich beschwerdefrei sind, liegt keine prämenstruelle dysphorische Störung, sondern eine depressive Störung vor.
- Lassen Sie sich nicht abspeisen. Es gibt Behandlungsmöglichkeiten!

Ich habe ein Kind. Eigentlich sollte ich glücklich sein …!

Babyblues

Viele junge Mütter (Experten sprechen von 50 bis 70 Prozent) kennen es: Wenige Tage nach der Geburt ihres Kindes (meist am dritten oder vierten Tag) haben sie plötzlich „nahe am Wasser gebaut", sind ständig den Tränen nah, fühlen sich grundlos traurig, leer und deprimiert oder unruhig, schlafen schlecht. Die strenge Gesetzmäßigkeit, mit der diese milde Depression abläuft (Beginn am dritten Tag, Spitze am fünften, Abklingen bis zum zehnten Tag), macht es wahrscheinlich, dass Hormone die entscheidende Rolle spielen. Vier, fünf Tage nach der Entbindung fallen die Östrogen- und Progesteronwerte ab, während die Prolaktinproduktion stark zunimmt. Vor allem die Schlafstörungen werden mit abfallenden Progesteronwerten in Zusammenhang gebracht.

Im Allgemeinen gehen der „Babyblues" oder die „Heultage" schnell vorbei. Den meisten Frauen hilft es, schon vor der Geburt „gewarnt" zu sein. So können sie und ihre Umgebung die Symptome als ganz normales Übergangsphänomen akzeptieren.

Wochenbettdepression

Von einer Wochenbettdepression sprechen Ärzte erst dann, wenn diese depressive Stimmung länger als einige Tage (über den zehnten Tag nach der Geburt hinaus) anhält oder auch erst innerhalb der folgenden Wochen nach der Geburt beginnt, länger als zwei Wochen anhält und die Symptome so ausgeprägt sind, dass sie einer typischen Depression entsprechen.

Ungefähr 5 bis 10 Prozent der Frauen machen in den Wochen und Monaten nach der Entbindung eine längere depressive Phase durch. Für eine solche Wochenbettdepression reichen einfache hormonelle Erklärungsmodelle nicht aus. Vielmehr spielen viele Faktoren zusammen: Bei Frauen, die bereits eine neurobiologische und psychische Verletzlichkeit (Vulnerabilität), also eine gewisse Erkrankungsbereitschaft, aufweisen (→ Seite 57), erhöht die hormonelle Umstellung möglicherweise das Risiko, an einer Depression zu erkranken. Es kommen aber sicher auch psychologische Faktoren hinzu. Jede junge Mutter hat eine Vielzahl von neuen Erfahrungen, Ängsten und Aufgaben zu verarbeiten. Wie ihr das gelingt, hängt auch immer davon ab, mit wie viel Unterstützung sie in dieser anstrengenden Zeit rechnen kann.

Die Symptome

Die Frauen, die an einer solchen Wochenbettdepression erkranken, leiden unter ständiger Erschöpfung, besonderer Reizbarkeit, dem Gefühl, ihrer neuen Aufgabe als Mutter nicht gewachsen zu sein, und vor allem unter starken Selbstvorwürfen: Sie werfen sich vor, ihr Kind nicht so zu lieben, wie sie sollten, ihrer Rolle als Mutter nicht gerecht zu werden und in allem zu versagen, und sie haben extreme Angst um das Wohlergehen ihres Babys. Weniger noch als andere depressiv Erkrankte können betroffene Mütter ihre Depression als Krankheit erkennen und sich und anderen ihre Krankheit eingestehen. Zu sehr empfinden sie es als Schuld, in ihrer Situation als junge Mutter mit einem gesunden Baby nicht glücklich und zufrieden zu sein. Sie schämen sich, weil sie die Pflege ihres Babys überfordert, und befürchten, ihr Kind nie richtig lieben zu können, es zu vernachlässigen und ihm bleibende Schäden zuzufügen.

Es sind vor allem diese Selbstvorwürfe der Frauen mit einer Wochenbettdepression, die diese von anderen Depressionen unterscheidet (→ Seite 29).

Auch Väter kann es treffen

Es stimmt tatsächlich: Auch junge Väter leiden hin und wieder unter einer Art Wochenbettdepression. Bei einer Befragung in England berichteten 9 Prozent von unerklärlichen Gefühlen wie Traurigkeit und Angst, von nachlassendem Interesse an Sex, von Schlafstörungen in den ersten sechs Wochen nach der Geburt ihres Kindes. Bei 5 Prozent hielten diese Symptome bis zu einem halben Jahr an.
Auch Väter erleben mit der Geburt vor allem ihres ersten Kindes einen Einschnitt, eine biografische Schwellensituation, die erst einmal verarbeitet werden muss. Daher ist eine Wochenbettdepression bei Vätern nicht so verwunderlich.

Was hilft?

Die betroffenen Mütter brauchen Hilfe, nicht nur wegen ihrer quälenden Symptome und der Selbsttötungsgefahr, die die Krankheit mit sich bringt. Denn immer beeinträchtigt eine Wochenbettdepression, die Wochen, ja Monate dauern kann, auch die Beziehung zwischen Mutter und Baby.

Das Paradoxe geschieht: Zwar sind die Selbstvorwürfe, die sich die jungen Mütter machen, ein Symptom ihrer Depression. Aber genau diese Störung hindert sie daran, ihrem Kind gerecht zu werden. Dass dies Folgen für die gesunde Entwicklung des Babys haben kann, liegt auf der Hand. Deshalb sind ein frühzeitiges Erkennen dieser depressiven Erkrankung und ihre Behandlung notwendig. Die Wochenbettdepression ist eine ernsthafte Gefährdung der weiteren Gesundheit von Mutter und Kind.

Vor allem Partner, Eltern, Freundinnen und Freunde sind jetzt gefordert!

- Ihre Unterstützung ist unerlässlich. Gut gemeinte Ratschläge wie: „Das wird schon wieder" oder: „Babys sind eben anstrengend" gehen am Problem vorbei. Absolut verboten – da erwiesenermaßen falsch – sind Vorwürfe wie: „Deine Depression macht deutlich, dass du eigentlich dein Baby nicht wolltest"!
- Wichtig ist jetzt, dass Partner, Eltern und Freundinnen für die junge Mutter da sind und ihr bei der Erledigung der täglichen (und vor allem der nächtlichen) Routine, die nicht nur depressive junge Mütter oft überfordert, zur Hand gehen.
- Ermutigen Sie die junge Mutter, professionelle Hilfe in Anspruch zu nehmen. Sie selbst wird gerade dies erst einmal nicht in Betracht ziehen können, da es sie in ihrem depressiven Selbstbild einer schlechten Mutter zu bestätigen scheint.
- Informieren Sie die junge Mutter über das Krankheitsbild, die Häufigkeit der Erkrankung und vor allem über ihre Behandlungsmöglichkeiten.
- Möglicherweise ist es wichtig, dass Sie die Organisation eines Erstgesprächs übernehmen. Viele Frauen, die unter einer Wochenbettdepression leiden, sind von der Pflege ihres Babys so erschöpft, dass ihnen jede weitere Verpflichtung über den Kopf zu wachsen scheint.

Aber oft kann auch die liebevollste Unterstützung eine depressive junge Mutter nicht „heilen". Nicht selten verstärken die Anstrengungen ihres Mannes ihre Schuldgefühle, ihre Gewissheit, versagt zu haben, und die Angst, ihrem Kind nie eine gute Mutter sein zu können. Deshalb: Junge Mütter, die unter einer Wochenbettdepression leiden, brauchen professionelle Hilfe! Dazu gehören Psychotherapie, eine Behandlung mit Medikamenten und oft auch eine Beratung durch eine Beratungsstelle oder eine Selbsthilfegruppe. Eine solche Beratung kann sehr hilfreich sein, wenn eine Frau unter ungelösten sozialen Schwierigkeiten, die aus der neuen Lebenssituation entstehen, leidet. Ein Klinikaufenthalt ist bei schweren Formen notwendig und wenn zu befürchten ist, dass die junge Mutter sich und/oder das Kind töten könnte. Bei einer Wochenbettdepression gelten die Behandlungsrichtlinien, die für die Behandlung depressiver Störungen allgemein gelten. Sie sind immer abhängig vom Schweregrad der Störung.

Mütter, deren Depression mit Medikamenten behandelt werden muss, sollten nur unter besonderen Voraussetzungen stillen: Wenn sie mit den Antidepressiva Paroxetin oder Citalopram behandelt werden, können Sie sicher sein, dass in der Muttermilch und beim Kind keine Spuren dieses Medikamentes nachgewiesen werden können. Andere Antidepressiva gehen in Spuren in die Muttermilch über.

Vorbeugung

Neuere Untersuchungen haben gezeigt, dass vor allem Frauen, die vor der Schwangerschaft und Geburt schon einmal eine depressive Episode durchgemacht haben, Gefahr laufen, an einer Wochenbettdepression zu erkranken. Auch Frauen, die bei einer früheren Geburt eine Wochenbettdepression erlebt haben, unterliegen einem höheren Risiko, bei der nächsten Geburt wieder zu erkranken. Diesen

Frauen empfehlen Ärzte unbedingt eine vorbeugende Behandlung. Sie sollten gegebenenfalls auch schon in der Schwangerschaft einen Psychiater aufsuchen, auch wenn sie derzeit beschwerdefrei sind. Eine Therapie mit Antidepressiva während der Schwangerschaft muss jedoch sorgfältig abgewogen werden und kann immer nur eine Einzelfallentscheidung sein. Dabei steht das Risiko der unbehandelten Depression gegen das Risiko einer Schädigung des Kindes durch Medikamente, besonders in der Frühschwangerschaft (→ Seite 137).

Risikofaktoren sind:

- frühere depressive Erkrankungen
- frühere Wochenbettdepression
- depressive Erkrankungen in der Familie
- Angst und depressive Verstimmungen während der Schwangerschaft
- emotionale Belastungen in Verbindung mit der Geburt eines kranken oder ungewollten Kindes
- Schicksalsschläge während der Schwangerschaft oder nach der Geburt des Kindes
- fehlende soziale Unterstützung, sei es durch den Partner, die Familie oder Freunde/Freundinnen
- Schwierigkeiten mit dem Partner
- gestörte Beziehung zur eigenen Mutter.

Sehr selten: Die Wochenbettpsychose

Wochenbettdepressionen können sich zu einer Wochenbettpsychose entwickeln, die jedoch selten ist (eine bis zwei von tausend jungen Müttern leiden daran). Eine Wochenbettpsychose, die fälschlicherweise oft mit einer Schizophrenie verwechselt wird, ist eine akut bedrohliche Krankheit mit Verwirrtheitszuständen und Halluzinationen, die sich meist um das Kind und dessen möglichen Tod drehen. Quälend sind vor allem Wahnvorstellungen, das Kind umbringen zu müssen. Wochenbettpsychosen beginnen meist kurz nach der Geburt (in 40 Prozent der Fälle am siebten Tag) und müssen sofort behandelt werden.

Depressionen in den Wechseljahren

Klimakterium (Wechseljahre) bezeichnet den Zeitraum, in dem die Eierstöcke langsam, aber endgültig ihre Funktion verlieren, während die Menopause den Endpunkt der Zeit der Fruchtbarkeit bedeutet. Biologisch lassen sich Wechseljahre, die zwischen 5 und 25 Jahre dauern können, in drei Phasen gliedern:

- die Prämenopause etwa zwischen dem 45. bis zum 50. Lebensjahr (manchmal auch schon ab dem 40.), in der die Produktion der Hormone Testosteron, Östrogen und Progesteron abnimmt und die Fruchtbarkeit nachlässt,
- die Menopause (durchschnittlich etwa bei 52 Jahren), in der die letzte (spontane) Regelblutung stattfindet und die Frau endgültig keine Kinder mehr empfangen kann, und
- die Postmenopause bis etwa zum 65. Lebensjahr.

Obwohl die Wechseljahre eine universelle Erfahrung aller Frauen sind, also eine „allgemein frauliche" Erfahrung, ist die Art und Weise dieser Erfahrung jedoch alles andere als universell.

Gertrud *(51 Jahre)*

Jeden Morgen ist es das Gleiche: Ich komme ins Bad, das Waschbecken ist voller Haare, das Handtuch liegt auf dem Boden, und mein Shampoo ist irgendwo, nur nicht da, wo es sein sollte. Dann kommt noch eine blöde Bemerkung dazu, wie von Kathrin, die behauptet, ich wäre schuld, dass ihr Deo verschwunden sei. Und schon könnte ich losheulen. Ich komme mir vor wie der Depp der Familie. Immer muss ich alles in Ordnung halten, zurechtrücken und dann noch immer lächeln. Und auf mich nimmt keiner Rücksicht. Ich kann dann oft nicht mehr, ziehe mich zurück und heule, anstatt mal auf den Tisch zu hauen und zu sagen: „Macht euern Dreck doch alleine!" Wenn ich weine, nimmt mich sowieso keiner ernst. Dann kommen Sprüche wie: „Das ist halb so tragisch, sie ist halt in den Wechseljahren!"

Untersuchungen, die die Wechseljahrsbeschwerden in verschiedenen Kulturen und Ländern verglichen, zeigten das folgende erstaunliche Ergebnis: Die Daten Kanadas und der USA entsprechen dem Bild, das man sich heute im Allgemeinen vor allem auch in Mitteleuropa von den Wechseljahren macht. Besonders in den Köpfen der meist männlichen Mediziner erscheinen dabei die unterschiedlichen Auswirkungen der hormonellen Veränderungen, die ja nicht wegzudiskutieren sind, eher als behandlungsbedürftige Krankheit denn als normale Begleiterscheinungen eines ganz natürlichen Prozesses. Glücklicherweise können heute immer mehr Frauen diesen Prozess auch als einen Schritt nach vorn in einen neuen Lebensabschnitt (und nicht nach unten oder gar als Ende) erleben. Doch viele haben davor auch Angst, und tatsächlich erleben in unserem Kulturkreis rund ein Drittel aller Frauen in diesem Zeitraum eine Reihe von Beschwerden. Uns interessieren hier vor allem die psychischen Symptome wie Stimmungsschwankungen, verstärkte Reizbarkeit, Niedergeschlagenheit und Hoffnungslosigkeit. Als depressive Verstimmungen werden sie (einer Untersuchung zufolge) von etwa 30 bis 40 Prozent der Frauen in den Wechseljahren empfunden. Dazu kommen körperliche

Wechseljahre – Beschwerden in verschiedenen Ländern

Symptom	Japan	Kanada	USA
Kopfschmerzen	27,5 %	33,8 %	37,2 %
Gelenkschmerzen	14,5 %	31,4 %	38,6 %
Müdigkeit	6,0 %	39,8 %	38,1 %
depressive Verstimmungen	10,3 %	23,4 %	35,9 %
Schlafstörungen	11,7 %	30,4 %	30,6 %
Hitzewallungen	12,8 %	31,0 %	34,8 %

Die Prozentangaben beziehen sich auf die Gesamtzahl der befragten Frauen in den genannten Ländern.

Beschwerden wie Schlafstörungen (40 Prozent), Leistungsabfall, Gedächtnisminderungen (30 bis 40 Prozent) und verstärkte Müdigkeit.

Gerade diese Symptome lassen sich auch in den Kriterien für die Diagnose einer depressiven Störung im Sinne einer typischen (Major) Depression wiederfinden (→ Seite 72). Lange hat man deshalb die hormonellen Veränderungen der Wechseljahre als Ursache depressiver Erkrankungen betrachtet, wie auch die Bezeichnung „klimakterische Depression" zeigt.

Aber: Ähnlich wie mit der Depression im Zusammenhang mit der PMS verhält es sich auch mit der klimakterischen Depression. Sie geriet plötzlich auf den Prüfstand, und die Frage, ob der hormonelle Umbruch bei Frauen Depressionen verursachen kann, wurde in den letzten Jahren zum Gegenstand einer ähnlich kontroversen Diskussion wie die um das PDS.

Keiner weiß bis heute so recht,

- ob die Wechseljahre tatsächlich für Frauen ein höheres Risiko bergen, an einer Depression zu erkranken, als andere biologische Umbruchphasen,
- ob die depressiven Symptome, die Frauen beklagen, tatsächlich Symptome einer Depression sind, und wenn sie es denn sind,
- wie sich die hormonellen Veränderungen der Wechseljahre auf die neurobiologischen und psychosozialen Bedingungen einer Depression auswirken.

Der aktuelle Stand der Diskussion

Es kann nicht bestritten werden, dass viele Frauen zwischen 45 und 65 Jahren mehr oder weniger häufig unter depressiven Stimmungen leiden. Ebenso unbestreitbar ist die Beobachtung, dass Frauen, die schon früher ein- oder mehrmals eine depressive Phase erlebt haben, gerade jetzt häufig erneut depressiv werden, wobei vor allem ab 50 das Risiko, an einer schweren Depression zu erkranken, noch einmal rapide ansteigt (→ Seite 243).

Das heißt: Depressive Stimmungen und Depressionen sind tatsächlich ein Problem für Frauen in den Jahren zwischen 45 und 65, also in den Wechseljahren. Aber ein direkter Zusammenhang zwischen den hormonellen Veränderungen und einer depressiven Erkrankung, also im Sinne einer klimakterischen Depression, ist bis heute nicht eindeutig nachweisbar. Dagegen zeigte sich auch hier, dass

- es eine typische Depression der Wechseljahre nicht gibt,

- nicht nur eine Ursache für depressive Stimmungen und mögliche depressive Störungen verantwortlich gemacht werden kann,
- auch eine Depression in den Wechseljahren wie jede andere Depression als eine sozio-/bio-psychologische Störung verstanden werden muss.

Viele Faktoren kommen zusammen

Wie so oft ist auch bei der (vermeintlichen) klimakterischen Depression ein ganzes Bündel von Faktoren zu berücksichtigen. Viele Frauen machen gerade jetzt reale und fantasierte Verlusterfahrungen: Die Kinder gehen aus dem Haus, die eigenen Eltern sterben, im Beruf und manchmal auch beim Lebenspartner oder Ehemann rücken jüngere, dynamischere und eher dem Ideal der Modezeitschriften entsprechende Frauen nach und lassen den Verlust der beruflichen und ehelichen Position oder gar des Arbeitsplatzes (oder des Partners) befürchten.

Viele Frauen trauern auch um den Verlust der Fruchtbarkeit, seien es die, die Schwangerschaft und Geburt erlebt haben, oder die, die keine Kinder bekommen haben. Das „Niewieder“ kann niederschlagen, erinnert es doch an die eigene Endlichkeit, Grundmuster einer Verlusterfahrung überhaupt.

CHRISTINE *(49 Jahre)*

Manchmal war ich plötzlich unglaublich traurig. Dann wurde mir bewusst, wie gern ich ein Kind gehabt hätte und dass das für immer vorbei war und ist. Nie werde ich ein Kind haben! Ich bin zu alt. Ganz schlimm war es, als mich mein Freund verlassen hat. Da stürzte ich in ein dunkles Loch. Ich hatte keine Familie und auch keinen Partner mehr. Die Einsamkeit und die Leere haben mich fast erstickt. Dazu kam noch, dass ich damals auch an meinem Arbeitsplatz Probleme hatte. Ich kam mit meiner Chefin überhaupt nicht zurecht und hatte das Gefühl, dass sie mich nicht ernst nahm.

Es ging mir so schlecht, dass mich meine Freundin überredet hat, zum Psychiater zu gehen. Eine Psychotherapie und Medikamente haben mir geholfen. Manchmal werde ich noch sentimental und weine meinem nie geborenen Kind nach. Aber ich habe mich wieder gefangen. Ich weiß jetzt, dass ich auch ohne Kind glücklich sein kann. Ich pflege meine Freundschaften und ich habe wieder angefangen, Volleyball zu spielen. Glücklicherweise konnte ich auch in meiner Firma die Abteilung wechseln. Ich kann jetzt wieder selbstständiger arbeiten und mit den neuen Kollegen fühle mich auch wesentlich wohler. Das macht viel aus.

Viele Frauen erleben jetzt auch – oder meinen es zumindest – Situationen, die nicht gerade dazu angetan sind, das noch nie übermäßig ausgebildete Selbstwertgefühl und Selbstbewusstsein zu stärken.

Zum Beispiel: Die Energie lässt nach, und was vor kurzem noch „mit links" erledigt werden konnte, scheint plötzlich unbewältigbar.

Oder: Die Kinder sind ausgezogen, das Haus ist leer, die Möglichkeiten einer beruflichen Karriere sind erschöpft, und auch die sauberste Küche kann das Gefühl, nicht gebraucht zu werden, nicht verhindern.

Oder: Wenn das Selbstwertgefühl mit der glatten Haut, dem straffen Busen und Po, der schlanken Taille – kurz: mit ewiger weiblicher Jugend – verknüpft war, dann kann auch das eigene Spiegelbild „depressiv" machen.

Und nicht zuletzt: Auch die körperlichen Beschwerden der Wechseljahre, zum Beispiel Schlafstörungen, Müdigkeit, Hitzewallungen, Kopf-, Gelenk- und Muskelschmerzen, können Frauen niedergeschlagen, missgelaunt, hoffnungslos und gereizt machen.

Was hilft?

Frauen mit leichten depressiven Verstimmungen (die bereits genannte Studie spricht von 24 Prozent) hilft oft schon die Einsicht in die natürlichen Vorgänge und vor allem in die Kultur dieser Verstimmungen. Sie können sich dann mit ihrer Niedergeschlagenheit auseinander setzen, sie vielleicht akzeptieren und möglicherweise „Trauerarbeit" leisten. Diese setzt dann die erforderliche Kreativität für die Planung und Organisation eines neuen Lebensabschnitts frei. Das „Empty Nest Syndrom" (Leeres-Nest-Syndrom) zum Beispiel, das viele Frauen befällt, wenn ihre Kinder flügge werden, ist ja die ganz verständliche Folge der Erfahrung, als fürsorgende Mutter nicht mehr gebraucht zu werden. Diese Einsicht kann traurig machen. Aber erst diese Einsicht macht frei für neue Möglichkeiten auf beruflichem oder privatem Gebiet. Das Gefühl, gebraucht zu werden, das viele Frauen als wichtigen Bestandteil ihres Selbstwertgefühls entwickelt haben, lässt sich ja nicht nur als Mutter erleben.

Oder: Die vielleicht beunruhigende und deprimierende Erfahrung, nicht jünger zu werden, was sich an allen möglichen Beschwerden zeigt, muss verarbeitet werden. Erst dann sind viele Frauen in der Lage, sich und vor allem ihrem Körper etwas zu gönnen: eine vernünftige und wohlschmeckende Ernährung, ausgiebige Körperpflege, frische Luft, viel Bewegung und Sport, Entspannungsübungen und Ruhe, kurz alles, was wir heute unter Wellness verstehen.

Frauen jedoch, die unter mittelschweren oder gar schweren depressiven Stimmungen leiden, brauchen professionelle Hilfe. Leider werden sie allzu oft mit dem Hinweis: „Das gehört eben dazu" vertröstet, wenn nicht gar abgespeist. Auch die sicher richtige Bemerkung, dass Depressionen in den Wechseljahren sehr viel mit den jeweiligen Lebensumständen zu tun haben, mindert nicht ihren Krankheitswert. Behandlung ist bei schweren Depressionen immer notwendig.

Ohne Diagnose geht es nicht

Ihr Arzt muss mit Ihnen gemeinsam abklären,

- wie Sie sich insgesamt körperlich fühlen. Denn manche Krankheiten, unter denen vor allem Frauen in der Lebensmitte leiden, können Depressionen zur Folge haben. Dazu gehören chronische Schmerzzustände ebenso wie eine Schilddrüsenunterfunktion. Erst eine Behandlung der zugrunde liegenden Krankheit kann auch Ihre Depression heilen.
- ob Sie besonders stark unter verschiedenen körperlichen Symptomen, die mit den Wechseljahren zusammenhängen, leiden. Nur in einem solchen Fall mag eine Hormonbegleittherapie sinnvoll sein, die Ihnen bei körperlichen Symptomen, zum Beispiel den Schlafstörungen, Erleichterung verschafft.
- ob Ihnen psychische und soziale Probleme gerade jetzt so zu schaffen machen, dass die Wechseljahre Sie depressiv machen. Fast immer können Sie in der Rückschau feststellen, dass zum Beispiel Ihr Selbstwertgefühl und Ihr Selbstvertrauen noch nie besonders ausgeprägt war und dass es vielleicht schon früher Situationen gab, in denen Verlust- und Trennungserfahrungen Sie aus der Bahn zu werfen drohten. Nutzen Sie die Chance einer psychologischen Beratung oder Psychotherapie.
- ob Sie früher schon einmal depressive Episoden erlebt haben und auch jetzt weniger unter typischen klimakterischen Beschwerden als unter ihrer depressiven Gestimmtheit leiden. Dann ist eine Überweisung zu einem oder Ihrem Psychiater sinnvoll. Denn erst eine psychiatrische Anamnese kann zeigen, ob Sie an einer schweren depressiven Störung im Sinne einer typischen Depression leiden, die nur zufällig während Ihrer Wechseljahre auftritt. Antidepressiva sind bei der schweren depressiven Störung die Mittel der Wahl. Obwohl leider häufig verordnet, gibt es bisher keine Beweise, dass in diesem Fall die Hormonbegleittherapie als Behandlung sinnvoll ist. Diskutiert wird jedoch, ob eine Kombination aus „Hormonen" und Antidepressiva die Wirkung von Antidepressiva übertrifft.

Haben Sie das Gefühl, Ihr Frauenarzt nimmt Ihre depressiven Stimmungen nicht ernst, dann wechseln Sie den Arzt!

Und nochmals: Der kleine Unterschied – Depression bei Männern

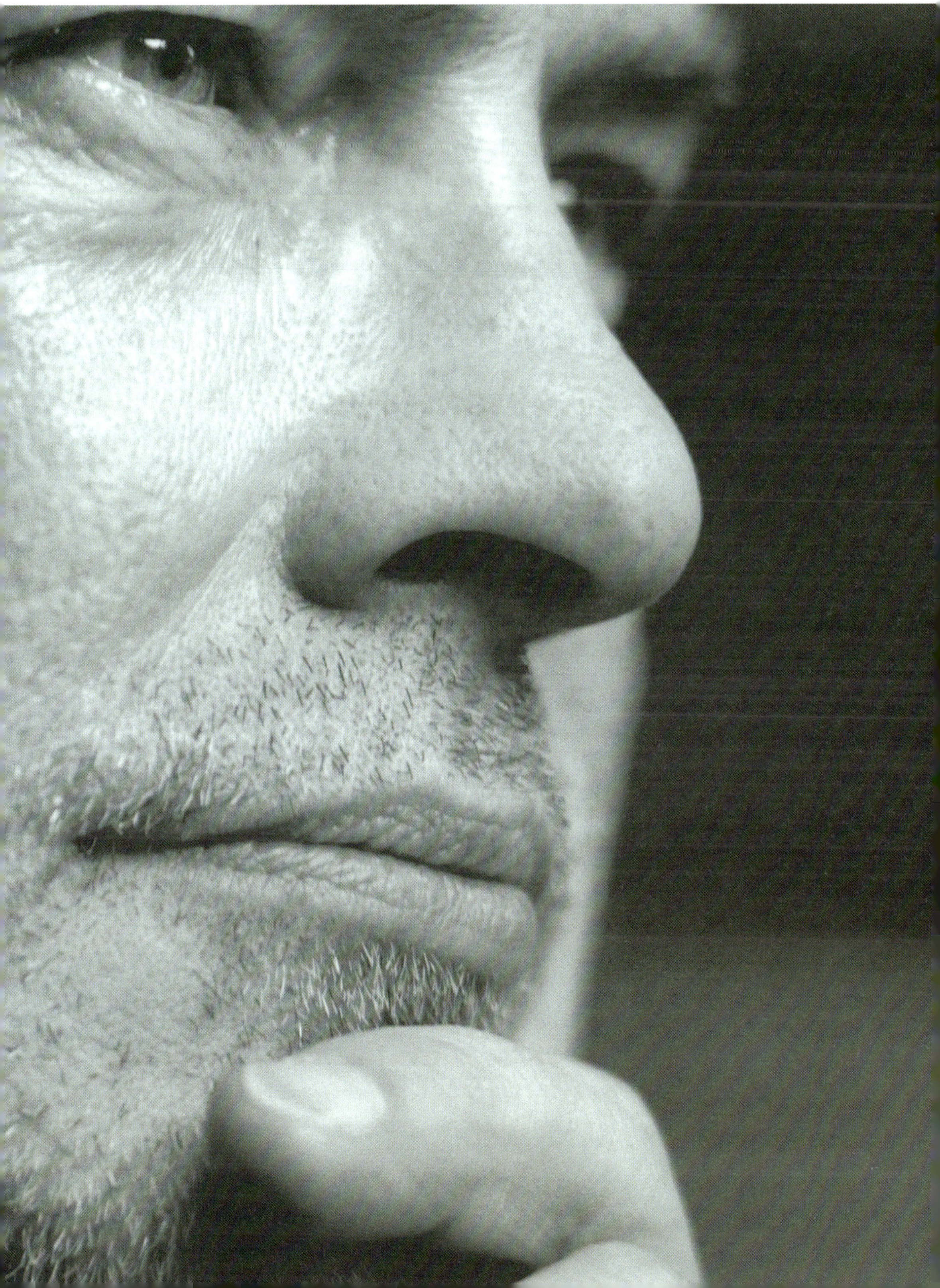

Dass der Unterschied zwischen den Geschlechtern sehr viel mehr beinhaltet als den vielzitierten „kleinen Unterschied“, ist in den letzten 20 Jahren deutlich geworden – und dies zeigt sich auch bei den depressiven Störungen. Frauen haben ein höheres Risiko an Depressionen zu erkranken (→ Seite 212). Und so hat sich die Forschung viel mit ihren speziellen Problemen auseinander gesetzt. Männer sind erst jetzt zunehmend ins Blickfeld der Wissenschaft gerückt. Dass Männer in der Depressionsforschung stärkere Beachtung finden, ist auch gut so: Denn zum einen dürften die nicht erkannten Fälle bei Männern weitaus häufiger sein als bei Frauen. Zum anderen deuten neuere Untersuchungen darauf hin, dass immer mehr Menschen immer früher an einer Depression erkranken und dass gerade die Zahl der depressiven jungen Männer zunimmt. Am meisten gefährdet sind jedoch ältere Männer. Depressive ältere Männer, häufig auch vereinsamt und chronisch krank, beenden auch am häufigsten ihr Leben mit einer Selbsttötung. Insgesamt ist die Selbsttötungsrate bei depressiven Männern höher als bei depressiven Frauen.

Belastungsfaktoren wie Trennung, Arbeitslosigkeit oder Einsamkeit spielen für das Entstehen der Depression und als Auslöser für Selbsttötungen gewiss eine nicht zu unterschätzende Rolle. Aber es scheint so zu sein, dass solche Stressfaktoren zuerst auf die Verletzlichkeitsschwelle, also auf eine vorhandene Bereitschaft, eines Menschen für depressive Störungen einwirken. Dadurch entsteht eine Störung des Gefühlslebens, durch die wiederum das Risiko wächst, dass Menschen eine Situation als so ausweglos empfinden, dass sie mit allem Schluss machen wollen.

Männer – neue Themen, alte und neue Fragen

Als die Depressionsforschung anfing, sich mit den Besonderheiten bei Frauen zu beschäftigen, waren die Männer so etwas wie die „stille Norm“, von der sich die Frauen mit ihren speziellen Gegebenheiten abhoben. Mittlerweile rücken aber immer mehr männertypische Besonderheiten bei diesen seelischen Störungen ins Bewusstsein. Männer scheinen vor allem eine andere Form der Stressbewältigung zu haben als Frauen. Andere seelische Probleme, wie etwa eine Abhängigkeit, oder körperliche Probleme wie eine Herz-Kreislauf-Erkrankung begleiten die Depression. Es ist zu vermuten, dass sich Symptome und Beschwerden bei vielen Männern anders äußern als bei Frauen. Sowohl bei der Entstehung als auch während einer Behandlung der Depression spielen sexuelle Funktionsstörungen wie Erektions- oder Ejakulationsstörungen eine besondere Rolle.

Medikamente

Auch die Art und Weise, wie Medikamente im Körper verarbeitet werden, und die Wirksamkeit bestimmter Medikamente ist bei Männern und Frauen unterschiedlich. Bei Frauen ist die Konzentration einiger Medikamente im Blut bei derselben Dosis offenbar höher (was Anlass zu einer zurückhaltenderen Dosierung sein kann oder sollte). Und Frauen sprechen insgesamt weniger gut auf manche andere Medikamente an. Männer hingegen reagieren häufiger als Frauen auf ein Scheinmedikament (Plazebo) mit einer Besserung ihrer Beschwerden. Diese Unterschiede werden noch erforscht und müssen künftig noch mehr Berücksichtigung bei der Behandlung finden.

Stressbewältigung bei Männern

Depressionen haben mit Stressverarbeitung zu tun: Bei kurzfristigem Stress wird das Stresshormon Kortisol ausgeschüttet. So auch bei chronisch belastenden Situationen wie Arbeitslosigkeit, Einsamkeit oder Partnerschaftsproblemen. Diese andauernd erhöhte Ausschüttung von Kortisol kann die Nervenzellen im Gehirn schädigen. Durch diese Schädigung der Nervenzellen wiederum kommt es zu einem Minderangebot an Noradrenalin und Serotonin. Diese beiden Botenstoffe nehmen eine Schlüsselstellung bei der Entstehung von Depressionen ein (→ Seite 48). Frauen scheinen dazu zu neigen, unter Stresseinfluss „direkt“ depressiv zu werden. Trotzdem schützt sie ihr Geschlechtshormon Östrogen vor den negativen Folgen des Stresshormons Kortisol auf bestimmte Regionen unseres Gehirns. Die höhere Selbsttötungsrate bei Männern scheint darauf hinzuweisen, dass sie über weniger schützende Mechanismen verfügen als Frauen (→ Kasten, Seite 234).

Männer scheinen auf Stress zunächst (bevor sie wie Frauen dann auch depressiv werden) mit Herz-Kreislauf-Erkrankungen, wie Bluthochdruck oder Erkrankungen der Herzkranzgefäße, zu antworten. Wissenschaftler vermuten, dass es bei Männern einen ganz bestimmten Typ der larvierten Depression (→ Seite 79) gibt, bei dem die eigentlichen psychischen Symptome lange unerkannt bleiben, weil sie sich hinter körperlichen Symptomen verbergen.

Selbsttötung – Unterschiede bei Männern und Frauen

Am häufigsten versuchen junge Frauen sich selbst zu töten. In den meisten Fällen werden sie gerettet. Immer wieder wurde dies in den unterschiedlichsten Bevölkerungsstichproben und auch in unterschiedlichen Kulturen bestätigt. Gerade junge Frauen scheinen besonderen sozialen Stressfaktoren ausgesetzt zu sein und sie reagieren anders auf diese als Männer. Wahrscheinlich lösen sie früher als Männer in ihrer Umgebung die Aktivierung von Hilfe aus, zum Beispiel durch die Familie und Freunde. Dazu gehört offenbar auch, dass es bei dem Versuch bleibt und die Schwelle zur tatsächlichen Selbsttötung nicht überschritten wird. Experten meinen, dass bei Frauen letztlich mehr schützende Faktoren zu finden sein müssten (bekannt sind sie noch nicht) als bei Männern. Denn: Besonders häufig sterben ältere Männer durch Selbsttötung. Ihr Risiko steigt nochmals, wenn sie einsam oder chronisch krank sind. Auch Abhängigkeitserkrankungen, die bei Männern häufiger sind, steigern das Risiko der Selbsttötung. Für Männer ist charakteristisch, dass sie zu harten Methoden wie Erschießen, Erhängen oder Sprung aus großer Höhe greifen. In den USA, wo Waffenbesitz erlaubt ist, begehen beispielsweise über 60 Prozent der Männer den Suizid mit Schusswaffen.

Ein anderes Erscheinungsbild der Depression?

Männer können schlecht über Gefühle sprechen. Sie wollen es oft auch nicht. Sie machen viel mit sich selbst ab. (Daher gehen Experten beispielsweise auch von einem nicht unerheblichen Unsicherheitsfaktor bei Untersuchungen zur Häufigkeit von Depressionen aus. Denn wie werden viele Männer reagieren, wenn ihnen ein wildfremder Psychologe erklärt, sie seien zufällig ausgewählt worden und mögen nun anhand eines strukturierten Interviews Auskunft über ihre innere Welt geben?)

Frauen leiden im Vorfeld einer Depression häufiger unter Angststörungen (→ Seite 214), Männer neigen dagegen mehr dazu, im Vorfeld einer Depression eine Abhängigkeit, meist von Alkohol, zu entwickeln. Klinische Erfahrung zeigt, dass unter alkoholabhängigen Männern rund 25 bis 30 Prozent angeben, vor den ersten Kontrollverlusterlebnissen durch die Droge unter den typischen Symptomen einer Depression gelitten zu haben. Sie werden später in einer medizinischen Reihenuntersuchung nicht mehr unter den depressiv Kranken auftauchen, sondern als Suchtkranke gezählt werden. Der Alkoholmissbrauch ist bei ihnen anfänglich auch als eine Art Selbstbehandlung zu verstehen: Fatalerweise beeinflusst Alkohol gerade im Vorfeld einer depressiven Erkrankung die ersten Symptome recht positiv. Die Stimmung kann sich – wenn auch nur kurzfristig – bessern. Antrieb und Motivation werden noch einmal normalisiert, der Suchtstoff suggeriert Tatkraft. Auch die Betäubung des depressiven Denkens kann für Betroffene wichtig sein.

Es gibt durchaus berechtigte Gründe anzunehmen, dass bei Männern im Vorfeld und im Verlauf einer Depression ein Wandel der Beschwerden und Symptome eintritt, der den eigentlichen Charakter ihrer seelischen Störung verschleiert.

Testosteron und Depression? – Gibt es die männlichen Wechseljahre?

Der altersbedingte Rückgang der Produktion von Geschlechtshormonen ist kein alleiniges Frauenschicksal. Testosteron ist *das* männliche Geschlechtshormon. Es wird jenseits des 50. Lebensjahres bei nicht wenigen Männern in immer geringerem Maße gebildet. Bei 75-jährigen Männern hat sich die Konzentration dieses Hormons um durchschnittlich 35 Prozent gesenkt.

Neben Androstendion ist Testosteron das wichtigste männliche Geschlechtshormon. Es reguliert sexuelle Funktionen wie Erektion und Ejakulation, aber auch die Bildung von Muskelgewebe. Wie viele Hormone hat es ebenfalls Funktionen, die über Rezeptoren im zentralen Nervensystem vermittelt werden. Dies sind: sexuelles Interesse (Libido), emotionale Schwingungsfähigkeit und kognitive Funktionen, wie zum Beispiel das Denken und das Abstraktionsvermögen. Die Ausschüttung unterliegt tages- und jahreszeitlichen Schwankungen und ist von Umgebungsfaktoren wie Stress, Sex, aber auch vom Rauchen abhängig.

Wenn zu wenig Testosteron ausgeschüttet wird, kommt es zu den folgenden Beschwerden:

- Verlust des sexuellen Interesses
- Erektionsschwäche
- Ermüdung
- Reizbarkeit
- Mürrische Verstimmtheit
- Verwirrtheit, räumliche Orientierungsstörungen.

Nun ist die Ähnlichkeit zu einigen depressiven Symptomen nicht von der Hand zu weisen, zumal Störungen des sexuellen Erlebens auch bei den meisten Depressionen auftreten. In einer Befragung gaben 40 Prozent einer Gruppe von Männern mit schwerer Depression zum Zeitpunkt der stärksten Beschwerden eine komplette Erektionsschwäche an. Eher selten: Bei depressiven Männern, die noch keine Medikamente nahmen, wurde im Rahmen der Depression aber auch ein erhöhtes sexuelles Bedürfnis beschrieben.

Depression oder Hormonmangel?

Anhand der unterschiedlichen körperlichen Symptome lässt sich eine Depression von einem Mangel an männlichen Geschlechtshormonen unterscheiden. Die Symptome eines solchen Hormonmangels sind:

- reduzierte Muskulatur
- reduzierte Knochendichte
- zunehmende Fettsucht, das heißt der körpereigene Fettanteil erhöht sich im Verhältnis zur Muskelmasse
- abnehmende Körperbehaarung
- Blutarmut.

Besonders Urologen, aber auch Psychiater gehen immer mehr dazu über, bei Klagen über die Symptome einer Depression bei ihren männlichen Patienten den Testosteronspiegel zu bestimmen und bei Mangelzuständen eine Testosterongabe vorzuschlagen.

Doch wie fundiert sind solche Vorgehensweisen? Mehrere breit angelegte wissenschaftliche Untersuchungen haben das Verhältnis von Testosteronbildung und Depressivität untersucht. Die Ergebnisse sind allerdings nicht eindeutig. Einige Studien fanden bei depressiven Männern niedrige Testosteronspiegel, andere fanden keinen Zusammenhang. Insgesamt zeigte sich aber ein Trend, dass Männer über 60 Jahre, die an schweren Depressionen leiden, häufiger besonders niedrige Hormonspiegel aufweisen. Dies fand sich auch bei Männern, die an chronischen Formen der Depression (Dysthymia) litten.

Warum nicht einfach Testosteron geben?

Bei Männern, die nicht depressiv waren, aber unter Testosteronmangel litten und wegen der Symptome behandelt wurden, führte die Hormonbehandlung zu besserer Stimmung, Umgänglichkeit, Wohlbefinden und Tatkraft. Es traten aber auch Gereiztheit und Nervosität, Ärger und Traurigkeit auf.

Bei depressiven Männern mit normalen Testosteronspiegeln führte die Hormongabe zum Anstieg des sexuellen Interesses und leichter Stimmungsaufhellung, aber auch zu ärgerlicher Überempfindlichkeit und sogar zur Hypomanie, also zu einer Antriebssteigerung mit ungewohnt guter Stimmung und mangelndem Schlafbedürfnis.

Bei einer großen Studie mit Patienten, die an schweren Formen der Depression litten, war gegenüber der Gabe eines Scheinmedikaments dagegen kein positiver Effekt der Hormongabe festzustellen. Der Nutzen der Hormongabe bei Männern mit Depression ist somit nicht ausreichend nachgewiesen. Wenn aber der Testosteronspiegel deutlich zu niedrig ist, sollte eine Vorstellung beim Endokrinologen, also einem Spezialisten für den Hormonstoffwechsel und die hormonbildenden Organe, sowie beim Urologen erfolgen und gegebenenfalls eine Hormontherapie eingeleitet werden.

Dabei sind mögliche Vor- und Nachteile einer solchen Therapie gegeneinander abzuwägen. Vor allem darf bei Betroffenen keine Erkrankung der Prostata bestehen, die das Risiko einer bösartigen Neubildung in sich birgt. Hier könnte eine Testosterongabe fatale Folgen auf ein mögliches Tumorwachstum haben.

Wann Testosteron bei Depressionen geben?

- Es gibt keine sicheren Beweise für eine Wirksamkeit einer Testosterongabe bei Depressionen.
- Nur bei wirklich deutlich erniedrigtem Hormonspiegel kann eine Testosterongabe als Zusatztherapie in Erwägung gezogen werden.
- Nur nach endokrinologischer und urologischer Zusatzuntersuchung einsetzbar.

Andere Hormone?

Bei den diversen Anti-Aging-Geschäftemachereien sind auch Männer mehr und mehr zur Zielgruppe geworden. Körperliches und seelisches Wohlbefinden werden versprochen, Depressionen seien Alterserscheinungen, die beispielsweise durch Hormongaben gut zu behandeln seien. Mittlerweile hat sich eine halblegale Szene entwickelt, in der diverse Hormone, wie Testosteron und andere männliche Geschlechtshormone, Wachstumshormone, Schilddrüsenhormone, aber auch Vitamine und andere Nahrungsergänzungsstoffe angeboten und konsumiert werden.

Um es klar zu sagen: Diesen „Therapien“, auch wenn sie von Ärzten angeboten und verordnet werden, fehlt jede wissenschaftliche Begründung. In keiner Weise sind bislang beispielsweise Langzeiteffekte solcher Behandlungen erforscht. Auch wenn Sie Verzweiflung spüren, weil Ihre Depression schon Wochen oder Monate anhält, ohne dass eine beachtenswerte Änderung eingetreten ist, die Botschaft kann nur lauten: Finger weg von solchen „Behandlungsansätzen“!

Sexualität, Depression und Partnerschaft

Sexualstörungen im Rahmen einer Depression werden von Männern anders wahrgenommen und bewertet als von Frauen. Dies ist beispielsweise auch der Fall, wenn es zu Beeinträchtigungen des Sexuallebens durch Antidepressiva kommt. Männer neigen oft dazu, sexuelle Funktionsstörungen, wie Erektions- oder Ejakulationsstörungen, seien sie durch die Depression oder deren Behandlung verursacht, als katastrophalen Einbruch ins bisherige Leben anzusehen.

AMIR *(45 Jahre)*

Die depressive Stimmung, na ja, man ist eben gelegentlich nicht gut drauf, habe ich mir eine ganze Zeit gedacht. Dann bin ich halt brummig, sie werden sich schon dran gewöhnen. Aber dann wurde es unerträglich. Als ich dann jeden Morgen kurz vor vier wach wurde, begann der Anfang vom Ende, so habe ich es damals wahrgenommen. Sex ist kein Schlafmittel, das wusste ich auch schon vorher. Auf der anderen Seite war ich dann in der morgendlichen Angst auch so verzweifelt, dass ich einfach wissen musste, ob wenigstens das noch funktioniert, denn ohne Sex – da kann ich mir ja gleich die Kugel geben. Es kam wie es kommen musste: Regine hat mir unmissverständlich klargemacht, dass sie es nicht erträgt, jeden Morgen von mir aus dem Schlaf gerissen zu werden. Und außerdem brauche sie für Sex eine Einstimmung und Zärtlichkeit und so weiter, wie Frauen das eben so finden. Sie hat nichts von mir mitgekriegt in dieser Zeit, ich habe ihr auch nichts erzählt, fühlte mich nur abgewiesen. Und dann habe ich eines Tages, als sie wirklich wollte, auch keinen mehr hochgekriegt. Nur Mist habe ich in dieser Zeit erlebt. Als am Wochenende wieder einmal alles danebenging, habe ich dann an einem Montag versucht, mit allem Schluss zu machen. Sie hat bis heute nicht begriffen, was eigentlich los war, hat mir dann nur Vorwürfe gemacht, ich wolle sie unter Druck setzen, erpressen. So ein Quatsch.

Für Partnerinnen betroffener Männer können sich anlässlich einer Depression bisher unbekannte Schwierigkeiten im täglichen Umgang ergeben. Nur wenige Männer schaffen es, gerade wenn die Symptome einsetzen, über ihre Probleme zu sprechen.

WOLFGANG *(51 Jahre)*

Ich war unfähig zu sprechen. Wenn ich in Worte hätte fassen können, was mir geschah, auch mir selbst gegenüber, wäre mir schon viel geholfen gewesen. Ich hatte das Gefühl zu versteinern, als würde sich um meine Haut langsam, aber mit wachsender Geschwindigkeit eine rasch aushärtende Schale legen. Inge fragte jeden Tag mehrmals, was mit mir los sei, und das auch noch beim Frühstück, wo ich noch nie sehr gesprächig war. Ich glaube, sie empfand es als Vorwurf an sich selbst, dass ich nicht sprechen konnte.

Manche Männer versuchen erst einmal mit aller Macht und Anstrengung über die Schwierigkeiten, welche die depressiven Symptome bereiten, hinwegzugehen, sie zu ignorieren. „Wenn ich zurzeit nur schlecht in die Gänge komme, dann erst recht, dann zwinge ich mich, stehe jeden Tag eine Stunde früher auf und nehme noch mehr Aufträge an. Das wird doch wohl zu schaffen sein, wäre ja gelacht" – so oder anders könnte ein Versuch der Überkompensation bei einem Betroffenen aussehen.

Auch der Bereich der partnerschaftlichen Sexualität, kann vom Versuch, die deutlich wahrgenommene Veränderung durch die Depression zu überspielen, betroffen sein.

Mein Partner ist depressiv – was kann ich tun?

Es kann schwierig sein, einen Mann dahin zu bringen, sich um Hilfe zu bemühen, über die eigenen Schwierigkeiten zu sprechen. „Was denn, ich soll zum Psychiater, das glaubst du doch selbst nicht" – und noch schwieriger kann es für den männlichen Stolz werden, auf die Hilfe eines Medikamentes zu vertrauen.
Für Sie als Partnerin bedeutet das: Es kann länger dauern, bis Ihre Überzeugungsversuche erfolgreich sein werden. Doch lassen Sie nicht locker. Versuchen Sie, auch wenn Sie zunächst Ablehnung erfahren, ein Gespräch über die Veränderung, die Sie an Ihrem Partner wahrnehmen, und bieten Sie Ihre Unterstützung bei der Suche nach professioneller Hilfe an. Beständig und ohne zu drängen.

Neue Trends?

Es ist noch sehr schwer das Ansteigen depressiver Störungen bei jüngeren Männern, auf das manche Studien hindeuten, zu interpretieren, bevor man wirklich weiß, ob diese der Nachuntersuchung standhalten und sich als stabil erweisen. Spielen veränderte kulturelle und gesellschaftliche Bedingungen eine Rolle? Hat sich das Rollenverhalten von Männern in der Weise geändert, dass sie mittlerweile Störungen der Gefühlswelt als solche (an)erkennen und spezifische Hilfen aufsuchen? Die Tatsache, dass sich gerade jüngere Männer in Felduntersuchungen zu Depressionen outen, lässt die Annahme zu, dass gesellschaftliche Gründe bei der bislang geringeren Häufigkeit von Depressionen bei Männern eine nicht unwichtige Rolle spielen. Dass viele Männer also ihre Depression sich und anderen nicht eingestehen konnten und so in keiner Statistik auftauchen. Unterstützt wird diese These durch eine australische Zwillingsstudie,

die für Männer und Frauen eine etwa gleich hohe genetische Belastung für Störungen des Gefühlslebens ergab.

Wichtig ist die geschlechtsspezifische Perspektive vor allem im Hinblick auf Früherkennung und Frühbehandlung der Depression. Viele Experten haben sich Gedanken darüber gemacht, wie die Hochrisikogruppe der älteren und alten Männer von Hilfsangeboten besser erreicht werden könnte – und letztlich immer noch keine befriedigende Antwort auf diese Frage geben können. Wenn bei Männern beispielsweise im Vorfeld einer Depression gehäuft Abhängigkeitsentwicklungen festzustellen sind, müssten Hilfsangebote auch in Beratungsangeboten für Suchtkranke, bei Selbsthilfegruppen und anderen Einrichtungen der Suchthilfe vorgehalten werden.

Auch wenn die Forschung zu den Besonderheiten bei Männern noch in den Kinderschuhen steckt, so ist doch eines klar: die Beachtung geschlechtsspezifischer Herangehensweisen in der Depressionsbehandlung wird immer wichtiger.

„Altersdepression“ – macht Altern depressiv?

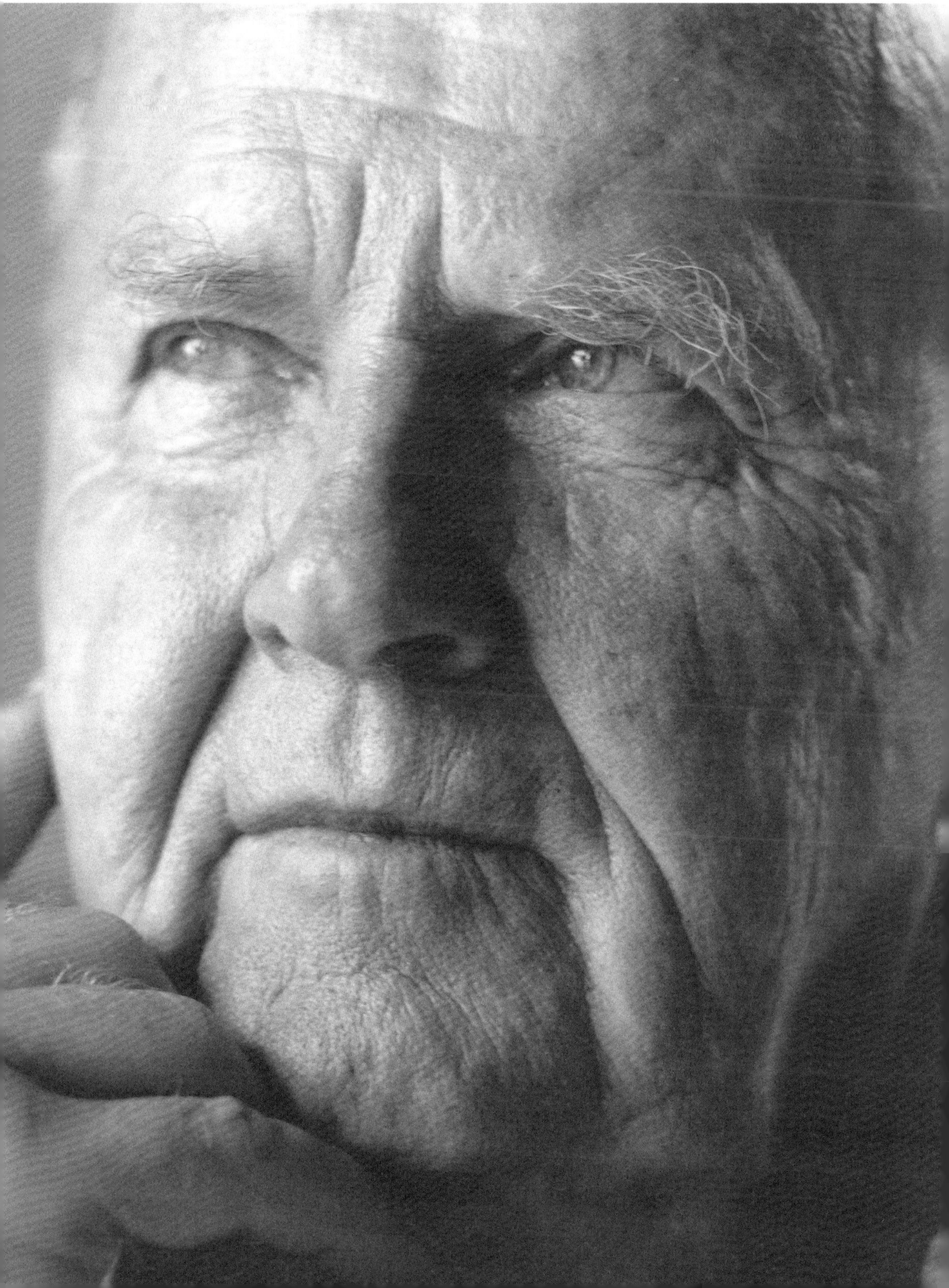

Wir werden immer älter: Noch Anfang des 20. Jahrhunderts hatten die Menschen in unseren Breiten eine durchschnittliche Lebenserwartung von rund 35 Jahren. Nach dem Zweiten Weltkrieg waren es schon 60 Jahre. Und Jungen, die heute geboren werden, können mit einer Lebenserwartung von 75 Jahren, Mädchen sogar von 81 Jahren rechnen.

Die Chance auf ein langes Leben birgt jedoch auch Risiken: eine Vielzahl altersbedingter Beschwerden und Störungen. Dazu gehören Gefäßerkrankungen (besonders die Arteriosklerose der Herz- und Hirngefäße), Krankheiten der Atmungsorgane, Verschleißerscheinungen im Bereich der Wirbelsäule und der Gelenke, Osteoporose (Knochenschwund), rheumatische Beschwerden und nicht zuletzt die verschiedenen Krebserkrankungen. Auch die Psychiatrie kennt Alterserkrankungen, und die Depression ist eine häufige psychische Erkrankung im höheren Lebensalter. Doch ist eine Depression tatsächlich der Preis für ein langes Leben?

Gehört die Depression zum Alter?

Bis heute sind sich die Experten nicht einig, ob sich mit zunehmendem Alter die Wahrscheinlichkeit, an einer Depression zu erkranken, erhöht. Manche Untersuchungen lassen eher auf einen Rückgang von Depressionen schließen, die alle Kriterien der voll ausgeprägten Krankheit erfüllen. Andererseits zeigen etwa Bewohner von Altenheimen mit einer Häufigkeit von 30 bis 40 Prozent depressive Einzelsymptome. Und vielen Menschen leuchtet dies auch ein. Gehören Resignation und traurige Verstimmtheit nicht einfach zum Altwerden? Gibt es nicht genügend nachvollziehbare Gründe dafür?

Es gibt tatsächlich schwerwiegende Faktoren, die das Ausbrechen einer depressiven Störung im Alter begünstigen:

Im Alter verringern sich zum Beispiel viele Stoffwechselvorgänge, so auch die Produktion von Botenstoffen (Neurotransmittern) im zentralen Nervensystem. Das heißt, auch die Botenstoffe Dopamin, Noradrenalin und Serotonin nehmen ab. Dagegen steigt der Monoaminooxidasespiegel im Gehirn – verantwortlich für den Abbau dieser Botenstoffe (→ Seite 110) – an. Man kann sich für die Entstehung der Altersdepression also gut ein Ungleichgewicht durch einen Mangel an Botenstoffen oder einen Überfluss an Monoaminooxidase als Mitverursacher (→ Seite 124) vorstellen.

Ein anderer Grund für depressive Stimmungen älterer Menschen sind körperliche Erkrankungen und Schmerzzustände, und je stärker eine körperliche Erkrankung und Schmerzen ausgeprägt sind, desto schwerer sind damit verbundene depressive Stimmungen.

Dazu kommt: Krankheiten bedeuten heute häufig eine Vielzahl von Medikamenten, und nicht wenige davon können depressive Verstimmungen als unerwünschte Arzneimittelwirkung erzeugen. Grundsätzlich spielt zwar bei diesen beiden Risikofaktoren das Lebensalter keine herausragende Rolle: Bei jüngeren schwer oder chronisch Kranken ist die Zahl der Depressiven etwa genauso hoch wie bei älteren. Da das Alter jedoch häufiger Krankheiten und Schmerzen und damit auch die Notwendigkeit, Medikamente einzunehmen, mit sich bringt, vergrößert sich im Alter die Wahrscheinlichkeit, aus diesem Grund depressiv zu werden.

Und: Wie jede andere Depression entsteht die Depression im Alter, wenn viele Belastungsfaktoren zusammen kommen. Gerade im Alter häufen sich Verlust- und Kränkungserlebnisse, Gefühle der Hilf- und Hoffnungslosigkeit, die Erfahrung, nicht mehr Frau/Herr seiner selbst oder der Situation zu sein.

Zum Beispiel erleben Ältere sehr viel häufiger als junge Menschen in ihrer unmittelbaren Verwandtschaft oder Bekanntschaft einen Todesfall. (85 Prozent aller Witwen und Witwer sind über 55 Jahre alt.) Aber nicht nur diese einschneidenden Verlusterlebnisse spielen eine Rolle bei der Entstehung einer Altersdepression. Dieser Lebensabschnitt beinhaltet eine ganze Reihe anderer Verlusterlebnisse, um die wir alle nicht herumkommen:

Denken Sie nur an den Rückzug aus dem Berufsleben. Viele trifft er unvorbereitet. Sie hatten keine Zeit oder auch keinen inneren Zugang, sich darauf einzustellen. Eine Aktivität, die dem jetzigen Lebensabschnitt Sinn geben könnte, scheint nicht in Sicht. Vor allem Menschen, die in ihrem Beruf aufgegangen sind, denen private Kontakte, Freunde oder überhaupt ein Leben außerhalb des beruflichen Alltags wenig bedeutet haben, verlieren mit dem Ausscheiden aus dem Beruf nicht nur die stabilisierende Strukturierung ihres Alltags. Sie verlieren Kollegen, Ansprache und Austauschmöglichkeit. Viele sind plötzlich sozial isoliert. Für die Menschen, denen beruflicher Erfolg, Achtung und Anerkennung durch Kollegen, Mitarbeiter und Vorgesetzte der Selbstachtung und dem Selbstwertgefühl dienten, kommt der Ruhestand einem Verlust der Daseinsberechtigung gleich. Auch das kann niederschlagen.

SIEGFRIED *(66 Jahre)*

Beginn der Depression

Den Tag meiner Pensionierung habe ich richtig herbeigesehnt! Die letzten Jahre meines Dienstes bei der Stadtverwaltung sind mir sehr schwer gefallen, immer war etwas Neues zu erlernen. Und dann noch die ver-

dammten Computer. Meine jüngeren Kollegen beherrschten das alles wie im Spiel. Das hat mich bedrückt. Für die Zeit nach der Pensionierung hatte ich viele Pläne. Ich wollte regelmäßig in die Berge fahren. Die liebe ich sehr. Und ich wollte endlich mehr Zeit für meine Modelleisenbahn haben. Doch dann kam alles anders. Ein richtig positives Gefühl wollte sich nach meiner Verabschiedung nicht einstellen. Das wird sich schon geben, sagten meine Frau und meine Freunde. Doch meine Lustlosigkeit wurde immer größer. Nichts interessierte mich mehr. Die Kinder nahmen mich mit zu einem Ausflug in die Berge. Dort war alles zäh wie Kaugummi, jeder Schritt tat mir weh. Mir war, als sei innerlich eine Handbremse angezogen, gegen die ich anzukämpfen hatte. Nichts funktionierte mehr richtig, nicht einmal der Stuhlgang. Häufiger erwachte ich sehr früh morgens mit einem Druck auf der Brust, als liege dort ein Mahlstein. Eines morgens war da nicht nur dieser Druck, sondern auch ein Stechen und Brennen, direkt über dem Herz. Zum ersten Mal weckte ich meine Frau, sie rief die Sanitäter …

Ein anderer wichtiger Aspekt: Besonders Frauen schmerzt die Erfahrung, dass die Kinder nun ihr eigenes Leben führen, beruflich eigene Wege gehen, eine Familie gründen und dies eben oft, ohne die Lebenserfahrung der Eltern in Anspruch zu nehmen. Dieser Prozess läuft bei vielen Frauen heute parallel mit anderen Vorgängen des Rückzugs wie zum Beispiel dem Ausscheiden aus dem Berufsleben, denn immer mehr Frauen bekommen heute, oft auch aus beruflichen Gründen, weitaus später Kinder als in früheren Zeiten. Nicht wenige Mütter vereinsamen mit dem Auszug der Kinder. Doch auch Männer müssen mit dem Auszug der Kinder den Verlust ihrer Vaterrolle verarbeiten. Auch sie können das Gefühl empfinden, an Bedeutung, Einfluss, an Wert, an Macht zu verlieren. Und immer erinnert das Erwachsenwerden der Kinder an das eigene Älterwerden. Altwerden: Es ist nicht nur unsere Jugendkultur, die es schwer macht, die Abnahme der körperlichen und geistigen Flexibilität und Belastbarkeit zu akzeptieren. Die eigene Vergänglichkeit wird deutlich. Neue Fragen tauchen auf und müssen geklärt werden: Wie lange kann ich mich noch selbst versorgen? Wie lange kann ich meine Wohnung halten? Ist der Umzug in ein Altenheim nicht der Anfang vom Ende?

Lebensqualität im hohen Alter?

Gerne nehmen jüngere Menschen an, dass im hohen Lebensalter die Lebensqualität stark reduziert ist. Man kann sich einfach nicht vorstellen, dass Hochbetagte, die auf diverse Hilfen angewiesen sind, zufrieden mit ihrem Leben sind. Eine breit angelegte wissenschaftliche Untersuchung zur Situation von Hochbetagten in Berlin erwies das Gegenteil. Hochbetagte haben, wenn sie nicht an psychischen Störungen wie Demenz oder Depression leiden, ein hohes Maß an Lebenszufriedenheit, auch wenn sie körperlich gebrechlich sind und fremde Hilfen beim Meistern ihres Alltags benötigen. Dies ist ein Grund mehr, auch die Depression im Alter konsequent zu behandeln und sie nicht als unausweichliche Folge des Alterns zu betrachten, mit der man sich abfinden muss.

Ist dies nicht alles Grund genug zu resignieren, und damit auch Grund genug, depressiv zu werden? Besonders jüngere Menschen und leider oft auch alte Menschen sind fest von dieser Zwangsläufigkeit überzeugt. Doch Altsein und Depressivsein gehören nicht unabdingbar zusammen.

Der Verlust eines nahe stehenden Menschen macht traurig. Aber muss er depressiv machen? Neuere Untersuchungen über den Zusammenhang von Trauer und Depression im Alter lassen den Schluss zu, dass gerade ältere Menschen oft mehr Fähigkeiten entwickeln als jüngere, den notwendigen Trauerprozess zuzulassen, durchzustehen und abzuschließen. Sie haben dies als Lebensrealität ihres gegenwärtigen Alters akzeptiert, sie wissen zu trauern.

Und die Berentungs- oder Pensionsdepression? Das Ausscheiden aus dem Berufsleben ist eine Schwellensituation, die wie jede Schwellensituation die Gefahr birgt, erst einmal unüberwindbar zu erscheinen. Die Notwendigkeit, neue Schwerpunkte zu setzen, erschreckt. Aber gerade die gestiegene Lebenserwartung, der gute Gesundheitszustand der meisten, die zwischen 55 und 65 Jahren aufhören zu arbeiten, lässt den Lebensabend tatsächlich als Chance erleben.

Auch das Erwachsenwerden der Kinder bedeutet keineswegs einen Verlust, der zum Auslöser einer Depression werden muss. Vielleicht mit einem leisen Anflug von Wehmut können die meisten alt gewordenen Eltern die neu gewonnene Freiheit genießen, sind froh, Verantwortung abgeben zu können und endlich auch einmal nur an sich denken zu dürfen.

Suchen Sie Hilfe!

Geben Sie nicht auf,

- wenn Sie keine Energie mehr haben oder plötzlich so unruhig sind
- wenn Sie unter Appetitlosigkeit, Gewichtsverlust, Schlafstörungen, Verstopfung leiden
- wenn Sie plötzlich auffällig vergesslich werden
- wenn Sie sich über lange Zeit niedergeschlagen, traurig, hoffnungslos und „zu nichts mehr nütze“ fühlen
- wenn Sie sich nicht mehr freuen können über Menschen, Dinge, Aktivitäten, die Ihnen bisher Spaß gemacht haben
- wenn Sie keinen Sinn mehr darin sehen, weiterzuleben.

Denn dies ist nicht einfach das Alter, sondern Sie erleben möglicherweise die Folgen einer depressiven Erkrankung. Und wie jede depressive Erkrankung ist auch die Depression im Alter behandlungsbedürftig. Es gibt Behandlungsmöglichkeiten (→ Seite 83) – nehmen Sie sie in Anspruch!

Schwierigkeiten der Diagnose

Vor jeder Behandlung steht die Diagnose. Aber gerade sie ist bei Depressionen im Alter nicht einfach. Ältere Menschen, die oft weniger gewohnt sind, über Gefühle und Stimmungen zu sprechen, nennen häufig die körperlichen Symptome einer Depression. Sie klagen über Appetitverlust, Schlaflosigkeit, Probleme mit der Verdauung, vor allem Verstopfung, oder Gewichtsverlust. Die Folge ist oft eine Vielzahl von Untersuchungen durch den Hausarzt oder Internisten, ohne dem (nicht internistischen) Problem auf die Spur zu kommen.

Mögliche körperliche Symptome einer Depression, über die vor allem ältere Menschen klagen

- Schlafstörungen (Ein- und Durchschlafstörungen, frühes Erwachen)
- Schwitzen und Frieren, kalte Hände und Füße
- allgemeine körperliche Abgeschlagenheit, Mattigkeitsgefühl
- ständige Müdigkeit
- Appetitstörungen, Völlegefühl, Übelkeit, Erbrechen, Gewichtsverlust, Verstopfung, Durchfall
- Kopfschmerzen
- Druckgefühl im Hals und in der Brust
- Funktionsstörungen von Herz und Kreislauf, Atmung, Magen und Darm
- Schwindel
- Flimmern vor den Augen, Sehstörungen
- Gelenkbeschwerden
- Muskelverspannungen
- diffuse oder wandernde Schmerzen
- Blasenstörungen
- Impotenz, Frigidität, Verlust des sexuellen Verlangens
- Tagesschwankungen des Befindens

Zwei weitere Schwierigkeiten der Diagnose: Manche Krankheiten, unter denen alte Menschen leiden, zeigen Symptome, die denen einer Depression ähneln. Auch können unerkannte körperliche Erkrankungen die Ursache einer Depression sein.

Gedacht werden muss an

- Hirnerkrankungen (Demenz, Gefäßerkrankungen des Gehirns)
- infektiöse und entzündliche Erkrankungen, zum Beispiel Borrelieninfektionen nach einem Zeckenbiss oder Entzündungen der kleinen Hirngefäße

- eine mögliche Herzminderleistung (Herzinsuffizienz) oder eine chronische Atemwegserkrankung
- Störungen der Stoffwechselfunktionen (zum Beispiel eine Schilddrüsenunter- oder überfunktion, eine Leber- oder Niereninsuffizienz)
- eine mögliche Fehl- oder Mangelernährung (unter anderem ein Vitamin-B-12-Mangel)
- Tumoren
- Drogenmissbrauch (zum Beispiel Alkohol)
- Schlafstörungen, wie beispielsweise ein Schlaf-Abnoe-Syndrom, bei dem es zu Atempausen mit Sauerstoffmangel kommt.

Und: Viele alte Menschen benötigen Medikamente, durch die nicht selten unerwünschte Wirkungen wie Abgespanntheit, niedergedrückte Stimmung, Schlaf- und Appetitstörungen, Gewichtsverlust und Müdigkeit auftreten können. Das Auftreten solcher unerwünschter Wirkungen von Medikamenten hängt auch von der individuellen Veranlagung des Patienten ab. Besonders anfällig für eine durch Medikamente verursachte Depression sind diejenigen, die bereits früher unter Depressionen litten, und eben auch ältere Menschen.

Wenn Sie Medikamente wegen anderer Krankheiten einnehmen

- Wenn Sie ein Medikament einnehmen und Symptome einer Depression feststellen, sprechen Sie mit Ihrem Arzt über Alternativen.
- Die Frage, ob eine Depression als unerwünschte Wirkung eines Medikaments anzusehen ist, lässt sich meist nur schwer beantworten. Auch dafür braucht es das eingehende ärztliche, besser noch das psychiatrische Gespräch.
- Setzen Sie nie ein verschriebenes Medikament ohne ärztliche Rücksprache ab. Immer ist ein fachkundiges Abwägen der Vor- und Nachteile einer Medikamenteneinnahme nötig.
- Wenn Sie schon früher an einer Depression litten, bedarf es einer sorgfältigen Analyse der Vorgeschichte und einer gewissenhaften Risikoabwägung.
- Wichtig ist, dass Sie bei einem Besuch beim Psychiater alle Medikamente angeben, die Sie gerade einnehmen, auch wenn diese auf den ersten Blick nichts mit der Depression zu tun zu haben scheinen. Am besten nehmen Sie die Beipackzettel mit der notierten Dosierung zum Arztbesuch mit.

Die richtige Diagnose zu stellen wird auch dadurch erschwert, dass viele Symptome einer Depression durchaus den Beschwerden des Alters ähneln. Sie werden deshalb nur allzu leicht als Folge des Älterwerdens missverstanden. Dazu gehören depressive Schlafstörungen, Konzentrations- und Gedächtnisstörungen.

Vor allem Störungen der Konzentrationsfähigkeit, der Gedächtnisfunktionen und des Denkens, wie sie bei Depressionen im Zusammenhang mit den übrigen Symptomen vorkommen, werden oft als altersbedingter Abbauprozess missverstanden, als beginnende senile Demenz oder erste Zeichen einer Alzheimerschen Erkrankung (→ Seite 252).

Nur selten denken Betroffene, Angehörige, aber auch Ärzte an eine depressive Erkrankung und versäumen so die therapeutischen Chancen einer gezielten antidepressiven Therapie.

Eine exakte Diagnose setzt meist eine gute Zusammenarbeit verschiedener Ärzte voraus:

- Ihres Hausarztes, der Sie seit langem kennt, dem Veränderungen auffallen und der – hoffentlich – über Ihren augenblicklichen körperlichen Gesundheitszustand und alle Medikamente, die Sie einnehmen, Bescheid weiß,
- des Internisten, der mögliche Krankheiten des Inneren (zum Beispiel Herz-Kreislauf-Erkrankungen, Infektionen, einen Tumor, Stoffwechselstörungen) ausgeschlossen hat oder sie gegebenenfalls behandelt und
- des Psychiaters, der mit den speziellen Bedingungen des Alters vertraut ist und über Ihre besondere gesundheitliche, familiäre und soziale Situation in allen Einzelheiten informiert ist.

Beim Arzt

- Lassen Sie sich gründlich körperlich untersuchen!
- Geben Sie alle Medikamente an, die Sie im Augenblick einnehmen oder bis vor kurzem eingenommen haben – ob vom Arzt verordnet oder nicht!
- Nennen Sie alle Veränderungen, die Ihnen selbst aufgefallen sind!
- Sprechen Sie über Ihre Beschwerden!
- Gehen Sie aber sicher, dass Ihr Arzt über die Besonderheiten des Alters Bescheid weiß und nicht depressive Beschwerden als normale Alterserscheinungen verkennt.
- Bestehen Sie gegebenenfalls auf einer Überweisung zu einem Psychiater, wenn möglich mit geriatrischer Zusatzausbildung, also eingehenden Kenntnissen der Altersheilkunde!

Behandlung

Grundsätzlich bestehen für die Behandlung einer Depression im Alter keine anderen Leitlinien als für die im jüngeren und mittleren Lebensalter. Das heißt: Eine effektive Therapie wird sowohl eine Behandlung mit Antidepressiva als auch eine Psychotherapie, oft aber auch eine Beratung in sozialen und familiären Belangen umfassen.

Ein guter Therapeut muss besonders für alte Menschen einen Gesamtbehandlungsplan erarbeiten, in dem er ihre soziale und familiäre Situation ebenso berücksichtigt wie den aktuellen und voraussichtlich zu erwartenden körperlichen, seelischen und geistigen Gesundheitszustand und auch die ganz persönliche Lebensgeschichte. Oft ist es sinnvoll, auch die Kinder und deren Familien in einen solchen Behandlungsplan einzubeziehen.

Medikamente im Alter

Im Allgemeinen stehen alten Menschen dieselben Medikamente zur Verfügung wie jüngeren Betroffenen. Bei ihrer Verschreibung muss jedoch auf die speziellen Bedingungen des Alters Rücksicht genommen werden.

- Im höheren Alter verlangsamt sich in der Regel Aufnahme und Verarbeitung der meisten Medikamente. Dies hat zur Folge, dass häufig geringere Dosierungen der Medikamente ausreichen, um den gewünschten Effekt zu erzielen. Gelegentlich genügt bei einer antidepressiven Therapie im Alter schon die Hälfte der Standarddosis.
- Ältere Menschen sind häufiger körperlich krank und nehmen oft unterschiedliche Medikamente: Dies bedeutet, dass Wechselwirkungen mit anderen Medikamenten, die beispielsweise der Internist verordnet hat, beachtet werden müssen.
- Und schließlich: Die unerwünschten Wirkungen der Antidepressiva können sich bei älteren Menschen stärker bemerkbar machen, gerade weil manche körperliche Funktion nicht mehr ungestört abläuft. Der Nervenarzt kann also in der Auswahl der Medikamente eingeschränkt sein.
- Wenn der Verdacht auf eine beginnende Alzheimersche Erkrankung besteht, sollten trizyklische Antidepressiva nicht verordnet werden, weil sie sich negativ auf das Denken und Erinnern auswirken können. Im Rahmen einer antidepressiven Therapie sollten dann bevorzugt neuere Medikamente eingesetzt werden. (Zur Behandlung mit Medikamenten → Seite 111.)

Psychotherapie im Alter

Vergessen Sie ein weit verbreitetes Vorurteil aus der Vergangenheit der Psychotherapie, dass ab einem bestimmten Lebensalter psychotherapeutische Verfahren nicht mehr sinnvoll einzusetzen seien!

Richtig ist vielmehr, dass zwar die besondere Situation des älteren depressiven Menschen berücksichtigt werden muss, Psychotherapie aber ebenfalls einen wesentlichen Bestandteil der antidepressiven Behandlung ausmacht. Gerade bei Menschen, die auf ein langes Leben zurückblicken, kann es notwendig werden, ungelöste Konflikte wieder aufzunehmen und schwierige Lebensabschnitte noch einmal vorbeiziehen zu lassen.

Ältere Menschen sehen sich – angesichts einer Erkrankung – viel eher in eine Situation des Erinnerns und Bilanzziehens versetzt als jüngere. Lang Vergessenes taucht plötzlich wieder auf – vielleicht in derselben Gewichtung wie früher, vielleicht aber auch verändert durch die jetzige Brille der Depression.

FRIEDA *(67 Jahre)*
Eine kürzlich pensionierte Pastorin erkrankte an einer Depression, die im Kern der Selbstvorwürfe die Vorstellung enthielt, eine Sünde begangen, also etwas getan zu haben, was der Werteordnung, die sie durch ihr bisheriges Leben begleitet hatte, elementar zuwider lief. In den therapeutischen Gesprächen war die Gewissheit, sündig geworden zu sein, das zentrale Thema.
Ziel der Psychotherapie war es, sie in dem „falschen“ Urteil über sich selbst zu korrigieren, ihr eine positive Sicht auf ihr vergangenes und auch zukünftiges Leben zu ermöglichen. Doch erst nachdem die Depression so weit abgeklungen war, dass sich die Gespräche nicht immer nur im Kreis drehten, berichtete die Patientin, dass sie als junge Theologiestudentin eine Abtreibung hatte vornehmen lassen. Zu Beginn der Depression war ihr dieses Thema wieder unabweislich in den Sinn gekommen. Die Schuldgefühle der Depression waren aus dieser vergangenen Lebenssituation entstanden.
Die sich anschließende Psychotherapie hatte damit eine Leitthematik erhalten. Die Patientin konnte sich noch einmal mit der Entstehung ihrer religiösen Bindung im Elternhaus bis in das Erwachsenenleben auseinander setzen. Sie konnte wichtige Impulse für die weitere Gestaltung ihres Ruhestands gewinnen. War ihr bisheriges Leben nur in Aufopferung für andere verlaufen, gelang es ihr nun, sich für den jetzt beginnenden Lebensabschnitt auch unerfüllte Wünsche und Ziele einzugestehen und – wenn anfänglich auch nur zaghaft – zu erfüllen.

Die Psychotherapie älterer depressiver Patienten muss sich diesen lebensgeschichtlichen Aspekten stellen. Sie verlangt vom Therapeuten die Fähigkeit, sich auf die besondere Lebenssituation älterer Menschen einzustellen. Die Betroffenen fühlen sich deshalb oft bei Therapeuten mit größerer Lebenserfahrung wohler als bei solchen, die am Anfang ihres Berufslebens stehen (obwohl es hier Ausnahmen gibt).

Auch bei älteren Patienten kommt eine Vielzahl psychotherapeutischer Verfahren zum Einsatz. Einige davon sind wissenschaftlich recht gut belegt, andere weniger (→ Seite 93). Mehrere wissenschaftliche Untersuchungen haben gezeigt, dass bei Altersdepressionen tiefenpsychologisch orientierte Verfahren und kognitiv-verhaltenstherapeutische Verfahren (→ Seiten 94, 98) etwa gleich erfolgreich sind. Unverzichtbar ist auch das unterstützende ärztliche Gespräch, das jede Behandlung mit Medikamenten begleiten muss.

Kombination von Medikamenten und Psychotherapie

Die Kombination von Medikamenten und Psychotherapie ist nach derzeitigem Wissensstand über Altersdepressionen einer eingleisigen Behandlungsform vorzuziehen. Vorsicht also bei Psychotherapeuten, die Ihnen die Behandlung mit Medikamenten „ausreden" wollen, was leider immer wieder geschieht, aber ebenso Vorsicht, wenn Ihr Arzt meint, auf Gespräch, Beratung und (unter Umständen) die Überweisung zu einem Psychotherapeuten verzichten zu können.

SIEGFRIED *(66 Jahre)*

Die Behandlung

... der Sanitäter brachte mich ins Krankenhaus. Dort stellten die Ärzte fest, dass ich keinen Herzinfarkt gehabt hatte und mein Herz ausreichend durchblutet war. Eigentlich sei ich organisch topfit, meinte der Stationsarzt, nachdem ich fünf Tage untersucht worden war. Das Brennen und Stechen über dem Herz hatte aber eher zu- als abgenommen. Ich spürte dann auch diese tiefe Traurigkeit, die ich nicht einordnen konnte. Zufrieden müsste ich doch sein, meinte mein Zimmernachbar, ich sei doch gesund, ich solle mich doch nur unter meinen Mitpatienten umschauen.

Erst als der Stationsarzt einen Psychiater hinzuzog, weil er nicht mehr weiterkam und sich meine Beschwerden nicht recht erklären konnte, spürte ich Erleichterung. Er fragte gezielt. Und allein, dass er mich auch direkt auf meinen Lebensüberdruss ansprach, den ich schon seit Wochen spürte, hat mich sehr erleichtert. Als der Psychiater mir anbot, die Behandlung in der psychiatrischen Abteilung fortzusetzen, musste ich mich schon sehr überwinden zuzustimmen. Ich in der Psychoabteilung! Ich hatte Angst, dass meine ehemaligen Kollegen davon erfahren könnten. Die Behandlung zog sich ewig hin. Erst das dritte Medikament hat gewirkt. Es war schwierig. Zwischendurch habe ich immer wieder die Geduld verloren. Aber jetzt ist alles vorbei, wie ein schlechter Film. Nur das Antidepressivum, das ich zur Vorbeugung eines Rückfalls weiter einnehmen muss, erinnert mich jeden Morgen daran.

Und wenn nichts hilft?

Für ältere Menschen mit Depressionen, die auf Medikamente und Psychotherapie nicht ansprechen, ist die Elektrokrampftherapie eine vielversprechende Möglichkeit (→ Seite 153). Viele Studien belegen besonders für ältere Menschen, denen andere Verfahren nicht geholfen haben, gute Ergebnisse. Die Diskussion dieser Methode ist in Deutschland jedoch immer noch durch viele ideologische Einwände getrübt. Nicht in allen Behandlungseinrichtungen steht sie zur Verfügung. Allerdings verringert eine erfolgreiche Elektrokrampfbehandlung bei wiederkehrenden Depressionen nicht das Risiko, neuerlich an einer Depression zu erkranken.

Die repetitive transkranielle Magnetstimulation (→ Seite 156) zeigt bei Patienten mit einer Altersdepression nach den bisher vorliegenden Daten eher nur eine geringe Wirkung, ein Behandlungsversuch kann aber im Einzelfall durchaus sinnvoll sein.

Vorsicht vor der Fehldiagnose Alzheimersche Erkrankung

Mit dem Begriff der depressiven Pseudodemenz (→ Seite 248) bezeichnen Ärzte ein Symptom, das wie kein anderes zu Fehldiagnosen führt. Dies ist besonders fatal, weil eine solche Fehldiagnose den Betroffenen eine hilfreiche Behandlung vorenthält.

Deswegen erscheint es uns wichtig, in einem Ratgeber zu depressiven Störungen die Unterschiede zwischen einer Depression im Alter und einer Alzheimerschen Erkrankung oder einer anderen Demenzform darzustellen, um Betroffene vor einer falschen Diagnose – beginnende Alzheimersche Erkrankung – zu schützen. Dafür gibt es andere Behandlungsmöglichkeiten.

Das Problem „Alzheimer“

Vor einigen Jahren erregte der ehemalige amerikanische Präsident Ronald Reagan großes öffentliches Aufsehen, als er sich mit einem offenen Brief an seine Mitbürger wandte. In diesem mutigen Brief teilte er allen mit, dass er am Anfang der Entwicklung einer Alzheimerschen Erkrankung stehe. Andere prominente Beispiele für diese Krankheit und ihren Verlauf sind der Musiker Helmut Zacharias oder der Philosoph und Schriftsteller Walter Jens.

Seither gibt es glücklicherweise ein großes öffentliches und auch wissenschaftliches Interesse an dieser Erkrankung. Denn ein riesiges gesellschaftliches und medizinisches Problem zeichnet sich angesichts der allgemein steigenden Lebenserwartung ab, da mit höherem Lebensalter in der Gruppe alter Menschen der Prozentsatz der Alzheimer-Kranken beständig zunimmt.

Viele ältere Menschen haben die Diskussion der vergangenen Jahre sehr aufmerksam verfolgt und begonnen, sich selbst daraufhin zu beobachten, ob bei ihnen schon Störungen, wie sie sie aus Presseveröffentlichungen kennen, vorhanden sind. Zur Sorge, wie lange die körperlichen Funktionen bei steigendem Lebensalter noch erhalten sein werden, kommt bei vielen die Angst vor dem Nachlassen der geistigen Leistungsfähigkeit hinzu.

Die Entdeckung der Alzheimerschen Erkrankung

1907 beschrieb in München der Pathologe, Neurologe und Psychiater Alois Alzheimer zum ersten Mal die auffälligen Veränderungen des Hirngewebes bei Patienten, die an einer Demenz eines bestimmten Verlaufs gelitten hatten. Diese Veränderungen hatte er als Neuropathologe bei allen Patienten mit dieser Erkrankung festgestellt. Er schloss daraus, dass es sich um eine umschriebene Erkrankung handelt, die sich von anderen Formen der Demenz – so bezeichnen Ärzte einen Hirnabbauprozess mit Hirnleistungsschwäche – unterscheiden lässt. Mittlerweile hat die Forschung herausgefunden, dass diese Veränderungen der Struktur des Hirngewebes typisch sind für Hirnabbauprozesse, wie sie vor allem bei alten Menschen auftreten.

Weitere Demenzformen

Neben der Alzheimerschen Erkrankung gibt es noch andere Demenzformen, die durch Stoffwechselstörungen oder Gefäßleiden verursacht werden. Am häufigsten sind die vaskulären Demenzen, die sich aus Durchblutungsstörungen des Gehirns entwickeln, und Mischformen zwischen vaskulären Demenzen und Demenzen vom Alzheimer-Typ. Bei beiden können Veränderung der Stimmung, starke Stimmungsschwankungen, sozialer Rückzug und mangelnde Belastbarkeit am Anfang der Erkrankung stehen, also Symptome, wie sie auch bei Depressionen in Erscheinung treten.

Wie können Angehörige und Betroffene eine Depression von einer Alzheimerschen Erkrankung unterscheiden?

Sowohl die Depression als auch die Alzheimersche Erkrankung bleiben dem Umfeld der Betroffenen nicht verborgen. Beide Erkrankungen beeinflussen das Verhalten zu anderen Menschen erheblich. Bei beiden sind kognitive Störungen (→ Kasten) möglich. Diese Störungen können in den Anfangsstadien beider Erkrankungen sehr ähnlich sein. Dennoch gibt es – eine typische Ausprägung der Störung vorausgesetzt – Unterscheidungsmerkmale, die auch Laien erkennen können. In einer Vielzahl der Fälle kann den Entscheidungshilfen in der Tabelle gefolgt werden. Nur: Wie in anderen Lebenszusammenhängen auch, gibt es Einzelfälle, bei denen man sich mit einer Zuweisung zu einer der beiden Gruppen, zumindest eine Zeitlang, schwer tun kann. Die Diagnose kann dann vom Psychiater nur aus dem Verlauf der Störung gestellt werden.

Was sind kognitive Störungen?

Kognitive Störungen sind Störungen des Gedächtnisses und der Merkfähigkeit, der Konzentrationsfähigkeit und des abstrakten Denkens. Sie können die üblichen Alltagsaktivitäten, wie Einkaufen, Körperpflege, Planen und Organisieren nachhaltig beeinträchtigen.

Alzheimersche Erkrankung/andere Demenzformen	Depression
Der Beginn der kognitiven Störungen verläuft schleichend.	Der Beginn dieser Störungen lässt sich vom Erkrankten oder seinen Bezugspersonen oft recht präzise angeben.
Der Betroffene hat keine Einsicht in seine Beschwerden, er versucht, seine geminderte Leistungsfähigkeit zu vertuschen, eine Fassade aufzubauen. Er klagt nicht.	In der Regel nimmt der Betroffene die Störungen sehr viel stärker wahr, als es ihrem eigentlichen Ausmaß entspricht. Er klagt viel über diese Beschwerden.
Anfänglich meist keine rasche Verschlechterung, das heißt, die Phase leichter Störungen kann Monate, sogar Jahre andauern.	Bei einer Depression nehmen diese Störungen rasch, das heißt innerhalb von wenigen Wochen, rapide zu.
Häufig keine nervenärztlichen Behandlungen in der Vorgeschichte.	Früher schon häufigere Behandlungen durch Psychiater oder Psychotherapeuten, zum Teil auch wegen anderer Beschwerden wie etwa Angstsymptomen.
Der Betroffene sucht eher spät nach kompetenter Hilfe, das heißt oft erst dann, wenn sich kognitive Einbußen überhaupt nicht mehr vertuschen lassen.	Der Betroffene sucht schon recht früh, meist innerhalb der ersten Wochen nach Einsetzen seiner depressiven Beschwerden, die meist nicht nur seine Denk- und Merkfähigkeit betreffen, ärztliche Hilfe.
Bei Gedächtnisstörungen ist das Langzeitgedächtnis, das Gedächtnis für lang zurückliegende Begebenheiten, in aller Regel ausgespart.	Der Betroffene beklagt häufig auch Störungen des Langzeitgedächtnisses.
Die kognitiven Störungen bilden sich nicht zurück.	Die kognitiven Störungen bilden sich mit der Besserung der Depression zurück.

Eine weitere Abklärung ist in einer Gedächtnissprechstunde möglich. Wichtig ist aber, dass die geschilderten Überlegungen überhaupt angestellt werden und nicht vorschnell eine Festlegung in die eine oder andere Richtung erfolgt.

Wenn die Eltern depressiv sind

Es ist nicht einfach für (erwachsene) Kinder, Vater oder Mutter als depressiv und therapiebedürftig zu erkennen, und noch schwieriger, die Eltern von der Notwendigkeit einer Therapie zu überzeugen.

Schwierigkeiten der Eltern

- Viele ältere depressive Menschen halten ihre Niedergeschlagenheit, Traurigkeit, Hoffnungslosigkeit für durchaus „berechtigt": Ihre Gesundheit lässt zu wünschen übrig, vielleicht sind sie verwitwet, vereinsamt, die Kinder leben ihr eigenes Leben. Was also macht das Leben lebenswert? So empfinden sie in ihrer Depression und können nicht sehen, dass die Mehrheit älterer Menschen durchaus nicht so fühlt und erlebt, dass vielmehr diese Gestimmtheit ein Symptom einer Depression ist.
- Ihre Vergesslichkeit, ihre Konzentrationsschwäche beklagen sie als Senilität und Leistungsschwäche, als den Anfang vom Ende, und zeigen gerade durch ihr Jammern über ihre nachlassenden Fähigkeiten, dass hinter ihrer Beeinträchtigung der Merkfähigkeit eher eine Depression denn eine Demenz zu vermuten ist.
- Weniger noch als jüngeren erscheint es älteren Menschen selbstverständlich, bei psychischen Erkrankungen professionelle Hilfe in Anspruch zu nehmen. Viele ältere Menschen erleben den Besuch beim Psychiater als Makel.
- Älteren Menschen überhaupt, besonders aber Eltern gegenüber ihren Kindern, fällt es oft schwer, über ihre Gefühle zu sprechen. Vor allem Gefühle, die belasten, die – so empfinden sie es – Schwäche zeigen, sind tabu. Sie sprechen über körperliche Gebrechen und Beschwerden, wie Appetitlosigkeit, Verstopfung, Gewichtsverlust, Schlaflosigkeit oder aber Vergesslichkeit und Konzentrationsschwäche, nehmen eine Vielzahl von Untersuchungen, Verordnungen und Medikamenten für ihre vermeintlich rein körperlichen Erkrankungen in Kauf und maskieren („larvieren", → Seite 79) damit ihre depressiven Gefühle.
- Eltern fühlen sich oft noch verantwortlich für ihre erwachsenen Kinder. Viele können die Position dessen, der Hilfe braucht, nicht

mit ihrem Selbstbild als Eltern vereinbaren. Dies wird zum Grund, Symptome herunterzuspielen oder zu leugnen.

Schwierigkeiten der Kinder

- Erwachsene Kinder, die ihre Eltern altern sehen, neigen dazu, das Altern selbst für die Depression verantwortlich zu machen. Sie vergleichen den Vater von früher mit dem von heute und halten aus ihrer Sicht seine depressive Weltsicht für nur zu berechtigt. Diese Einschätzung verkennt, dass alte Menschen normalerweise *nicht* depressiv sind (→ Seite 244).
- Erwachsenen Kindern fällt es oft schwer, gegenüber den eigenen Eltern erwachsen zu sein. Denn: Waren es nicht immer die Eltern, die trösteten, unterstützten, immer ein offenes Ohr hatten, Problemlösungen wussten? Jetzt die Rollen zu tauschen, zuzuhören, die Probleme der Eltern ernst zu nehmen und gegebenenfalls die Zügel in die Hand zu nehmen, ist nicht leicht.
- Kinder, auch erwachsene, fühlen sich oft verantwortlich für die Stimmungslage ihrer Eltern. Depressive Eltern verursachen Schuldgefühle, die eine vernünftige Entscheidung erschweren.
- Schuldgefühle gegenüber den Eltern machen es zudem schwer, Hilfe in Anspruch zu nehmen. Aber: Professionelle Helfer aufzusuchen bedeutet nicht, die Verantwortung für die Eltern abzuschieben, sondern gerade, diese zu übernehmen.
- Familiäre Bindungen erfordern Loyalität. Vielen erwachsenen Kindern erscheint es wie ein Bruch dieser Loyalität gegenüber den Eltern, wenn sie deren Verleugnung psychischer Probleme nicht mitmachen und zum Beispiel „hinter deren Rücken“ dem Arzt ihre Befürchtung mitteilen. Loyalität gegenüber den Eltern bedeutet gerade, ihnen nicht unnötiges Leiden zuzumuten, sondern eine adäquate Behandlung zu ermöglichen.

Bedenken Sie: Auch Ärzte verwechseln häufig die Symptome einer depressiven Erkrankung mit typischen Alterssymptomen. Deshalb: Wenn Sie sich um das psychische und körperliche Wohlbefinden Ihrer Mutter/Ihres Vaters Sorgen machen und an die Möglichkeit einer Depression denken, sprechen Sie mit dem Hausarzt. Ein Grund, warum so viele Altersdepressionen unerkannt und damit unbehandelt bleiben, ist, dass Ärzte nicht danach fragen! Vermitteln Sie gegebenenfalls einen Termin beim Psychiater und überzeugen Sie sich davon, dass dieser Erfahrungen mit älteren Menschen hat.

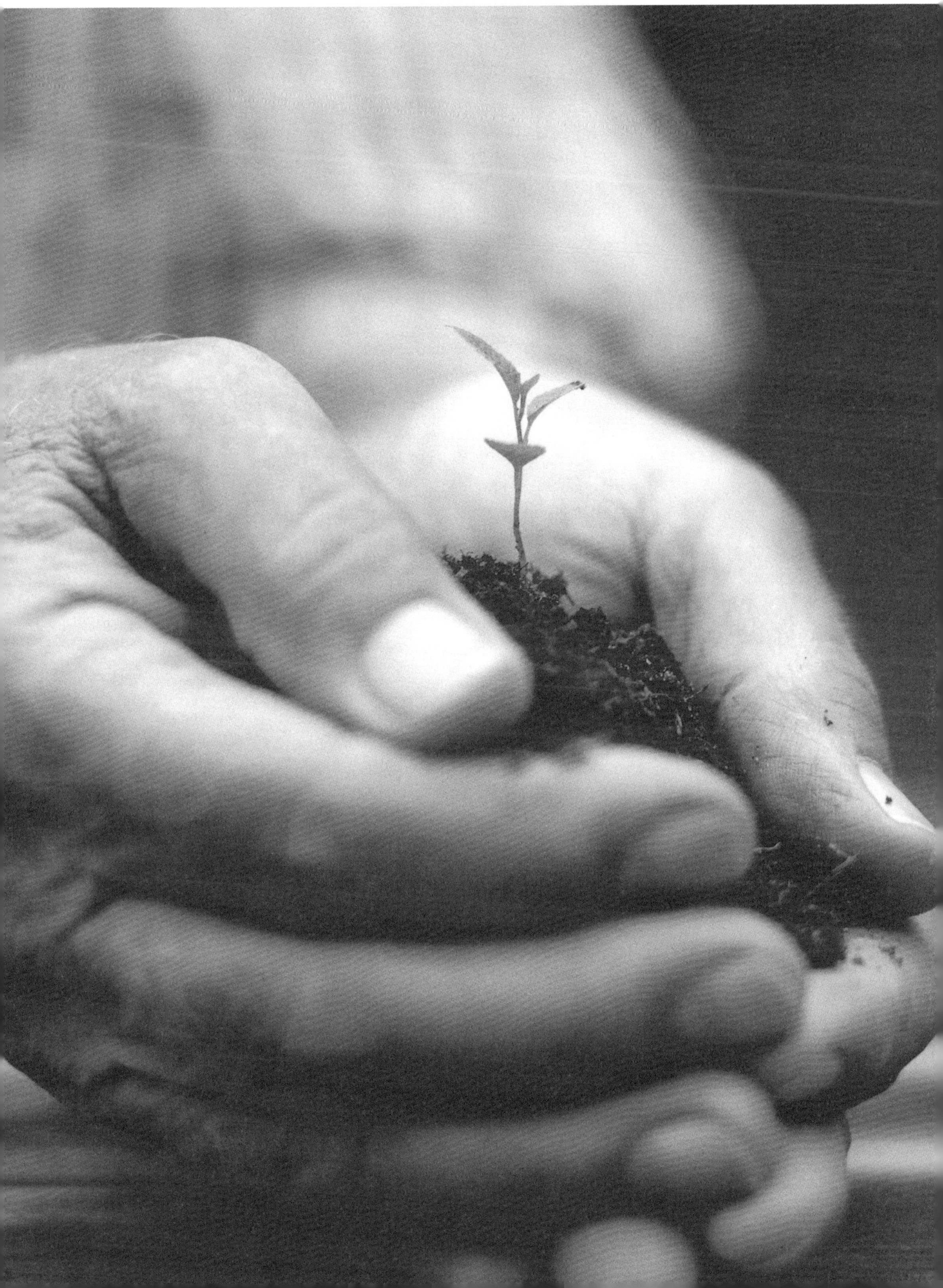

Depressionen gehen vorbei! Was gestern noch all Ihre Kräfte und Möglichkeiten zu übersteigen schien, schaffen Sie heute „mit links". Aufgaben und Pflichten, die Angst machten, können Sie heute als eine der vielen Anforderungen erkennen, die Sie schon immer gemeistert haben. Schuldgefühle und die Gewissheit, immer und in allen Situationen zu versagen, ein „Nichts" zu sein und Gedanken, die Ihnen das Leben sinnlos erscheinen ließen, sind für Sie kaum mehr nachvollziehbar. Plötzlich können Sie wieder schlafen. Der frühe Morgen hat seinen Schrecken verloren. Sie stehen auf und haben Lust, den Tag zu planen. Die Depression ist vorbei wie ein schlechter Film.

Selbst die Menschen um Sie herum scheinen wie verwandelt zu sein. Sie sahen Nachbarn hinter Ihrem Rücken über Sie tuscheln. Freunde und Kollegen schienen Sie links liegen zu lassen oder nur aus Mitleid Interesse an Ihnen vorzugeben. Und heute? Ihr Chef hat Sie um Rat gefragt. Die Kinder sind „wohlgeraten". Der Nachbar grüßt freundlich, und die aus dem dritten Stock, die schon wieder so mürrisch aussieht, können Sie sowieso nicht leiden.

Was Betroffene wie einen Umschwung von einem Tag auf den anderen erleben, hat sich meistens seit Tagen oder Wochen angebahnt. Oft sind es Angehörige und Freunde, die feststellen: „Wie gut Du heute aussiehst!" Oder sie registrieren mit Erleichterung, dass Ihr Händedruck wieder Kraft und Energie signalisiert, Ihr Gang sich normalisiert hat, Ihre Haare und Augen wieder glänzen und Ihre Stimme ihren Klang zurückerhalten hat. Sie haben es geschafft!

Die Therapie nicht vorzeitig abbrechen!

Aber auch wenn die quälenden Symptome der Krankheit der Vergangenheit angehören, dürfen Sie die Therapie nicht vorzeitig abbrechen. Leider neigen viele Menschen dazu, mit dem Abklingen der Symptome nachlässig zu werden. Sie vergessen, wie gefährlich ein vorzeitiger Therapieabbruch sein kann.

Was heißt nun vorzeitig? Zwar verkürzt eine antidepressive Behandlung die Leidenszeit einer Depression erheblich. Dennoch betonen Psychiater immer wieder: Eine typische Depression dauert ohne Behandlung vom ersten Auftreten einzelner Symptome bis zur völligen Ausheilung durchschnittlich ein Jahr. Psychiater empfehlen, selbst wenn die Symptome längst abgeklungen sind, sich auf einen ähnlichen Zeitraum für die besondere Rückfallgefährdung einzustellen.

Dies gilt vor allem bei Depressionen, die eine Behandlung mit Medikamenten notwendig machten. Untersuchungen zeigen, dass ein vorzeitiges und abruptes Absetzen der Medikamente das Risiko wesentlich erhöht, schnell wieder und sogar verstärkt unter depressiven Symptomen zu leiden.

Deshalb: Auch wenn Sie sich völlig gesund fühlen, nehmen Sie Ihre Medikamente weiter – möglichst über ein halbes Jahr hinaus. Danach wird ein „ausschleichendes" Absetzen empfohlen – Ihr Arzt verordnet Ihnen zum Beispiel nur noch eine halbe Tagesdosis, später dann noch weniger und so weiter.

Aber nicht nur die medikamentöse Behandlung erfordert Disziplin bei der Fortsetzung, auch vorzeitige Psychotherapieabbrüche können Rückfälle provozieren. Das heißt: Selbst wenn Sie inzwischen die „verordneten Gespräche" als lästig, zeitraubend und unnötig erleben, bedenken Sie: Emotionale und psychische Veränderungen, Einsichten und Lernprozesse geschehen nicht von heute auf morgen. Bleiben Sie dabei. Sprechen Sie über Ihren Überdruss, die Langeweile und das Gefühl, die Therapie bringe nichts mehr. Nur gemeinsam mit Ihrem Psychotherapeuten können Sie klären, ob Ihr Wunsch, aufzuhören, das Zeichen Ihrer völligen Gesundung ist oder vielleicht ein Ausdruck der Angst, wirklich etwas ändern zu müssen.

Bei manchen Formen der Depression nötig: Vorbeugung mit Medikamenten

Wie Sie bei der Übersicht über die verschiedenen Formen der depressiven Störungen (→ Seite 68) schon gesehen haben, gibt es Depressionen, die immer wieder kommen. Ärzte sprechen dann von einem rezidivierenden Verlauf. Wenn aus dem Verlauf der Depression oder der bipolaren Störung, bei der sich depressive Phasen mit manischen abwechseln (→ Seite 73), deutlich wird, dass Sie unter vielen Phasen leiden und häufig eine Behandlung benötigen, dann ist eine vorbeugende Behandlung mit Medikamenten – eine Phasenprophylaxe – unverzichtbar.

Abhängig vom jeweiligen Verlaufstypus der Depression gelingt eine Vorbeugung nicht immer, jedoch lässt sich das Risiko der Wiedererkrankung durch einen bewussten Umgang mit der Krankheit mindern.

Zur Vorbeugung wiederkehrender Depressionen ohne manische Phasen sind Mittel der ersten Wahl Antidepressiva, Lithiumsalze und Carbamazepin. Es hängt von den jeweils auftretenden unerwünschten Wirkungen ab, welchem dieser Wirkstoffe der Vorzug zu geben ist. Ein weiteres Mittel ist Valproinsäure (→ Seite 267). Sie wird unter bestimmten Bedingungen zunehmend zur Vorbeugung

Vorbeugende Behandlung

Wann ist eine vorbeugende Behandlung notwendig?

- Bei wiederkehrenden Depressionen (→ Seite 70)
- Bei wiederkehrenden manischen und depressiven Phasen (→ „Bipolare Störung“, Seite 73)

Wann ist sie unverzichtbar?

- Bei schweren und häufigen Krankheitsphasen im Rahmen einer bipolaren Störung (im Allgemeinen bei drei oder mehr Phasen)
- Bei wiederkehrenden manischen Störungen, oft auch schon nach der ersten Manie
- Bei sehr häufigen Phasen einer typischen Depression (vier oder mehr pro Jahr)
- Bei schizoaffektiven Störungen (→ Seite 80)

schwerer Depressionen und manisch-depressiver Erkrankungen eingesetzt, ist aber bislang noch nicht für diese Art der Behandlung zugelassen. Ärzte, die Valproinsäure bei diesen Krankheitsbildern verschreiben, tun dies derzeit noch im Rahmen des „Off-label-Gebrauchs“.

Off-label-Gebrauch

Bei vielen Wirkstoffen hat sich im Rahmen der breiten Anwendung gezeigt, dass sie neben ihrem Haupteinsatzgebiet, für das sie zugelassen sind, auch bei anderen Erkrankungen hilfreich sein können. Off-label-Gebrauch heißt: Diese Medikamente werden verschrieben, obwohl die Zulassung für ein solches weiteres Einsatzgebiet (noch) nicht vorliegt. Dies kann daran liegen, dass die Hersteller den Aufwand der Zulassungsprozedur scheuen oder daran, dass über den Antrag noch nicht entschieden wurde. Problematisch ist dies, weil ohne die Studien, die für die Zulassung nötig sind, die wissenschaftliche Absicherung für den Nutzen dieser Wirkstoffe bei diesem Einsatzgebiet nicht fundiert ist. Meistens liegen nur positive Studien mit kleineren Fallzahlen vor.

Antidepressiva

Früher neigten Ärzte dazu, die tägliche Dosis der Antidepressiva im Rahmen einer vorbeugenden Behandlung zu reduzieren. Mittlerweile liegen Untersuchungsergebnisse vor, die ein Beibehalten derselben Dosierung, wie sie in der Akutbehandlung eingesetzt wurde, sinnvoll erscheinen lassen (→ Seite 111). Dies ist aber immer eine Einzelfallentscheidung, bei der die Verträglichkeit der Medikamente eine wesentliche Rolle spielt. Dabei ist bei Depressionen ohne manische Zustände das Medikament, das auch in der Akutphase geholfen hat, das Mittel der ersten Wahl.

Lithium

Lithium ist ein Element aus der Gruppe der Alkalimetalle, das in der Natur häufig vorkommt, und zwar als Salz in mineralhaltigem Wasser, in Seewasser, Pflanzen und Tiergeweben. Lithiumverbindungen werden auch in zahlreichen technischen Geräten eingesetzt, denken Sie nur an die Lithium-Akkus in Ihrer Videokamera oder in Ihrem Handy. Schon in der Antike wurde von lithiumhaltigen Heilquellen bei der Behandlung körperlicher und seelischer Störungen berichtet. In der Neuzeit wurden Lithiumsalze im Jahre 1850 wieder in die medizinische Behandlung eingeführt, und 1949 entdeckte der australische Psychiater Cade die positive Wirkung von Lithiumsalzen bei Manien.

Seit den 60er-Jahren werden Lithiumsalze systematisch zur vorbeugenden Behandlung bei Manien und bipolaren Störungen eingesetzt.

Wie wirken Lithiumsalze?

Wie Lithium wirkt, ist bis heute noch nicht endgültig geklärt. Grundsätzlich setzt es die Erregbarkeit in verschiedenen Geweben, so auch im zentralen Nervensystem, herauf. Eine sogenannte neuroprotektive Wirkung von Lithium wird (auch deswegen) derzeit von Experten diskutiert. Dabei sind wieder die an der Depressionsentstehung beteiligten Botenstoffe betroffen. Noch ist unklar, warum Lithium mehrere Monate braucht, um diese vorbeugende Wirkung überhaupt entfalten zu können.

Unerwünschte Wirkungen von Lithiumpräparaten

▶ **Keine Maßnahmen erforderlich**

- Zu Beginn der Behandlung kann ein feinschlägiges Zittern vor allem der Hände auftreten. Meist verschwindet dies nach zwei bis drei Wochen von selbst.

- Weitere häufige Anfangsnebenwirkungen sind Übelkeit, Durchfälle, auch Erbrechen und Magenschmerzen.

► **Muss beobachtet werden**

- Wenn das Zittern anhält, sollten Sie mit Ihrem Arzt sprechen. Manchmal ist eine Behandlung mit Betablockern erfolgreich. Manche Patienten leiden unter starker Müdigkeit, dies kann sich auf die Teilnahme am Straßenverkehr negativ auswirken und kann nicht über längere Zeit ertragen werden.
- Auch sexuelle Funktionsstörungen können zu Behandlungsbeginn in Erscheinung treten.

► **Sofort zum Arzt**

- Bei übermäßigem Durstgefühl oder sehr häufigem Wasserlassen kann sich eine Störung der Nierenfunktion ankündigen.
- Es kann zu Wassereinlagerungen im Gesicht oder den Beinen kommen.
- Schuppige Hautausschläge können auftreten – meist bei Patienten mit bestehender Neigung zur Schuppenflechte oder Ekzemen. Sie sollten den Ausschlag Ihrem Arzt zeigen.
- Wenn die Behandlung schon länger durchgeführt wird, können Übelkeit, Erbrechen und Durchfall auch Hinweise auf eine Lithium-Vergiftung sein. Weitere Hinweise dafür sind: Grobschlägiges Zittern der Hände, Verlangsamung und starke Müdigkeit, Schwindel und Sprachstörungen, Bewegungsunsicherheit. Bei stärkerer Vergiftung kann es auch zur Bewusstlosigkeit und zu epileptischen Anfällen kommen.

Wiegt die positive Wirkung diese Risiken auf?

Die Reihe der unerwünschten Wirkungen wirkt wie eine Horrorliste. Dennoch gilt auch hier: Unerwünschte Wirkungen können auftreten, müssen jedoch nicht. Wichtig ist, dass Arzt und Patient über Wirkungen und Nebenwirkungen genau Bescheid wissen und gemeinsam die Behandlung gestalten. Der Patient muss wissen, dass er sich regelmäßig Untersuchungen der Schilddrüse, der Nierenfunktion, des Herz-Kreislauf-Systems, des Mineralstoffwechsels und der Lithiumkonzentration im Blut unterziehen muss, soll die Therapie möglichst nebenwirkungsfrei verlaufen. Vom Arzt wird verlangt, dass er bei diesen Langzeitbehandlungen immer wachsam bleibt und niemals – auch wenn die Behandlung über Jahre ohne unerwünschte Wirkungen bleibt – von der erforderlichen Untersuchungsroutine abweicht.

Wer sollte eine Lithiumbehandlung erhalten?

Lithium ist ein Medikament mit einer engen therapeutischen Breite: Dies bedeutet, dass zwischen der wirksamen Dosis und derjenigen, die zu schweren unerwünschten Wirkungen, ja sogar zu Vergiftungserscheinungen führt, ein sehr geringer Abstand besteht. Deshalb sind an Patienten, die eine Lithiumbehandlung erhalten sollen, sehr hohe Anforderungen hinsichtlich Einsicht in die Erkrankung, Mitarbeit und Zuverlässigkeit zu stellen. Sie ist nicht geeignet für Patienten, die häufig ihre Medikamente vergessen, sprunghaft sind und nicht akzeptieren können, sich regelmäßigen Kontrolluntersuchungen zu unterziehen. Arzt und Patient müssen sich auch darüber klar sein, dass diese Behandlung unter Umständen lebenslang fortgesetzt werden muss. Daneben gibt es aber noch eine ganze Reihe von medizinischen Gegenanzeigen für eine (Dauer)Behandlung mit Lithiumsalzen.

Wer verträgt eine Lithiumbehandlung nicht?

Medizinische Gründe gegen eine Lithiumbehandlung:

- schwere Nierenfunktionsstörungen
- schwere Herz-Kreislauf-Erkrankungen, beispielsweise ein kürzlich erlittener Herzinfarkt
- schwere Störungen des Mineralstoffhaushalts

Vorsicht ist geboten bei:

- Bluthochdruck
- Gicht
- Arteriosklerose („Verkalkung“)
- zerebralen Anfallsleiden (Krampfanfällen)
- Parkinson-Krankheit („Schüttellähmung“)
- Schuppenflechte
- Unterfunktion der Schilddrüse

Während der Schwangerschaft und der Stillzeit bedarf eine Lithiumbehandlung einer besonders strengen und einzelfallbezogenen Indikationsstellung und Risikoabwägung durch den Facharzt.

Dennoch: Wie erwähnt, erfordern häufige oder schwere Phasen bei wiederholt auftretenden depressiven oder bipolaren Störungen eine vorbeugende Behandlung. Mittel der ersten Wahl ist dabei immer noch Lithium, zumal seine suizidvorbeugende Wirkung mittlerweile als erwiesen gelten kann.

Wie sind Lithiumpräparate einzunehmen?

Die Dosierung der Therapie richtet sich nach der Konzentration von Lithium im Blutserum. Angestrebt wird für die vorbeugende Behandlung ein Wert von 0,6 bis 0,8 millimol (Mol = Gramm-molekül, millimol = 1/1000 mol) pro Liter. Unter langsamer „einschleichender“

Wechselwirkungen mit anderen Medikamenten

Für eine ganze Reihe von Medikamenten gilt, dass ihre Einnahme zusammen mit Carbamazepin problematisch oder sogar schädlich ist. Wie bei Lithium sollten Sie alle Ärzte, bei denen Sie in Behandlung sind, darüber informieren, dass Sie Carbamazepin nehmen. Umgekehrt müssen Sie Ihrem Psychiater alle Medikamente nennen, die Sie sonst noch einnehmen.

Wer sollte Carbamazepin nicht einnehmen? – Gegenanzeigen

Carbamazepin ist nicht geeignet für Patienten mit Herzrhythmusstörungen, schweren Leberschäden und bekannten Störungen der Blutbildung oder Knochenmarkschäden.

Carbamazepin kann in der Frühschwangerschaft Behinderungen beim Kind hervorrufen. Besonders in den ersten drei Monaten einer Schwangerschaft darf es daher nicht verordnet werden. Frauen, die Carbamazepin einnehmen, müssen effektive Verhütungsmaßnahmen ergreifen.

Carbamazepin – eine Auswahl der Präparate

Wirkstoff	Handelsname (Beispiele)	Dosierung
Carbamazepin	*Carba-CT* *Carbabeta* *Carbadura* *Carbaflux* *Carbagamma* *Carbamazepin 1A Pharma* *Carbamazepin AbZ* *Carbamazepin AL* *Carbamazepin Aristo* *Carbamazepin Biomo* *Carbamazepin Desitin* *Carbamazepin Heumann* *Carbamazepin HEXAL* *Carbamazepin-neuraxpharm* *Carbamazepin-ratiopharm* *Carbamazepin Sandoz* *Carbamazepin Stada* *Carbamazepin Teva* *Espa Lepsin* *Finlepsin* *Fokalepsin* *Tegretal* *Timonil*	Je nach individuellen Gegebenheiten sind Tagesdosierungen zwischen 400 und 1600 mg notwendig. Ein Serumspiegel zwischen 6 und 12 Mikrogramm/ml wird angestrebt.

Valproinsäure

Valproinsäure kann erhebliche unerwünschte Wirkungen zeigen: Entzündungen der Bauchspeicheldrüse und schwere Leberschäden können auftreten. Auch Störungen der Blutgerinnung und des weißen Blutbildes können hervorgerufen werden. Der Therapie mit dieser Substanz muss daher eine sorgfältige Risikoabwägung vorausgehen.

Wie Carbamazepin ist die Valproinsäure ein seit vielen Jahren in der Epilepsiebehandlung bestens erprobter Wirkstoff. In mehreren wissenschaftlichen Untersuchungen konnte eine vorbeugende Wirkung bei manischen Störungen und bei bipolaren Störungen (→ Seite 73) nachgewiesen werden. Valproinsäure wirkt verstärkend auf beruhigende Neurotransmittersysteme; die gute Wirkung bei manischen Zuständen erklärt sich auf diese Weise. Ob Valproinsäure auch eine antidepressive Wirkung besitzt, konnte bislang nicht eindeutig gezeigt werden.

Die Behandlung mit diesem Wirkstoff steht nicht an erster Stelle der Möglichkeiten. Ihr Arzt wird sie nur in Erwägung ziehen, wenn unter Lithium oder Carbamazepin kein ausreichender Schutz erzielt werden kann. Bei bipolaren Störungen und akuten Manien wird Valproinsäure zunehmend verordnet; die Zulassung für die Behandlung solcher Störungen ist mittlerweile erfolgt und wird auch von Fachgesellschaften wie der Deutschen Gesellschaft für Bipolare Störungen unterstützt .

! Auf Nummer sicher – der Notfallausweis

Bei der Einnahme der drei Präparate Lithium, Carbamazepin oder Valproinsäure ist es empfehlenswert, stets einen Notfallausweis bei sich zu tragen. Fragen Sie Ihren behandelnden Arzt danach. Dieser Ausweis liefert zum Beispiel dem Unfallarzt wichtige Cave-'Informationen (lateinisch cave = Vorsicht!). Die Weiterbehandlung im Krankenhaus (Narkose, Operation) kann dann darauf abgestimmt werden. So lassen sich unnötige Komplikationen vermeiden (zum Beispiel Vergiftungsgefahr, Blutgerinnungsprobleme).

Unerwünschte Wirkungen von Valproinsäure

▶ **Keine Maßnahmen erforderlich**

- Übelkeit, Erbrechen, Durchfall, Müdigkeit. Bei länger anhaltenden Beschwerden sollte der Arzt befragt werden.
- Gelegentlich Haarausfall zu Beginn der Behandlung, der wieder aufhört, wenn das Medikament abgesetzt wird.

▸ **Muss beobachtet werden**

- Zittern und Koordinationsstörungen können Zeichen einer Überdosierung sein. Wenn diese Symptome stärker werden, sofort zum Arzt.

▸ **Sofort zum Arzt**

- Fieber, Halsschmerzen und wunde Stellen im Mund können Anzeichen einer Knochenmarksschädigung sein. Bei solchen Anzeichen sofort zum Arzt.
- Müdigkeit, Erbrechen, Bauchschmerzen und Appetitlosigkeit können Hinweis auf eine Erkrankung der Bauchspeicheldrüse sein.

Bei Dauerbehandlung mit Valproinsäurepräparaten

Die regelmäßige Kontrolle der Leberwerte und des Blutbildes sowie des Serumspiegels ist absolut erforderlich. Wenn Sie sich daran nicht gewöhnen können, sind Sie für eine Behandlung mit diesem Wirkstoff nicht geeignet. (Dies gilt im Übrigen auch für Lithium und Carbamazepin).

Psychotherapie und Vorbeugung

Leider gibt es in der Psychotherapieforschung auch zur Frage ihrer vorbeugenden Wirkung weitaus weniger und vor allem weniger methodisch strenge Langzeituntersuchungen als zur medikamentösen Prophylaxe. Und wenn es sie gibt, dann vor allem für die verhaltenstherapeutischen (→ Seite 98) und interpersonellen (→ Seite 101) Therapierichtungen. Unmittelbar einleuchtend zeigt sich jedoch die positive Wirkung einer Psychotherapie, wenn es darum geht, mit den auslösenden Faktoren der Depression zukünftig besser zurecht zu kommen. Sie können jetzt realistisch mit eigenen Schwächen, Niederlagen und Missgeschicken umgehen, von Kleinigkeiten absehen und vor allem: Sie konnten die dunkle Brille ablegen und wissen jetzt, dass Ihre schwarzen Gedanken Symptome der Depression waren.

Diese Einsichten und Lernprozesse geschehen jedoch nicht von heute auf morgen. Sie erfordern Zeit, Geduld, Erprobung und Übung!

Das Gehirn kann nicht wachsen, aber ...

Jeder kennt den Effekt körperlichen Trainings: Die trainierten Muskeln wachsen. Und tatsächlich passiert dasselbe auch mit den beanspruchten – trainierten – Zellverbänden im Gehirn. Dass dies so ist, kann sogar gemessen werden. Hirnforscher haben zum Beispiel

Wobei Psychotherapie hilft

- Sie können Ihre Meinung sagen und sogar einmal Ihrem Ärger Luft machen, ohne Angst zu haben, für immer verlassen zu werden.
- Sie können „Nein“ sagen, wenn Ihr Kollege Ihnen noch einen Stoß Arbeit auf den Schreibtisch packt, weil er ja so viel Dringenderes zu erledigen hat.
- Und Sie können „mit der Faust auf den Tisch hauen“, wenn Ihr Kollege immer auf Ihre Kosten früher Feierabend macht.
- Sie können Wünsche und Bitten äußern. Und wenn Ihre Bitte abgeschlagen wird, dann geht die Welt nicht unter und vor allem nicht Ihre Selbstachtung und Ihr Selbstwertgefühl.
- Sie sind nicht mehr in den Grundfesten Ihres Selbstwertgefühls erschüttert, wenn Sie jemand auf einen Fehler aufmerksam macht.
- Sie haben gelernt, aus einer Mücke keinen Elefanten zu machen.
- Sie haben gelernt, Ihre Schlussfolgerungen an der Wirklichkeit zu messen.
- Sie beziehen Negatives nicht mehr auf sich selbst.

die Region des Gehirns, in der die linke Hand repräsentiert ist, bei Geigenspielern und rechtshändigen Kontrollpersonen, die kein (Streich)Instrument spielen, vermessen. Bei Geigenspielern, die ja mit der linken Hand greifen, muss – so war die Annahme der Untersucher – eine Vergrößerung des Areals, das die Finger der linken Hand repräsentiert, nachzuweisen sein. Tatsächlich war dies so: Bei den rechtshändigen Kontrollpersonen ist der rechten Hand weit mehr Platz zugewiesen als der linken. Bei den Geigenspielern sind die Areale der rechten und der linken Hand annähernd gleich groß.

Neuronales Netzwerk, Erfahrung, Einsicht und Lernen

Noch einmal zur Depression als psychobiologischer Krankheit und dem Zusammenhang von Psyche und Gehirn: Es ist gerade die neurobiologische Grundlagenforschung, die sich heute besonders mit der Neurobiologie der Psyche beschäftigt. Eine ihrer Fragen lautet: Wie können die Zielsetzungen der Psychotherapie mit den neurobiologischen Veränderungen, die im Zusammenhang mit einer depressiven Erkrankung beobachtet werden können, in Verbindung gebracht werden?

Noch ist umfangreiche Forschung nötig. Doch einige Annahmen und Ergebnisse, die heute in der Grundlagenforschung diskutiert werden, lassen sich schon formulieren: Während früher diejenigen, die sich mit der Anatomie und Biologie des Gehirns beschäftigten, dem Hirn nur geringe Veränderungsmöglichkeiten zuschrieben, weiß man inzwischen: Erfahrungen und gezieltes Lernen verändern nicht nur den „Geist" (also Denken, Fühlen, Empfinden). Sie schlagen sich auch in den Strukturen des Gehirns und sogar in den Größenverhältnissen einzelner Hirnregionen nieder. Zellverbände, die eine bestimmte Aufgabe haben, werden zum Beispiel größer, wenn diese Aufgabe größer wird.

Das Gehirn zeigte sich also gerade gegenüber Erfahrungen, Lernprozessen und Einsichten als das anpassungsfähigste Organ des Menschen. Vor allem das neuronale Netzwerk des Gehirns erweist sich als ungemein plastisch.

Die biologische Wirkung der Psychotherapie

Diese Erkenntnis – nachgestellt und beobachtet auch in Computersimulationen – eröffnet neue Möglichkeiten, die antidepressive Wirkung der Psychotherapie zu erklären und zu verstehen, bedeutet doch Psychotherapie eine besondere Art der Erfahrung, der Einsicht und des Lernens – kurz: einen ganz besonderen „Input" (→ Seite 58).

Tatsächlich sind Neurobiologen heute dabei, sowohl übungsorientierte (also die eher verhaltenstherapeutisch begründeten) als auch einsichtsorientierte (also im weitesten Sinne auf die Theorie der Psychoanalyse zurückgehende) Therapieverfahren in direktem Zusammenhang mit Veränderungen neuronaler Funktionskreise zu untersuchen. Was auch sie jetzt schon sagen können: Nicht nur eine Therapie mit Antidepressiva greift in das neuronale Funktionieren des Gehirns ein. Auch Psychotherapie hat direkte Auswirkungen auf Stoffwechselvorgänge des Gehirns. Und diese Veränderung – so die ersten Hypothesen dieser Forschung – sind dann die Voraussetzung einer vorbeugenden Wirkung der Psychotherapie.

Was kann ich im Alltag ändern?

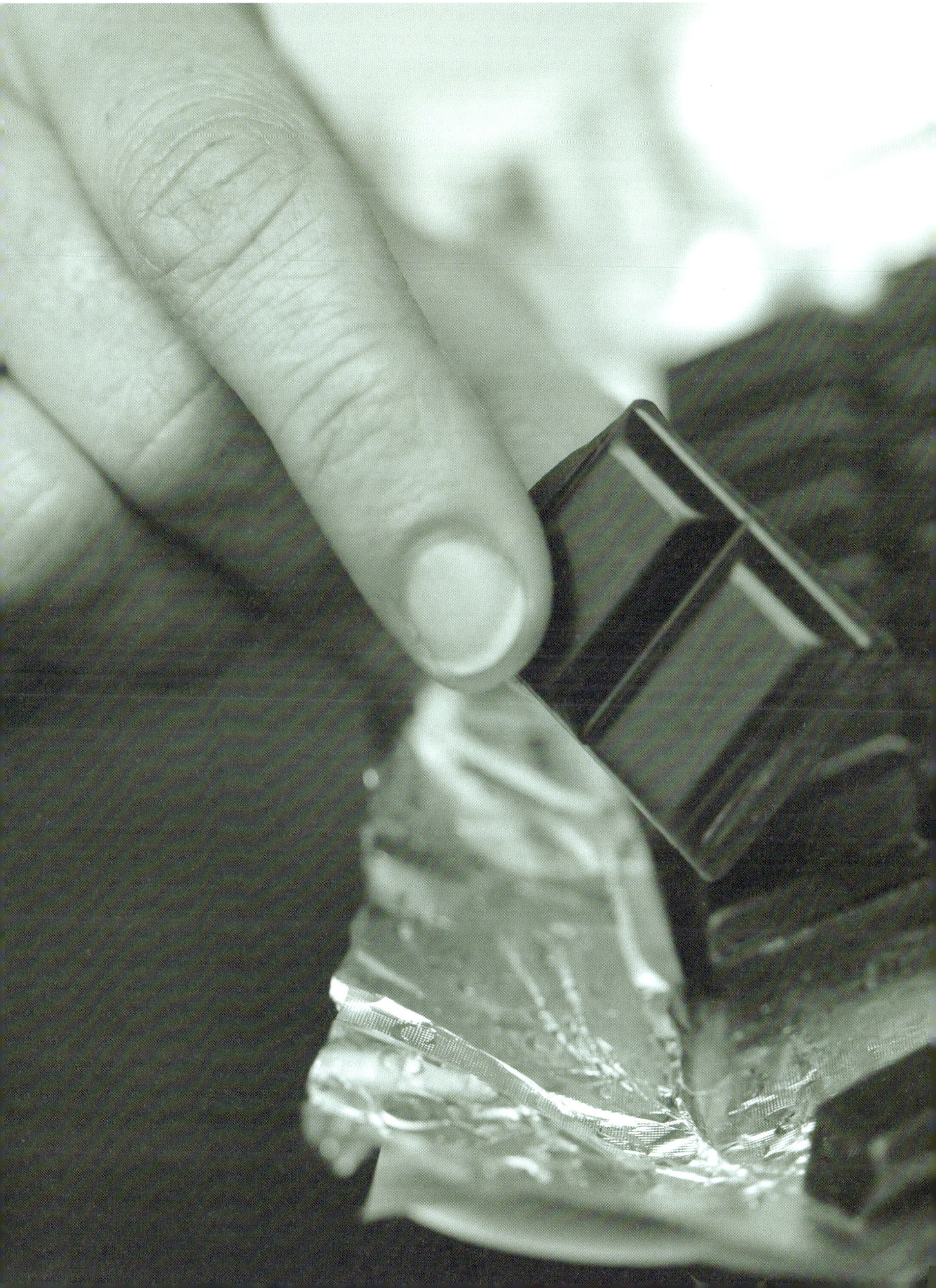

Die Depression ist vorbei. Sie selbst sind stärker geworden und haben sich dem Alltag wieder stellen können. Und Sie fragen sich: Gibt es nicht ganz einfache Dinge, auf die ich achten kann/muss, damit ich gesund bleibe? Tatsächlich werden Sie auch hier jede Menge Tipps und gute Ratschläge bekommen – und möglicherweise auch Ihre liebe Not haben mit den widersprüchlichsten Informationen aus der Laienpresse und auch aus der Richtung der komplementären oder alternativen Heilverfahren.

Wir werden Ihnen hier ziemlich nüchtern die Möglichkeiten vorstellen, die derzeit den Kriterien wissenschaftlicher Evidenz genügen, also die Frage beantworten helfen: Welche Empfehlungen können nach Sichtung der wissenschaftlichen Literatur wirklich gegeben werden. Denn wie bei der Empfehlung eines Medikamentes oder einer Psychotherapie-Methode gilt auch hier: Vertrauen sollten Sie nur den Tipps und Ratschlägen, für die wirklich gesicherte wissenschaftliche Ergebnisse vorliegen.

Depression und Ernährung

Viele Menschen, die an einer Erkrankung leiden, stellen die Frage, ob sich diese Erkrankung – sei es ein Herzleiden, eine Krebserkrankung oder eine rheumatische Erkrankung –, durch die Ernährungsform positiv beeinflussen lässt: Sie können auf bestimmte Nahrungsbestandteile verzichten oder bestimmte Nahrungsbestandteile gezielt und vermehrt aufnehmen. „Man ist, was man isst“ könnte die Grundannahme bei solchen Fragen sein. In den Medien wird in diesem Zusammenhang häufig von Diäten berichtet, die sich nicht nur günstig auf das Körpergewicht auswirken, sondern angeblich auch vorbeugende oder heilende Kraft für die verschiedensten Erkrankungen entfalten sollen. Auch depressive Menschen, besonders, wenn sie schon mehrfach eine depressive Phase durchmachen mussten oder wenn sie an einer eher chronisch verlau-

Übergewicht und Depression? Ein Zusammenhang?

Ziemlich gesichert ist der Zusammenhang zwischen Übergewicht und seelischen Störungen. Doch wie dieser Zusammenhang aussieht, wird durchaus noch kontrovers diskutiert. Während einige Studien bei deutlich übergewichtigen Menschen eine bis zu 50 Prozent erhöhte Rate depressiver Störungen fanden, konnten andere Untersuchungen diesen Zusammenhang nicht bestätigen. Andere Studien zeigten wiederum: Übergewichtige Patienten haben ein besonders erhöhtes Risiko für Depressionen, wenn sie sich in eine medizinische Behandlung mit dem Ziel das Körpergewicht zu reduzieren, begeben. Es bleibt eigentlich nur ein Schluss: Eine direkte Beziehung zwischen Übergewicht und Depression ist nicht bewiesen. Dass Gewichtsveränderungen, meist Gewichtsverlust, ein ganz häufiges Symptom der Depression ist, ist dagegen unbestritten.

fenden Form der Erkrankung leiden, stellen immer wieder die Frage nach der richtigen Ernährung.

Auch für die Depression sind immer wieder einige Ernährungsvorgaben diskutiert worden, auf die wir genauer eingehen wollen. Es sind dies die verstärkte Bereitstellung von Tryptophan mit der Ernährung, die Rolle von Omega-3-Fettsäuren und last not least die Frage, ob Schokolade unsere Stimmung wieder heben kann.

Einfach mehr Tryptophan essen?

Tryptophan ist eine essentielle Aminosäure, die wir mit der Nahrung zu uns nehmen. Sie kann von unserem Körper nicht selbst hergestellt werden, deswegen die Bezeichnung essentiell (lebenswichtig). Wir benötigen diese Aminosäure zum Aufbau verschiedenster Eiweißstoffe; es ist ein Vorläufer für verschiedene Neurotransmitter wie Serotonin und Melatonin.

Tryptophan ist in vielen Lebensmitteln vorhanden, vor allem in Milch und Milchprodukten, Fleisch und Wurstwaren, Eiern, Erbsen Nüssen und Kartoffeln. Auch in der Kakaobohne ist es reichlich enthalten. Es konnte gezeigt werden, dass eine tryptophanarme Diät sehr rasch zu vorübergehenden depressiven Symptomen führen kann. Warum also nicht zur Vorbeugung einer Depression auf eine tryptophanreiche Ernährung achten?

Dagegen spricht jedoch einiges:

- Eine Nahrungsergänzung mit Tryptophan wäre nur bei nachgewiesenem Tryptophanmangel sinnvoll, der aber bei normaler Ernährungsweise in Industrieländern praktisch unmöglich ist.
- In einer Depression oder zur Vorbeugung einer depressiven Episode eine Eingrenzung der Lebensmittel auf die genannten tryptophanreichen Nahrungsbestandteile vorzunehmen, ist nicht empfehlenswert. Denn eine solche Diät wäre in anderer Hinsicht viel zu einseitig.
- Man weiß, dass bei längerer und hochdosierter Tryptophanaufnahme als Nahrungsergänzungsmittel schwerwiegende Gesundheitsschäden möglich sind.

! Tryptophan als Medikament?

Vor einigen Jahren schien der Zusammenhang zwischen Tryptophanmangel und Depression so zwingend, dass Tryptophan sogar als Arzneimittel in die Depressionsbehandlung eingeführt wurde.
Inzwischen werden solche Arzneimittel jedoch sehr skeptisch beurteilt und können deshalb nicht empfohlen werden.
In Deutschland ist L-Tryptophan rezeptfrei als mildes Schlaf- und Beruhigungsmittel erhältlich, als Antidepressivum ist es nicht zugelassen. In Österreich und in der Schweiz ist Tryptophan rezeptpflichtig.

Schokolade – das Antidepressivum, das schmeckt!?

Die Kakaobohne enthält viel Tryptophan: Dies hat dazu geführt, dass der Schokolade stimmungsaufhellende Eigenschaften zugeschrieben wurden. Nicht nur in der Laienpresse, auch unter Fachleuten ist immer wieder die Rede davon, dass Schokolade die körpereigene Produktion des „Glückshormons" Serotonin stimuliere. Viele Menschen schwören auch aus eigener Erfahrung auf den positiven Einfluss von Schokolade auf ihre Stimmung.

Manche Menschen berichten von einer richtigen Gier, die sie hin und wieder überfällt, und sie beschreiben diese wie ein Craving, also die Begierde nach einem Suchtstoff, ganz ähnlich wie Raucher ihren Jieper nach einer Zigarette beschreiben, wenn sie dringend auf ihren Suchtstoff Nikotin angewiesen sind.

Schokolade ist kein Suchtstoff, aber, so weiß man inzwischen, doch ein Lebensmittel mit beachtlichen psychoaktiven Eigenschaften: In der Schokolade, oder besser in der Kakaomasse ist eine ganze Reihe von Eiweißstoffen nachweisbar, die sowohl stimulierend als auch dämpfend wirken können. Mehrfach wurde der relativ hohe Gehalt am Eiweißstoff Tryptophan als Erklärung für die vermeintlich antidepressive Eigenschaft von Schokolade herangezogen. Doch scheinen mehr die Kohlenhydrate, die in der Schokolade enthalten sind, den Umsatz von Tryptophan zu beeinflussen. Indirekte Einflüsse von Schokolade auf den Botenstoff Dopamin und die Endorphine (→ Seite 146) sind ebenfalls beschrieben worden. Viele Wissenschaftler sehen aber neben der Neurobiologie der Schokolade ihre geschmacklichen und mechanischen Eigenschaften im Vordergrund: Das langsame Schmelzen der Schokolade durch die Körperwärme im Mund scheint wesentlich verantwortlich dafür zu sein, dass Schokolade für viele eine so hohe emotionale Bedeutung erlangen konnte.

Aber bleiben wir beim Tryptophan: In den letzten Jahren sind bei uns sehr stark kakaohaltige, dunkle Schokoladesorten immer populärer geworden. Wegen des hohen Kakaogehaltes gelten sie als ganz besonders „antidepressiv". Doch wie sieht die nüchterne wissenschaftliche Betrachtung für die Schokolade aus?

Der bekannte australische Depressionsforscher Gordon Parker kam in der Auswertung der bisher vorliegenden Literatur zu dem ernüchternden Ergebnis, dass Schokolade höchstens sehr kurzfristig die Stimmung leicht bessert. Bei Menschen, die auf Schokolade schwören und sie mit einer gewissen Gier bei emotionalen Spannungszuständen verzehren, kann es zum Gegenteil kommen: Bei ihnen kann Schokolade emotionale Spannungszustände eher noch verlängern und intensivieren. Ein nachvollziehbarer antidepressiver Effekt besteht nicht. Zudem haben viele Untersuchungen gezeigt, dass bei Menschen, die von einem Jieper nach Schokolade berichten, dieser vor allem als Gier nach Milchschokolade auftritt und nicht nach Schokoladesorten, die dunkel und kakaoreich sind und deshalb einen höheren Tryptophangehalt aufweisen. Auch das zeigt, dass die stimmungsaufhellende Wirkung nicht unbedingt auf diesen zurückzuführen ist.

Omega-3-Fettsäuren als Antidepressivum?

Die heilende und vorbeugende Kraft der Omega-3-Fettsäuren wird immer wieder betont. Der Anteil an ungesättigten „gesunden" Fettsäuren, die früher auch als Vitamin F bezeichnet wurden, ist besonders hoch in fettreichen Fischen wie Lachs, Makrele, Sardinen und Regenbogenforellen, aber auch im Leinöl, Walnuss-, Raps-, Soja- und Olivenöl. Insgesamt scheinen die Omega-3-Fettsäuren tatsächlich vor Herz-Kreislauf-Erkrankungen zu schützen, wobei jedoch nur die Fettsäuren von Fisch bestimmte Blutfette sowie den Blutdruck senken und die Blutgefäße stabilisieren.

Auf die Beziehung zwischen diesen Fettsäuren und depressiven Erkrankungen kam man über epidemiologische Beobachtungen: Bei Menschen, die viel Fisch verzehren, treten depressive Störungen weniger häufig auf als bei Menschen, die wenig Fisch konsumieren. Auch scheinen Selbsttötungen bei Menschen mit hohem Fischverzehr seltener zu sein. Daraufhin hat eine ganze Reihe von Wissenschaftlern den möglichen Einfluss dieser mehrfach ungesättigten Fettsäuren auf die Entstehung von Depressionen und bipolaren Störungen genauer untersucht. Derzeit wird diskutiert, wie diese mehrfach ungesättigten Fettsäuren in die Produktion der beiden Botenstoffe Dopamin und Serotonin eingreifen, Botenstoffe, die wie wir gesehen haben, bei der Depressionsentstehung eine wichtige Rolle spielen.

! Vorsicht: Unerwünschte Wirkungen!

Wenn Sie es doch mit Omega-3-Fettsäuren versuchen wollen: Sie brauchen nicht auf die im Handel vermarkteten Fischölpräparate zurückzugreifen. Denn deren Wirkung ist mit ein bis zwei Fischmahlzeiten pro Woche wahrscheinlich genauso gut zu erzielen. Dies macht – vorausgesetzt Sie mögen Fisch – dann auch Spaß, vor allem wenn Sie diese Mahlzeiten in der Gesellschaft anderer Menschen einnehmen (können), denn: Geselligkeit wirkt auch antidepressiv. Sollten Sie sich für irgendeines der erhältlichen Fischölpräparate entscheiden, müssen Sie Folgendes wissen: Übelkeit, weicher Stuhlgang und Aufstoßen mit „Fischgeschmack" sind nicht selten, aber meist harmlos. Bei der Fülle der auf dem Markt erhältlichen Präparate sollten Sie sich eine Empfehlung Ihres Hausarztes geben lassen; Vorsicht kann geboten sein bei Betroffenen, die Medikamente zur Verhinderung der Blutgerinnung einnehmen müssen. Hier sollten Sie den Rat Ihres Arztes unbedingt einholen.

Eine Untersuchung an 70 Patienten konnte zeigen, dass besonders diejenigen, die auf die üblichen Antidepressiva nicht ansprachen, von einer Behandlung mit diesen Fettsäuren profitierten. Andere Wissenschaftler fanden diese Effekte jedoch nicht. Da auch die Anzahl der Patienten, die für diese Studien untersucht wurden, nur sehr klein ist, lässt sich heute wohl eine echte Empfehlung, Omega-3-Fettsäuren in der Depressionsbehandlung oder -Vorbeugung einzusetzen nicht geben.

Andere Nahrungsergänzungsstoffe

Darüber hinaus wird heute über eine ganze Reihe von Nahrungsergänzungsstoffen diskutiert, wenn es um Vorbeugung oder gar Behandlung der Depression geht. Am häufigsten liest man von bestimmten Spurenelementen und Vitaminen, denen aufgrund von sehr wenigen Einzelbeobachtungen eine hilfreiche Funktion zugeschrieben wurde. Nicht alles kann hier Erwähnung finden. Für eine ergänzende Einnahme von Chrom-, Selen- und Zinkpräparaten kann derzeit ebenso wenig eine Empfehlung abgegeben werden wie für die zusätzliche Zufuhr von Vitaminpräparaten, wie etwa Folsäure und Vitamin E. Unabhängig von der Frage ihrer positiven Wirkung auf eine depressive Erkrankung muss immer betont werden: Seien Sie vorsichtig bei der unkontrollierten zusätzlichen Einnahme von Vitaminen. Immer häufiger wird nicht nur von mangelnder Wirksamkeit, sondern auch von gesundheitlichen Schäden berichtet.

Depression und „die kleinen Laster des Alltags“

Verhaltensänderungen fallen erwachsenen Menschen schwer. Jeder kennt die guten Vorsätze um den Jahreswechsel und jeder weiß, wie gering die Umsetzungsrate ist. Dabei sind die Einsichten, die zu solchen Vorsätzen geführt haben, meist richtig; wir können unsere Gesundheit wesentlich befördern, indem wir unsere Alltagsgewohnheiten verändern: unsere Ernährungsgewohnheiten, den Umgang mit den sogenannten Genussgiften und gegen den Bewegungsmangel kämpfen. Für viele Erkrankungen ist bewiesen, dass sich diese einfachen Maßnahmen segensreich auswirken. Bei der Depression ist es nicht anders.

Macht Rauchen depressiv?

Eine erst kürzlich veröffentlichte Studie der Weltgesundheitsorganisation erlaubt es, diese Frage mit einem klaren „Ja" zu beantworten. Es wurden knapp 2 000 Personen untersucht. Das Ergebnis: Bei 23 Prozent der Raucher treten Depressionen auf, bei 14 Prozent in der Gruppe der Ex-Raucher und bei Nichtrauchern lag die Häufigkeit nur bei 6 Prozent. Eine gleichzeitig bestehende Alkoholabhängigkeit erhöhte das Risiko für Depressionen nochmals drastisch. Diese Daten belegen, dass auch für Menschen, die an Depressionen leiden, eine Raucherentwöhnung höchst sinnvoll ist, wie auch der zurückhaltende Umgang mit Alkohol. Wenn Sie sich also während der akuten Depression angewöhnen mussten, auf Alkohol zu verzichten, weil etwa Wechselwirkungen mit den Antidepressiva zu befürchten waren, sollten Sie versuchen dieses Verhalten beizubehalten. Sie reduzieren Ihr persönliches Risiko, wieder an einer Depression zu erkranken erheblich.

Depression und Bewegung

Über die therapeutische Wirkung der Bewegung haben wir bereits im Therapieteil dieses Buches gesprochen. In der Akutbehandlung einer Depression ist sie, am besten in Form einer Ausdauersportart, unverzichtbar. Langsamer Dauerlauf, Nordic Walking und Ähnliches sind einfach bestens geeignet, den Therapieerfolg zu beschleunigen. Wirkt Bewegung aber auch vorbeugend, wenn ich mich von einer Depression erholt habe?

Diese Frage kann mit einem klaren Ja beantwortet werden. Wenn Sie es geschafft haben, sich während Ihrer Depression zu bewegen, wenn Sie der Empfehlung zu langsamen Ausdauersportarten folgen konnten, was ja gerade in schweren depressiven Episoden sehr mühsam ist, sollten Sie die Bewegung beibehalten und fest in Ihr Alltagsleben einbauen.

Die meisten Untersuchungen favorisieren ein langsames Ausdauertraining, aber wenn Sie es vorziehen mit Ihrem Partner Tennis, Badminton oder Golf zu spielen oder sich in einer Mannschaftssportart wohler fühlen, spricht – solange Ihr sonstiger Bewegungsapparat mitmacht – überhaupt nichts gegen solche Sportarten. Vielleicht sind körperliche Aktivitäten in einem geselligen Umfeld ohnehin von Vorteil, weil sie einen wichtigen Aspekt in der Vorbeugung einer Depression betonen: Sie kommen heraus aus der Isolierung, in die Sie über die Depression vielleicht hineingeraten sind, Sie können

! Nur kein Stress!

Laufen wirkt antidepressiv. Aber Vorsicht. Es geht hier nicht um die Teilnahme an Volksläufen, läuferischen Großereignissen oder gar das Training für den nächsten Berlin-Marathon, sondern um die Änderung des bisherigen Lebensstils. Nicht wenige Freizeitsportler neigen dazu, aus dem sportlichen Ausgleich eine Ersatzreligion zu machen, und sich mit großem Einsatz um eine permanente Leistungssteigerung zu bemühen. Schnell wird aus dem Ausgleich eine neue stressige Herausforderung: Das Arbeitsleben wird dann auch in der Freizeit fortgesetzt, Anspannung, Hast und Leistungsanforderungen werden immer bestimmender.

wieder aktiv auf andere zugehen und Sie zwingen sich durch Verabredungen mit anderen Menschen in einen Rhythmus, in dem Sie es (hoffentlich) schaffen, die sportlichen Aktivitäten auf Dauer in Ihr Alltagsleben zu integrieren.

Was wirkt beim Sport?

Berliner Wissenschaftler konnten in einer erst kürzlich publizierten Studie zeigen, dass Patienten mit einer schweren Depression, die zusätzlich zur medikamentösen Behandlung täglich in einer Ausdauersportart (Walking) trainierten, ein deutlich besseres Behandlungsergebnis hatten, als Patienten, die in derselben Zeit Entspannungsübungen machten. Derzeit wird angenommen, dass Ausdauertraining im Gehirn Eiweißstoffe ausschütten hilft, die das Nervengewebe schützen und reparieren; auch wird angenommen, dass eine bestimmte Gruppe von Serotoninrezeptoren, die bei der Entstehung

Eine finnische Studie

Eine finnische Studie mit mehreren zehntausend Teilnehmern die das 50. Lebensjahr überschritten hatten, konnte zeigen, dass ein Wechsel von einem inaktiven zu einem aktiven Lebensstil die seelische Gesundheit fördert: Bei den Teilnehmern, die es geschafft hatten, mehrmals pro Woche mindestens eine halbe Stunde körperlich aktiv zu werden und nicht nur die ganze Freizeit im Fernsehsessel zu verbringen, verbesserte sich neben der körperlichen Fitness auch die seelische Gesundheit. Depressionen traten in dieser Gruppe deutlich weniger häufig auf und die berichtete Lebensqualität war wesentlich höher. Fazit: Tun Sie etwas! Es ist nie zu spät!

von Depression und Angst eine wichtige Rolle spielen, in Anzahl und Empfindlichkeit herunterreguliert werden, was dann auch vor dem Wiederauftreten einer Depression schützen kann.

Depression und Stress

Und noch einmal zum Schluss: Dass Depression und Stress – seien es nun einmalige belastende Lebensereignisse oder psychosozialer Dauerstress am Arbeitsplatz oder in der Familie – in einer ganz engen Verbindung stehen, weiß inzwischen jeder. Auch auf neurobiologischer Ebene sind diese Beziehungen immer deutlicher: Es scheint der Einfluss des von unserem Körper in belastenden Situationen ausgeschütteten Stresshormons Cortisol zu sein, das wenn es dauerhaft in großer Menge bereitgestellt wird, viele neurobiologische Regulationskreise stört.

Stressreduktion ist also eine wichtige Aufgabe, die jetzt ansteht. Das heißt: In der Therapie der Depression und danach geht es immer auch darum, das Alltagsleben mit seinen beruflichen und familiären „Stressfaktoren" zu überdenken. Es macht keinen Sinn, sich nur auf die Wirkung der verordneten Medikamente zu verlassen oder auch in einer Psychotherapie nur die Kindheit nach möglicherweise belastenden Erlebnissen zu durchforsten, ohne sich den Alltag, den es ja nach der Depression wieder zu leben – und zu genießen – gilt, genau anzusehen.

Setzen Sie also die Maßnahmen zur Stressbegrenzung und Stressbewältigung, die Sie für sich selbst – vielleicht mithilfe einer guten Psychotherapie – als sinnvoll erkannt haben, durch.

Das heißt nicht, dass Sie für den Rest Ihres Lebens nicht mehr belastbar sind und nur noch im Schongang fahren können. Es ist auch nicht der punktuell auftretende Stress, der Sie vielleicht eher an- als aufregt, sondern die Dauerstressbelastung, unter der viele Menschen leiden, ohne überhaupt noch zu spüren, was mit ihnen eigentlich vorgeht.

Alles in allem – 4 Tipps, damit Sie gesund bleiben

Leben Sie gesund! Dazu gehört:

- eine gesunde, ausgewogene kohlenhydratreiche Ernährung,
- regelmäßiger Schlaf,
- das Vermeiden von Genussgiften (wie Alkohol und Nikotin) und
- viel Bewegung.

Die Erfahrung der Krankheit nutzen!

Sie wissen jetzt: Selten sind Depressionen „grundlos", also ohne Auslöser. Oft war es eine chronische Überlastungssituation, eine zu große Häufung von „Stressoren", von belastenden Lebensereignissen, die an der Auslösung beteiligt waren. Nicht selten spielten aber auch innere Einstellungen, eingeschliffene Verhaltensweisen und starre Denkmuster eine entscheidende Rolle. Belastende Lebensereignisse können wir nur zu einem geringen Teil steuern und kontrollieren. Anders ist dies mit den inneren Einstellungen und Verhaltensweisen. Hier sind durchaus Einsicht und Veränderung möglich. Vieles von dem, wozu Sie während der Depression die Hilfe Ihres Arztes, Ihres Psychotherapeuten benötigten, können Sie jetzt selbst in die Hand nehmen.

Bedenken Sie dabei immer: Ihr Leben zu ändern geht nicht von heute auf morgen! Fangen Sie klein an – Sie werden sehen, auch kleine Schritte bringen Sie vorwärts.

Meine persönliche Checkliste: Was schadet mir? Was hilft mir, gesund zu bleiben?

Die folgende Aufgabe können wir nicht für Sie lösen. Sie ist Ihre ganz persönliche Chance. Klären Sie – vielleicht sogar schriftlich in zwei Spalten:

- Welche Gedanken
- welche Gefühle
- welche Ereignisse
- welche Aktivitäten

machen mich depressiv?

- Welche Gedanken
- welche Gefühle
- welche Ereignisse
- welche Aktivitäten

helfen mir dagegen und

- welche Gedanken
- welche Gefühle
- welche Ereignisse
- welche Aktivitäten

machen mir Spaß, bereiten mir Freude, regen mich an oder beruhigen mich – machen mir einfach das Leben lebenswert?

Sie werden sehen: Tag für Tag wird die Liste auf der rechten Seite länger, weil Ihnen mehr Angenehmes, Hilfreiches, Schönes einfallen wird. Und wenn Sie nun beginnen, jeden Abend in aller Ruhe, vielleicht bei einer Tasse Tee, abzuhaken, welche Gedanken, Gefühle, Ereignisse, Aktivitäten der vergangene Tag gebracht hat, so werden Sie merken: Die Haken auf der linken Seite werden immer weniger! Die Depression gehört der Vergangenheit an.

Erste Anlaufstellen sind:

- Krankenkasse oder Krankenversicherung
- über die kassenärztliche Vereinigung www.kbv.de/arztsuche/178.html
- der Hausarzt
- ein Psychiater oder Nervenarzt
- ein psychologischer Psychotherapeut (Dipl.-Psych.)
- Kriseninterventionseinrichtungen oder die Ambulanz einer psychiatrischen Abteilung oder eines psychiatrischen Krankenhauses (Adressen: über www.kompetenznetz-depression.de)
- weitere Internetadressen wie zum Beispiel www.buendnis-depression.de und www.deutsche-depressionshilfe.de
- Telefonseelsorge Tel. 08 00/1 11 01 11 und 08 00/1 11 02 22

Weitere nützliche Adressen

Psychotherapieinformationsdienst
Am Köllnischen Park 2, 10179 Berlin
Tel. 0 30/2 09 16 63 30
www.psychotherapiesuche.de

Dachverband Psychosozialer Hilfsverein e. V.
Bundesverband der Angehörigen psychisch Kranker (BApK)
Oppelner Straße 130, 53119 Bonn
Tel. 02 28/63 26 46
www.bapk.de

Deutsche Gesellschaft für Kinder- und Jugendpsychiatrie
Reinhardtstraße 14, 10117 Berlin
Tel. 0 30/2 40 47 72 20
www.dgkjp.de

Deutsche Gesellschaft für Psychiatrie, Psychotherapie und Nervenheilkunde (DGPPN)
Reinhardtstraße 14, 10117 Berlin
Tel. 0 30/2 40 47 72 20
www.dgppn.de

Deutsche Gesellschaft für Psychoanalyse, Psychotherapie, Psychosomatik und Tiefenpsychologie (DGPT) e. V.
Johannisbollwerk 20, 20459 Hamburg
Tel. 0 40/319 26 19
www.dgpt.de

Deutsche Gesellschaft für Verhaltenstherapie e. V.
Corrensstraße 44–46
72076 Tübingen
Tel. 0 70 71/94 34-0
www.dgvt.de

Deutscher Kinderschutzbund Bundesverband e. V.
Schöneberger Straße 15, 10963 Berlin
Tel. 0 30/21 48 09-0
www.dksb.de

Deutscher Verband für Gesundheitssport und Sporttherapie (DVGS) e. V.
Vogelsanger Weg 48
50354 Hürth-Efferen
Tel. 0 22 33/6 50 17
www.dvgs.de

NAKOS – Nationaler Kontakt- und Informationsstelle zur Anregung und Unterstützung von Selbsthilfegruppen
Wilmersdorfer Straße 39, 10627 Berlin
Tel. 0 30/31 01 89 60
www.nakos.de

Paritätischer Wohlfahrtsverband Gesamtverband e. V.
Oranienburger Straße 13–14
10178 Berlin
Tel. 0 30/2 46 36-0
www.der-paritaetische.de
Stichwort: Online-Beratung: Krisendienst nach Postleitzahlen

Stichwortverzeichnis

Medikamente

Impressum

Stiftung Warentest

Herausgeber und Verlag
Stiftung Warentest
Lützowplatz 11–13
10785 Berlin
Tel. 0 30/26 31-0
Fax 0 30/26 31-25 25
www.test.de

Vorstand
Dr. jur. Werner Brinkmann

Weitere Mitglieder der Geschäftsleitung
Hubertus Primus (Publikationen)

Autoren
Dr. med. Dr. phil. Günter Niklewski,
Leitender Arzt der Klinik für Psychiatrie
und Psychotherapie am Klinikum Nürnberg
Dr. phil. Rose Riecke-Niklewski,
Analytische Kinder- und Jugendlichen-
Psychotherapeutin, Nürnberg

Lektorat
Ursula Rieth
Heike Plank

Lektoratsassistenz
Veronika Schuster

Fachliche Beratung
Prof. Dr. rer. nat. Gerd Glaeske,
Universität Bremen, Institut für Public Health
und Pflegeforschung (IPP); pharmafacts,
Freiburg; Bettina Weniger,
Apothekerin, pharmafacts, Berlin

Layout
Karin Siemoneit

Grafik und Satz
Oxana Rödel, Absatz DTP-Service, Berlin

Titel
Anne-Katrin Körbi
Foto: Estelle Klawitter/zefa/Corbis

Illustrationen
TrickDesign Moeszcke, Berlin (S. 47)
PHOENIX• Agentur für Marketing und
Kommunikation GmbH, Köln (S.48, 110, 111)

Fotos
Marcus Pietrek, Düsseldorf

Produktion
Vera Göring

Verlagsherstellung
Rita Brosius (Leitung), Susanne Beeh

Litho
tiff.any GmbH, Berlin

Druck
Firmengruppe APPL, aprinta druck, Wemding

Einzelbestellung
Stiftung Warentest
Vertrieb, Postfach 81 06 60
70523 Stuttgart
Tel. 0 180 5/00 24 67
Fax 0 180 5/00 24 68
(je 14 Cent pro Minute aus dem Festnetz,
maximal 42 Cent aus dem Mobilfunknetz)
www.test.de/shop

Redaktionsschluss: März 2010